含章
新实用

阅读图文之美 / 优享健康生活

常用中药材速查图鉴

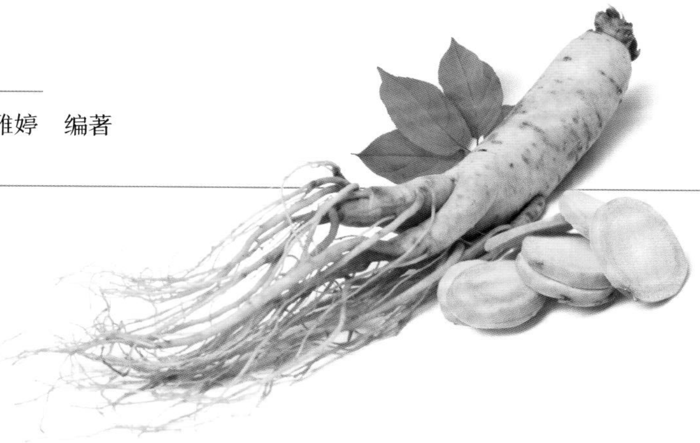

高海波　于雅婷　编著

江苏凤凰科学技术出版社 · 南京

图书在版编目（CIP）数据

常用中药材速查图鉴 / 高海波，于雅婷编著．— 南京：江苏凤凰科学技术出版社，2022.2（2022.11 重印）
ISBN 978-7-5713-2357-8

Ⅰ．①常… Ⅱ．①高… ②于… Ⅲ．①中药材 – 图谱 Ⅳ．①R282-64

中国版本图书馆 CIP 数据核字 (2021) 第 174206 号

常用中药材速查图鉴

编　　著	高海波　于雅婷
责任编辑	庞啸虎
责任校对	仲　敏
责任监制	方　晨
出版发行	江苏凤凰科学技术出版社
出版社地址	南京市湖南路 1 号 A 楼，邮编：210009
出版社网址	http://www.pspress.cn
印　　刷	文畅阁印刷有限公司
开　　本	718 mm × 1 000 mm　1/16
印　　张	13
插　　页	1
字　　数	280 000
版　　次	2022 年 2 月第 1 版
印　　次	2022 年 11 月第 2 次印刷
标准书号	ISBN 978-7-5713-2357-8
定　　价	45.00 元

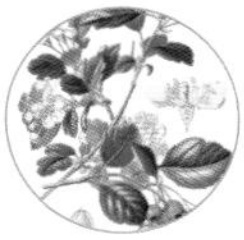 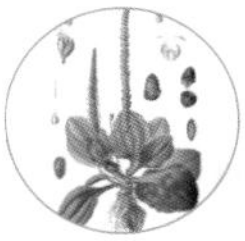

前言

中药材运用的历史十分悠久，用中药材养生治病是中华人民几千年来与疾病作斗争的宝贵经验的总结，是东方传统的智慧结晶，它的历史可以追溯到上古时代的神农氏。几千年来，中医药学经过不断的自我完善和发展，逐渐形成了完整的体系。

中医药包含了以人为小宇宙的现代观念，结合其阴阳五行互生互长的理论，利用天然植物的成分、属性，互相搭配成治病疗疾的方剂，达到治病救人的目的。随着社会经济的发展、生活水平的提高，人们的养生意识越来越强，中药材的应用范围也日益扩大，为了保证用药安全，就需要人们多了解一些中药材的知识。中药主要来源于天然药物及其加工品，包括植物药、动物药、矿物药等，其中以植物药居多，所以才有“诸药以草为本”的说法。中药材是中医防治疾病的物质基础，其质量直接关系着人们的身体健康和生命安危，也是保证中医疗效的重要前提条件。

基于此，我们编写了《常用中药材速查图鉴》。目的是推广、普及中医药知识，帮助现代人认识中医药的“真面目”，了解植物中的天然成分与作用，也希望读者通过阅读本书，能够更加亲近天然草药。

本书选取了180余种家庭常用中药材，详细介绍了与之相关的基本知识，附有精美的手绘插图和实拍的中药材图片，能够让读者更清晰、直观地认识这些生活中经常用到的中药材，并且了解它们的特性，这样，在选购时才能分辨优劣。同时，本书还介绍了这些中药材单方的使用方法和中医古籍流传下来的一些方剂。但是一些古方需要专业医师进行辨证治疗，对症酌情加减。有些丸剂的制法比较复杂，需要严谨的制作过程，不适合普通读者在家制作。另外，由于每个人的体质不同，所处的环境各异，并非所有中药材都适用，因此仍需医师针对患者个人情况调配方剂，才能真正达到防病治病的效果。

中医药学博大精深，笔者在写作本书的时候难免有不够严谨的地方，希望读者在阅读本书时能够批评指正。

阅读导航

基本信息

介绍药材的基本信息，方便、实用、速查。

药材

介绍药材的具体名称和分类，方便读者查找。

图解牵线

对药材的根、茎、叶、花、子等的性味和作用进行具体说明，让读者对其功效一目了然。

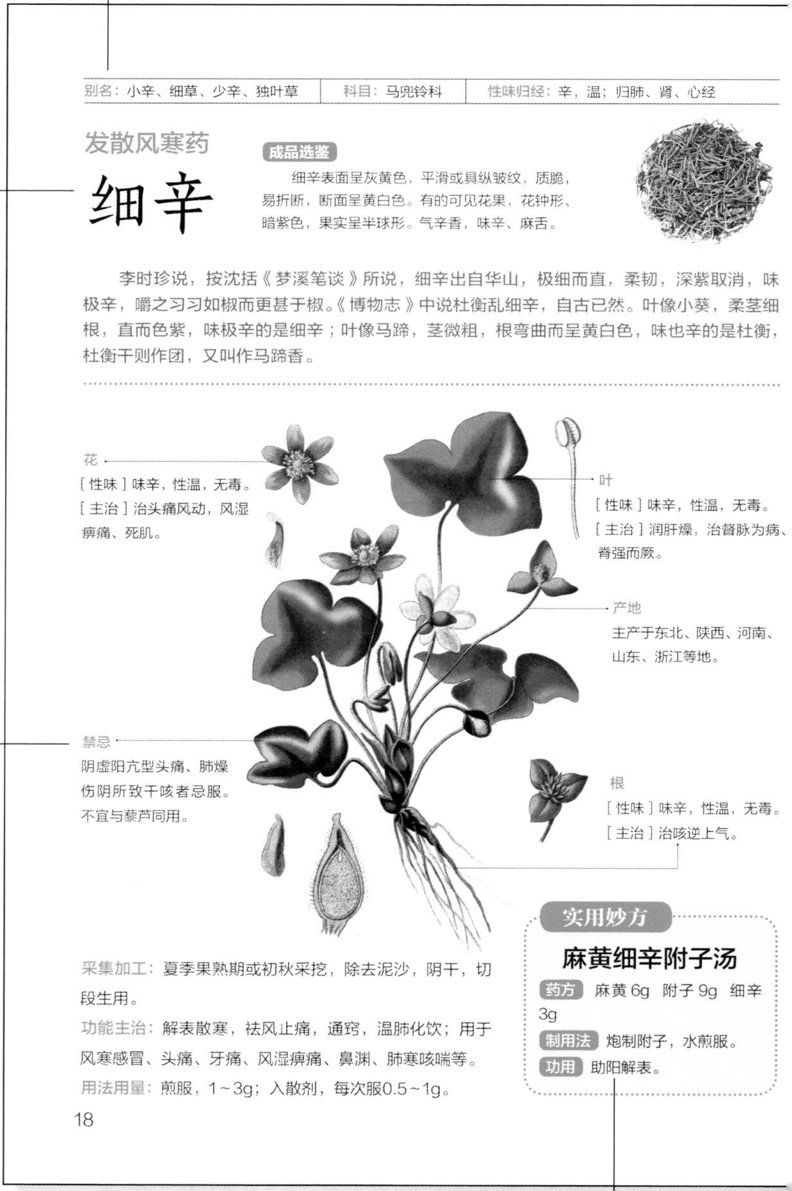

别名：小辛、细草、少辛、独叶草 | 科目：马兜铃科 | 性味归经：辛，温；归肺、肾、心经

发散风寒药

细辛

成品选鉴

细辛表面呈灰黄色，平滑或具纵皱纹，质脆，易折断，断面呈黄白色。有的可见花果，花钟形、暗紫色，果实呈半球形。气辛香，味辛、麻舌。

李时珍说，按沈括《梦溪笔谈》所说，细辛出自华山，极细而直，柔韧，深紫取消，味极辛，嚼之习习如椒而更甚于椒。《博物志》中说杜衡乱细辛，自古已然。叶像小葵，柔茎细根，直而色紫，味极辛的是细辛；叶像马蹄，茎微粗，根弯曲而呈黄白色，味也辛的是杜衡，杜衡干则作团，又叫作马蹄香。

花
[性味] 味辛，性温，无毒。
[主治] 治头痛风动，风湿痹痛、死肌。
叶
[性味] 味辛，性温，无毒。
[主治] 润肝燥，治督脉为病、脊强而厥。
产地
主产于东北、陕西、河南、山东、浙江等地。
禁忌
阴虚阳亢型头痛、肺燥伤阴所致干咳者忌服。不宜与藜芦同用。
根
[性味] 味辛，性温，无毒。
[主治] 治咳逆上气。

采集加工：夏季果熟期或初秋采挖，除去泥沙，阴干，切段生用。

功能主治：解表散寒，祛风止痛，通窍，温肺化饮；用于风寒感冒、头痛、牙痛、风湿痹痛、鼻渊、肺寒咳喘等。

用法用量：煎服，1～3g；入散剂，每次服0.5～1g。

实用妙方

麻黄细辛附子汤

药方 麻黄 6g 附子 9g 细辛 3g

制用法 炮制附子，水煎服。

功用 助阳解表。

18

实用妙方

选取了中医古籍中的秘方，为读者提供药材的实用范例。

成品选鉴

用简洁的文字介绍了药材的基本特征，帮助读者分辨药材的真假与品质。

药材实拍图

实拍药材图片，让读者对成品药材一目了然。

精美手绘图

精美手绘药材图谱，对植物的根、茎、叶、花、子等进行了细致入微的描画，让读者更加全面地了解该药材。

药理知识

介绍中药材的采收、功能、用法用量等知识，帮读者真正了解该药材。

别名：苍耳实、胡苍子、牛虱子 | 科目：菊科 | 性味归经：辛、苦，温；归肺经

发散风寒药

苍耳子

成品选鉴

本品呈纺锤形或椭圆形，表面呈黄棕色或黄绿色，全身有钩刺，质硬而韧，灰黑色，具纵纹。种皮膜质，浅灰色，有油性。

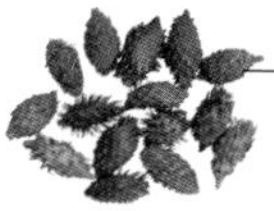

李时珍说，按周定王《救荒本草》所说，苍耳的叶为青白色，类似于黏糊菜叶。在秋天结果实，比桑葚短小而多刺。嫩苗炸熟，用水浸淘后拌来吃，可以充饥。其果实炒去皮，研成面，可做成饼吃，也可熬油点灯。

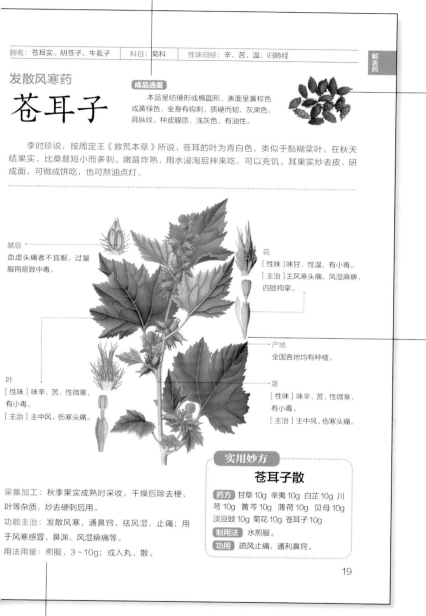

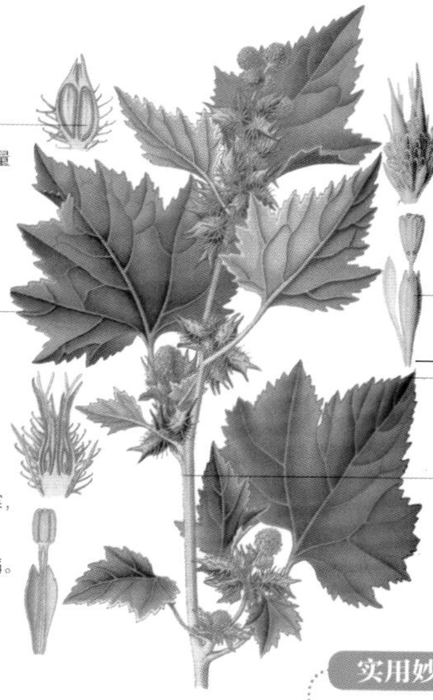

禁忌
血虚头痛者不宜服。过量服用易致中毒。
花
[性味]味甘，性温，有小毒。
[主治]主风寒头痛、风湿麻痹、四肢拘挛。
产地
全国各地均有种植。
叶
[性味]味辛、苦，性微寒，有小毒。
[主治]主中风、伤寒头痛。
茎
[性味]味辛、苦，性微寒，有小毒。
[主治]主中风、伤寒头痛。

实用妙方

苍耳子散

药方 甘草10g 辛夷10g 白芷10g 川芎10g 黄芩10g 薄荷10g 贝母10g 淡豆豉10g 菊花10g 苍耳子10g

制用法 水煎服。

功用 疏风止痛，通利鼻窍。

采集加工：秋季果实成熟时采收，干燥后除去梗、叶等杂质，炒去硬刺后用。

功能主治：发散风寒，通鼻窍，祛风湿，止痛；用于风寒感冒、鼻渊、风湿痹痛等。

用法用量：煎服，3~10g；或入丸、散。

19

子

[性味] 味苦，性微寒，无毒。

[主治] 主口唇发青，清肝、明目、退翳。

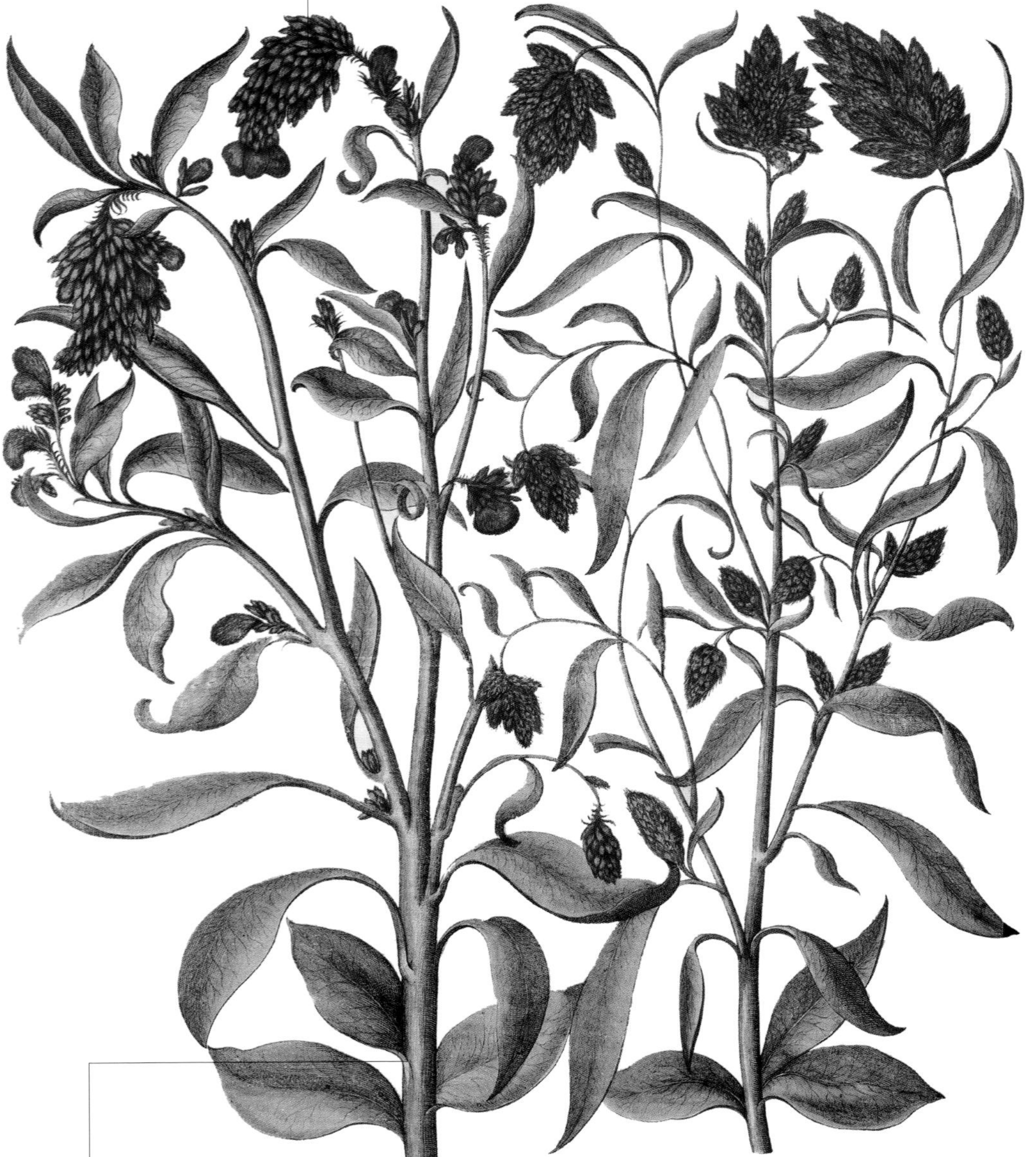

青葙子

茎、叶

[性味] 味苦，性微寒，无毒。

[主治] 主邪气、皮肤中热。

目录

第一章 解表药

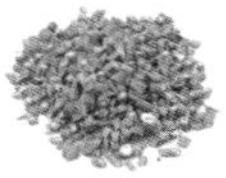
防风

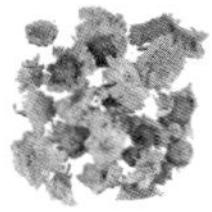
菊花

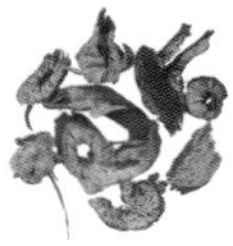
升麻

第二章 清热药

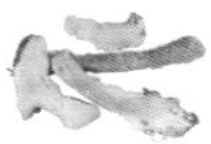
知母

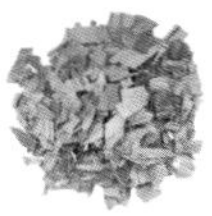
竹叶

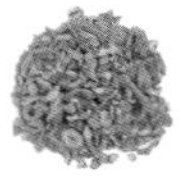
黄芩

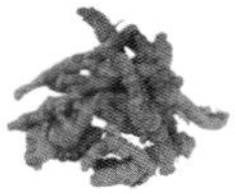
黄连

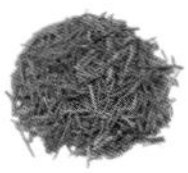
龙胆草

第三章 祛风化湿药

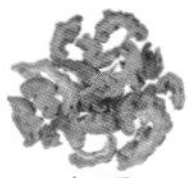
木瓜

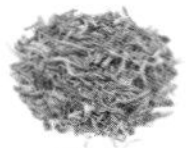
秦艽

第四章 利水渗湿药

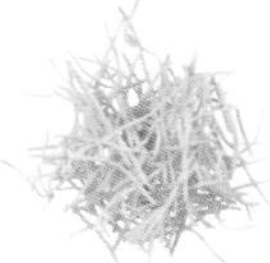
灯芯草

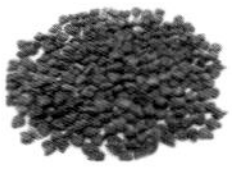

冬葵子

第五章 温里理气药

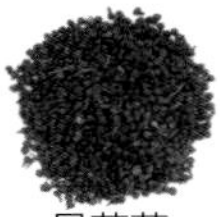

吴茱萸

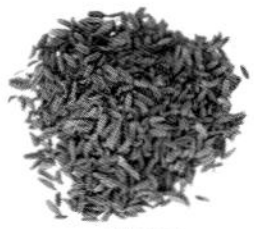

茴香

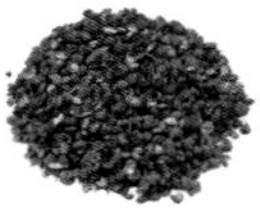

花椒

第六章 开窍安神药

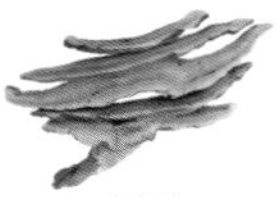

灵芝

第七章 泻下消食药

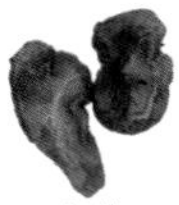

大黄

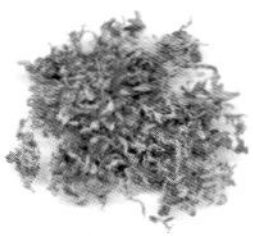

芫花

第八章 止血活血化瘀药

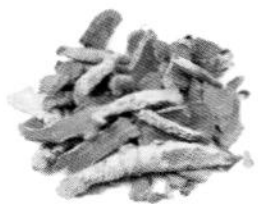

姜黄

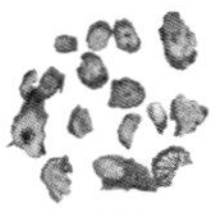

丹参

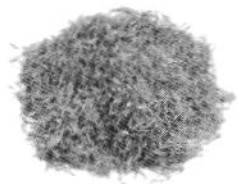

红花

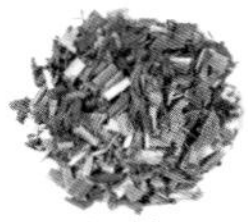

泽兰

第九章 止咳化痰平喘药

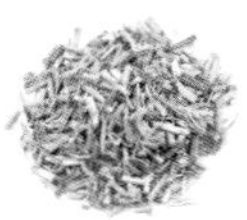

白前

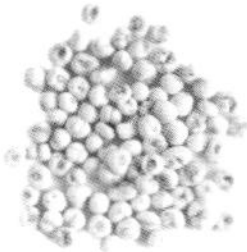

贝母

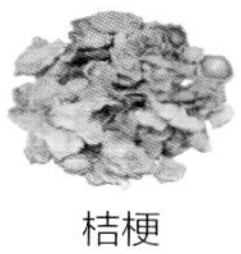

桔梗

第十章 平肝熄风药

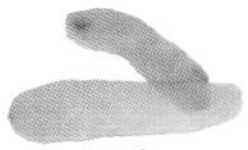

天麻

第十一章 补虚健体药

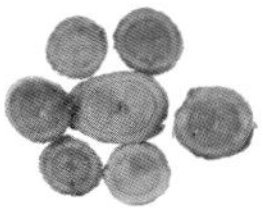

黄芪

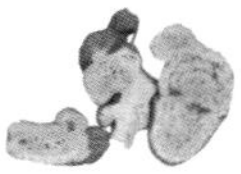

白术

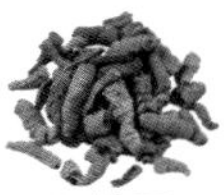

巴戟天

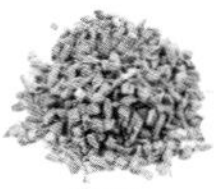

续断

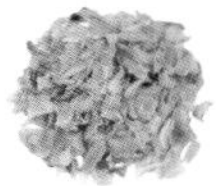

百合

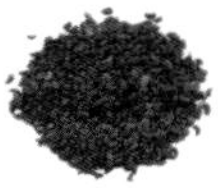

女贞子

第十二章 收涩驱虫药

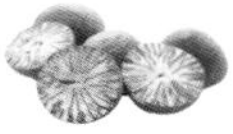

槟榔

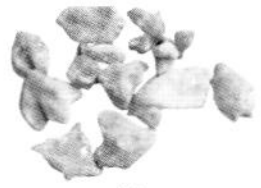

五倍子

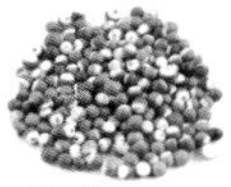

芡实

优劣鉴别，眼鼻手口四大法

现在市面上所售中药材的质量可谓良莠不齐，以假乱真者有之，以次充好者亦有之，商家可以从中牟取利益，但对患者来说，这将会直接影响临床应用的效果，甚至威胁生命安全，因此，学会如何鉴别中药材十分重要。

手触

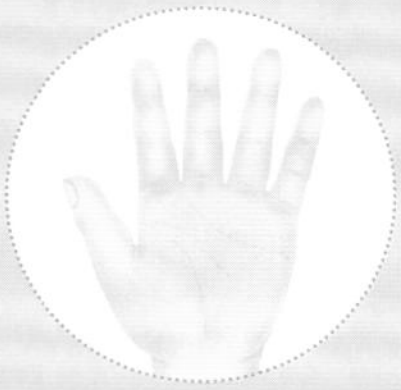

手摸法 以手感受药材的软硬。例如，盐附子质软，而黑附子则质地坚硬。

手捏法 以手感受药材的干湿、黏附性等。例如，天仙子手捏有黏性，土茯苓手捏有弹性等。

手掂法 以手感受药材的轻重、疏松或致密。例如，荆三棱坚实体重，而泡三棱则体轻。

鼻嗅

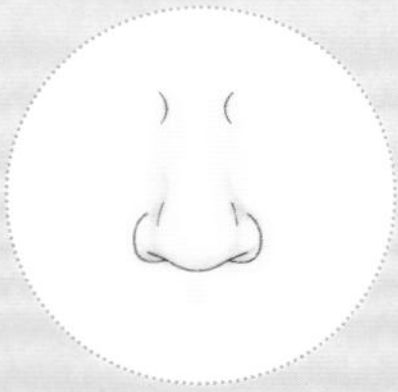

直接鼻嗅法 将草药靠近鼻子来闻它的气味。例如，薄荷的香，阿魏的臭等。

蒸气鼻嗅法 将草药放在热水中浸泡，闻它通过水蒸气所散发出来的气味。例如，犀角清香而不腥，水牛角则略有腥气。

搓揉鼻嗅法 由于有些草药的气味微弱，所以可以将其搓揉后再闻味道。例如，鱼腥草有腥味，细辛有清香味等。

口尝

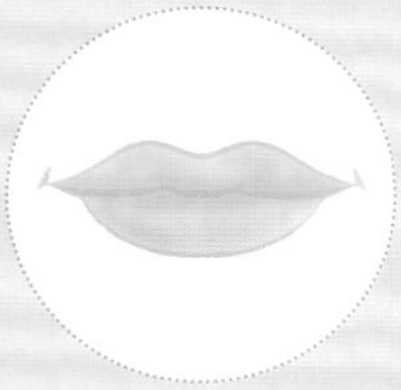

中药材亦可通过“味感”来鉴别，直接放入口中品尝，用舌头稍微感觉，或咀嚼，或用水浸泡过后喝汁液。味分为辛、甘、酸、苦、咸五种，如山楂的酸、黄连的苦、甘草的甜等。不过，以此鉴别药材应特别小心，避免误尝有毒药物而中毒。

眼观

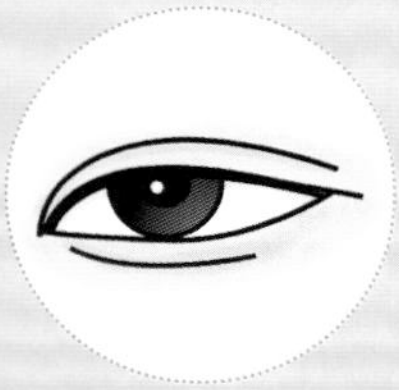

观察外形 中药材因用药部位不同，其外形特征亦会有所差异。如根类药材多为圆柱形或纺锤形，皮类药材则多为卷筒状。

观察颜色 通过对药材颜色的观察，分辨药材的品种、产地和质量的好坏。如好的黄连颜色要黄，丹参颜色要红，玄参颜色偏黑等。

观察断面 许多中药材的断面都有明显特征，可通过观察其断面来辨别药材优劣。如黄芪的折断面纹理呈菊花心样，杜仲在折断时会出现胶状的黏稠细丝等。

观察质地 观察中药材的软硬或质地，如较黏、较粉等。

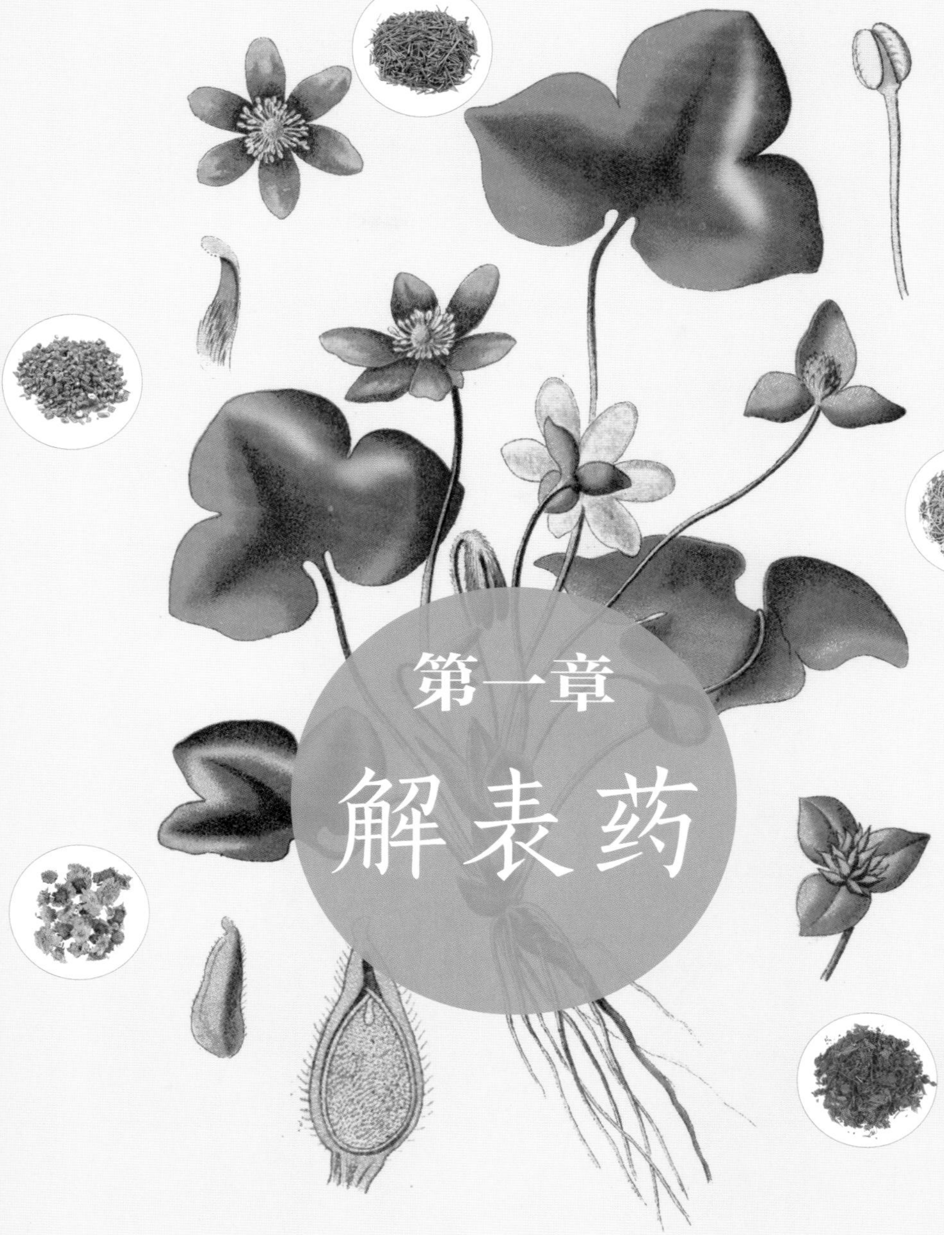

第一章 解表药

解表药指能疏肌解表、促使发汗，用以发散表邪、解除表证的药物，也叫发表药。根据其药性和主治的差异，将其分为发散风寒药和发散风热药两类。发散风寒药药性多辛温，所以又称辛温解表药，适用于风寒表证，代表药材有麻黄、荆芥、防风等；发散风热药药性多辛凉，所以又称辛凉解表药，适用于风热表证，代表药材有柴胡、葛根、牛蒡子、薄荷、菊花等。

别名：龙沙、狗骨、卑相、卑盐 | 科目：麻黄科 | 性味归经：辛、微苦，温；归肺、膀胱经

发散风寒药

麻黄

成品选鉴

本品表面呈黄绿色，触之微有粗糙感。体轻，质脆，易折断，断面略呈纤维性，髓部红棕色，近圆形。气微香，味辛、微苦。

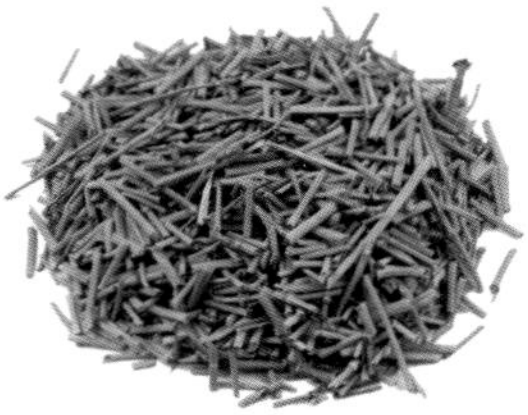

僧继洪说，中牟有生长麻黄之地，冬日不积雪，因它泄内阳之故。因此，过用麻黄会泄真气。由此可知，麻黄性温。服用麻黄出汗不止的，用冷水浸头发，仍用扑法即止。凡服用麻黄，须避风一日，不然病会复发。凡使用麻黄，应佐以黄芩，就不会眼赤。

茎

[性味] 味辛、微苦，性温，无毒。

[主治] 主中风伤寒头痛、温疟。

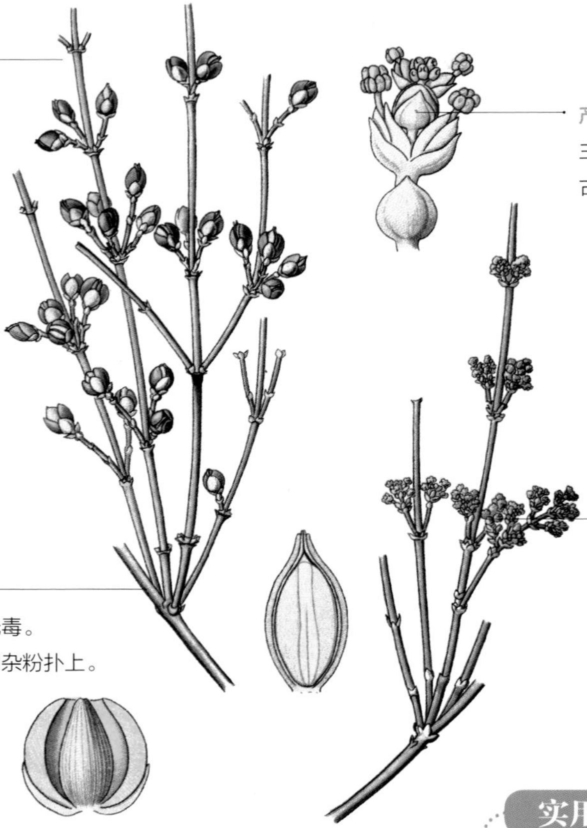

产地

主产于河北、山西、内蒙古、甘肃等地。

禁忌

本品发汗宣肺力强，凡表虚自汗、阴虚盗汗、肺肾虚喘者均应慎服。

根、节

[性味] 味甘，性平，无毒。

[主治] 能止汗，夏季用杂粉扑上。

采集加工： 秋季采割绿色的草质茎晒干，除去木质茎、残根及杂质，切段，生用、蜜炙或捣绒用。

功能主治： 发汗解表，宣肺平喘，利水消肿；用于风寒感冒、咳嗽气喘、受风水肿等。

用法用量： 煎服，1.5～10g。发汗解表宜生用，止咳平喘多炙用。

实用妙方

麻黄汤

药方 麻黄 9g 桂枝 6g 杏仁 6g 甘草 3g

制用法 水煎服。

功用 发汗解表，宣肺平喘。

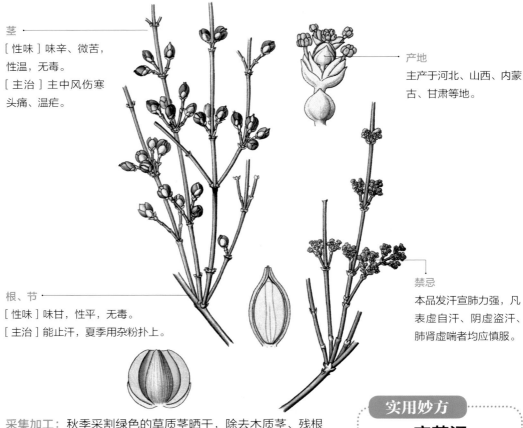

别名：苏、白苏、桂荏、荏子、赤苏、红苏	科目：唇形科	性味归经：辛，温；归肺、脾经

发散风寒药

紫苏

成品选鉴

紫苏茎呈方柱形，有四棱，有稀疏白毛，节明显。以茎叶完整、色紫、香气浓者为佳。

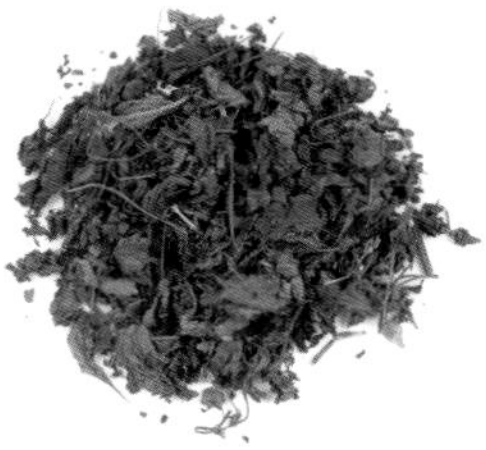

苏（蘇），从稣，舒畅的意思。苏性舒畅，能行气活血，所以称之为苏。称紫苏是为了与白苏相区别。苏属荏类，而味更辛，像桂，故《尔雅》中称它为桂荏。李时珍说，紫苏现在是重要的药物。其味辛，入气分；其色紫，入血分。所以与陈皮、砂仁同用，则行气安胎；与藿香、乌药同用，则温中止痛；与香附、麻黄同用，则发汗解肌。

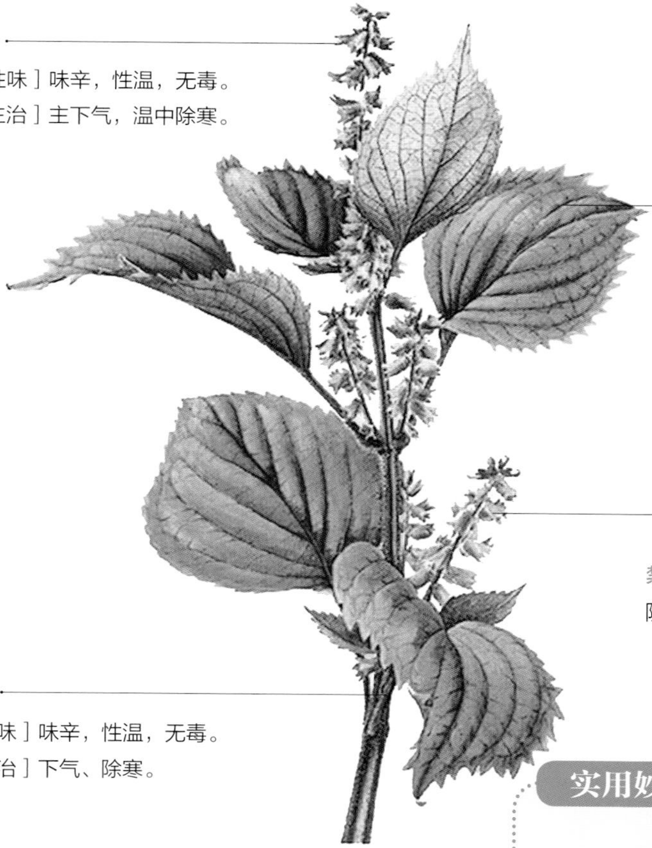

子

［性味］味辛，性温，无毒。

［主治］主下气，温中除寒。

产地

我国南北均产。

禁忌

阴虚、气虚及温病者慎服。

根

［性味］味辛，性温，无毒。

［主治］下气、除寒。

采集加工：夏秋季采收，除去杂质，晒干，生用。

功能主治：解表散寒，行气宽中；用于风寒感冒、脾胃气滞、胸闷呕吐等。

用法用量：煎服，5~10g，不宜久煎。

实用妙方

香苏散

药方 香附120g 紫苏叶120g 甘草30g 陈皮60g

制用法 上药研末后取9g，水煎服。

功用 疏散风寒，理气和中。

别名：姜皮、姜、姜根、百辣云 | 科目：姜科 | 性味归经：辛，温；归肺、脾、胃经

发散风寒药

生姜

成品选鉴

本品呈不规则块状，略扁，具指状分枝，表面呈黄褐色，有环节，分枝顶端有茎痕。质脆，易折断，断面呈浅黄色，气香特异，味辛。

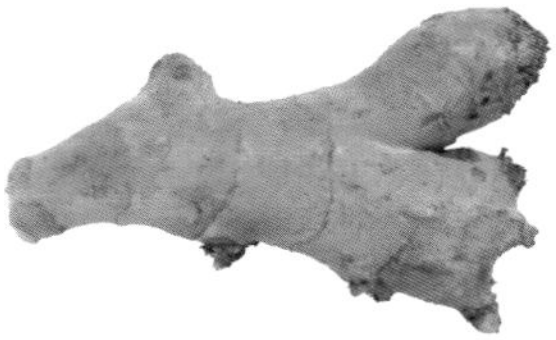

李时珍说，按许慎《说文解字》中说，姜为御湿之菜。王安石的《字说》中说，姜能御百邪，故称为姜。李时珍说，生姜宜种在微湿沙地中。四月取母姜栽种，五月就长出苗，像初生的嫩芦，只是叶稍宽像竹叶，对生，叶也辛香。秋季前后，新芽迅速长出，像列指状，此时的嫩姜采食无筋，称为子姜；秋分后次之；下霜后姜就老了。姜性恶湿而畏日，所以若秋天很热，就不会长姜。

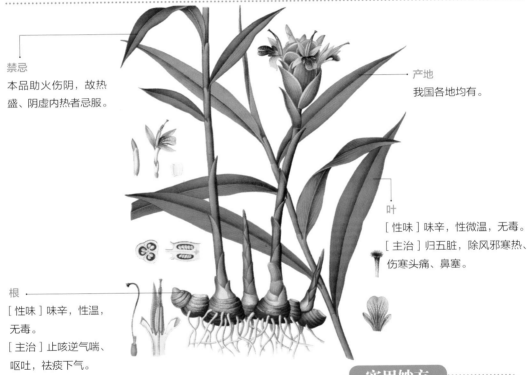

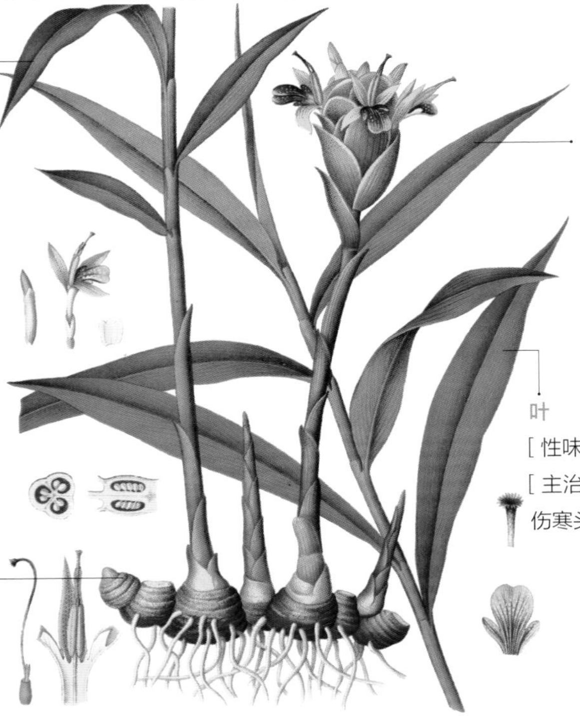

禁忌

本品助火伤阴，故热盛、阴虚内热者忌服。

产地

我国各地均有。

叶

[性味] 味辛，性微温，无毒。

[主治] 归五脏，除风邪寒热、伤寒头痛、鼻塞。

根

[性味] 味辛，性温，无毒。

[主治] 止咳逆气喘、呕吐，祛痰下气。

采集加工： 秋冬两季采挖，除去须根和泥沙，切片生用。

功能主治： 解表散寒，温中止呕，温肺止咳；用于风寒感冒、脾胃寒证、胃寒呕吐、肺寒咳嗽等。

用法用量： 煎服，3～9g；或捣汁服。外用，捣敷，擦患处或炒热熨。

实用妙方

桂枝汤

药方 桂枝 9g 芍药 9g 甘草 6g 生姜 9g 大枣 3g

制用法 水煎服。

功用 解肌发表，调和营卫。

别名：香茹、香草	科目：姜科	性味归经：辛，微温；归肺、脾、胃经

发散风寒药

香薷

成品选鉴

全体被有白色茸毛，质脆，易折断。叶对生，皱缩破碎或已脱落，茎顶带有穗状花序，呈黄绿色或暗绿色，有浓烈香气，味辛，微麻舌。

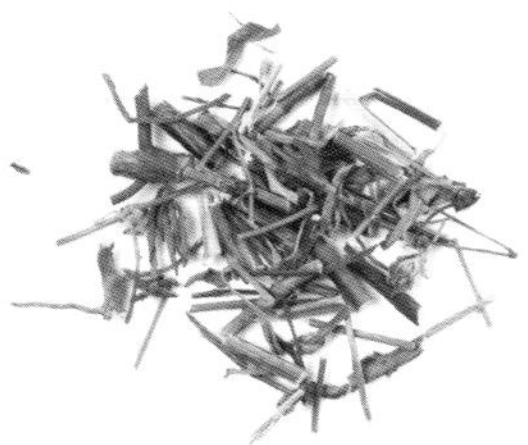

李时珍说，薷，本作葇。《玉篇》中说它属于菜苏之类。它的气味香、叶片柔，所以名香薷。此草初生时名茸，孟诜的《食疗本草》中称其为香戎，是不对的。因它又像蜜蜂的花房，所以俗称为蜜蜂草。香薷为夏季解表的药物，正如冬季用麻黄一样，气虚者尤其不可多服。另外，香薷性微温，不宜热饮，否则会导致吐逆，应以冷服为好。

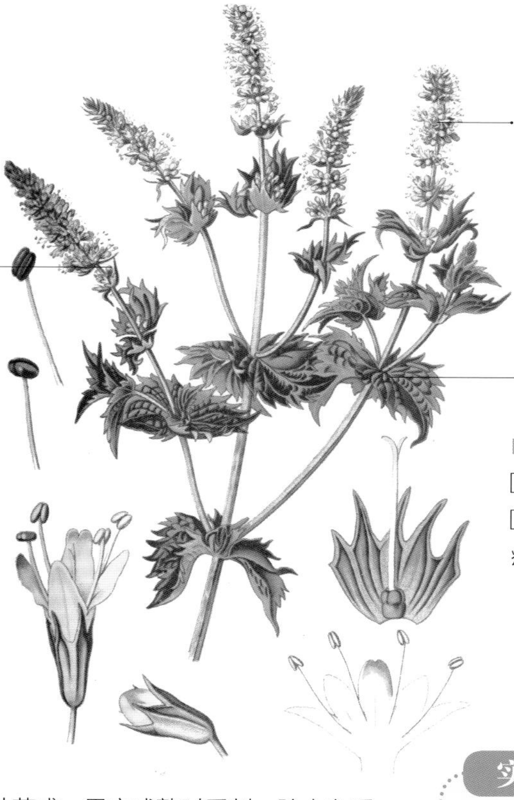

产地

主产于广西、湖南、湖北、江西等地。

禁忌

本品辛温发汗之力较强，表虚有汗、阴虚火旺、暑热者忌服。

叶

［性味］味辛，性微温，无毒。

［主治］能下气，除烦热，治疗呕逆冷气。

采集加工：夏秋两季茎叶茂盛、果实成熟时采割，除去杂质，晒干，切段生用。

功能主治：发汗解表，化湿和中，利水消肿；用于风寒感冒、水肿、脚气等。

用法用量：煎服，3～9g。用于发表，量不宜过大，且不宜久煎；用于利水消肿，量宜稍大，且须浓煎。

实用妙方

香薷饮

药方 香薷 10g 白扁豆 5g 厚朴 5g

制用法 水煎服。

功用 解表散寒，化湿和中。

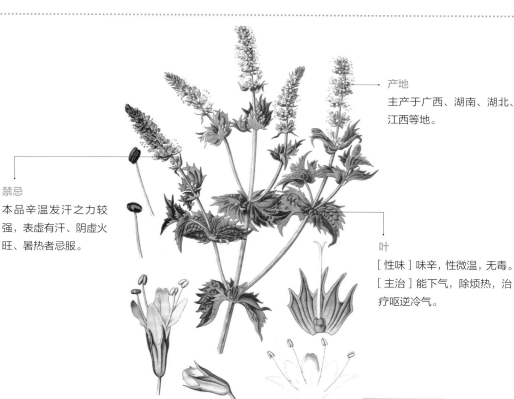

别名：假苏、鼠实、姜芥、稳齿菜、四棱杆蒿 | 科目：唇形科 | 性味归经：辛，微温；归肺、肝经

荆芥

成品选鉴

荆芥为不规则小段，茎、叶混合，表面呈淡黄绿色或淡红紫色，断面类白色，体轻，气芳香，味涩而辛凉；炒荆芥形如荆芥段，表面呈棕黄色，略有焦斑，气味稍弱，微具焦香气。

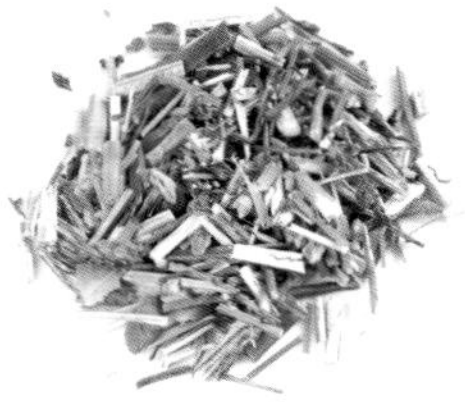

苏颂说，假苏现在到处都有生长。叶子像落藜而细，初长叶的假苏有辛香味，可以吃，人们多取来生食。此药古方中很少用，近代的医家作为要药，取实成穗的，晒干后入药。

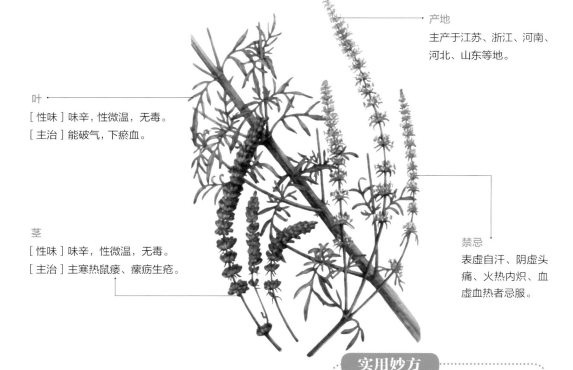

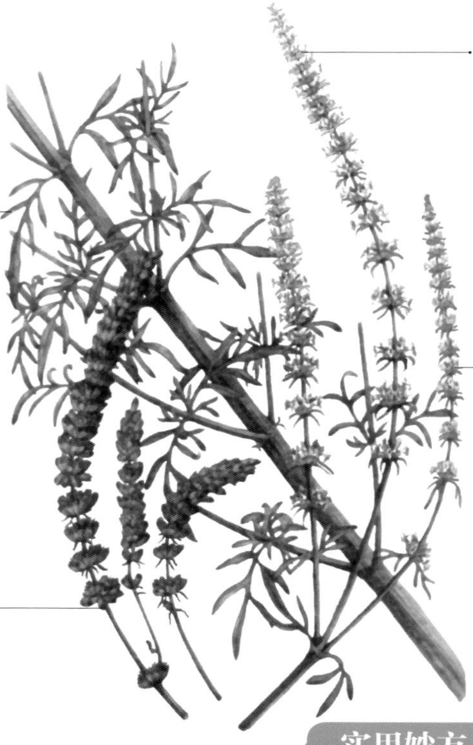

叶

［性味］味辛，性微温，无毒。

［主治］能破气，下瘀血。

茎

［性味］味辛，性微温，无毒。

［主治］主寒热鼠瘘、瘰疬生疮。

产地

主产于江苏、浙江、河南、河北、山东等地。

禁忌

表虚自汗、阴虚头痛、火热内炽、血虚血热者忌服。

采集加工： 夏秋两季花开到顶、穗绿时采割，除去杂质，晒干，切段，生用或炒炭用。

功能主治： 祛风解表，透疹消疮，止血；用于外感表证、麻疹不透、风疹瘙痒、疮疡初起兼有表证、吐衄下血等。

用法用量： 煎服，4.5～9g，不宜久煎。发表透疹、消疮宜生用；止血宜炒用。荆芥穗更长于祛风。

实用妙方

止嗽散

药方 桔梗 1000g 荆芥 1000g 紫菀 1000g 百部 1000g 白前 1000g 甘草 375g 陈皮 500g

制用法 上药共研为末，取 6~9g，水煎服。

功用 宣利肺气，疏风止咳。

别名：屏风、风肉、茴芸、百枝、铜芸 | 科目：伞形科 | 性味归经：辛、甘，微温；归膀胱、肝、脾经

发散风寒药

防风

成品选鉴

防风表面呈黄棕色，有裂隙，断面有棕色环。质松而软，易折断，条粗壮、皮细而紧、无毛头、中心色淡黄，气微香。

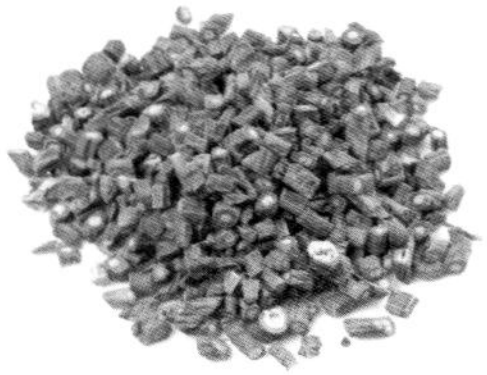

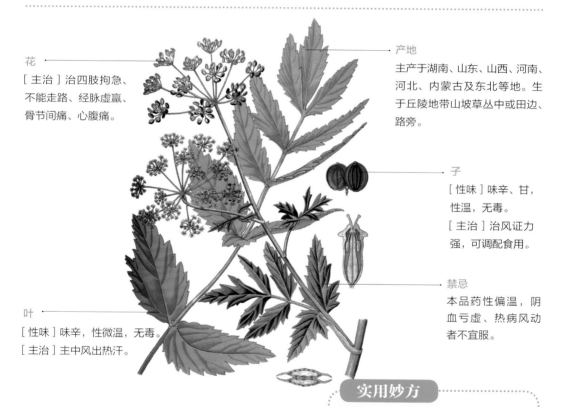

李时珍说，防，御的意思。它的作用以治风为要，所以叫防风。屏风是防风的隐语。称芸、茴蕳，是因为它的花像茴香，气味像芸蒿、蕳兰。江淮一带所产的大多是石防风，生长在山石之间。二月采其嫩苗做菜，味辛、甘而香，称作珊瑚菜。它的根粗、外形丑，子可作种子。吴绶说，凡入药，以黄色润泽的防风为好，白的多沙条，不好用。

花

[主治] 治四肢拘急、不能走路、经脉虚羸、骨节间痛、心腹痛。

产地

主产于湖南、山东、山西、河南、河北、内蒙古及东北等地。生于丘陵地带山坡草丛中或田边、路旁。

子

[性味] 味辛、甘，性温，无毒。

[主治] 治风证力强，可调配食用。

禁忌

本品药性偏温，阴血亏虚、热病风动者不宜服。

叶

[性味] 味辛，性微温，无毒。

[主治] 主中风出热汗。

采集加工： 春秋两季采挖，将根除去茎叶及泥土，晒至八成干，捆绑后再晒至足干。

功能主治： 祛风解表，胜湿止痛，止痉；用于外感表证、风疹瘙痒、风湿痹痛、破伤风等。

用法用量： 煎服，5～10g。

实用妙方

再造散

药方 黄芪 6g 人参 3g 生姜（煨）3g 防风 3g 细辛 2g 熟附子 3g 羌活 3g 川芎 3g 甘草 1.5g 桂枝 3g

制用法 水煎服。

功用 助阳益气，解表散寒。

别名：小辛、细草、少辛、独叶草 | 科目：马兜铃科 | 性味归经：辛，温；归肺、肾、心经

发散风寒药

细辛

成品选鉴

细辛表面呈灰黄色，平滑或具纵皱纹，质脆，易折断，断面呈黄白色。有的可见花果，花钟形、暗紫色，果实呈半球形。气辛香，味辛、麻舌。

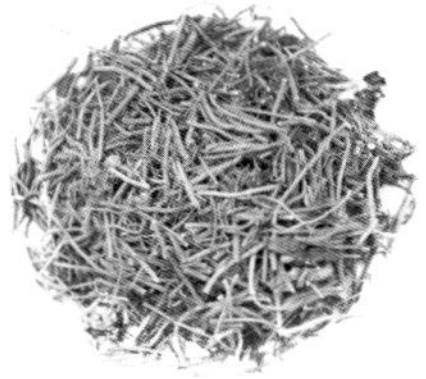

李时珍说，按沈括《梦溪笔谈》所说，细辛出自华山，极细而直，柔韧，深紫取消，味极辛，嚼之习习如椒而更甚于椒。《博物志》中说杜衡乱细辛，自古已然。叶像小葵，柔茎细根，直而色紫，味极辛的是细辛；叶像马蹄，茎微粗，根弯曲而呈黄白色，味也辛的是杜衡，杜衡干则作团，又叫作马蹄香。

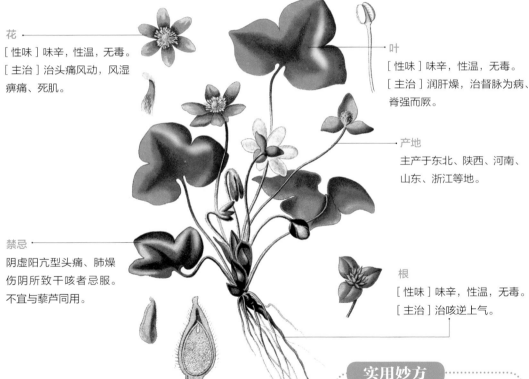

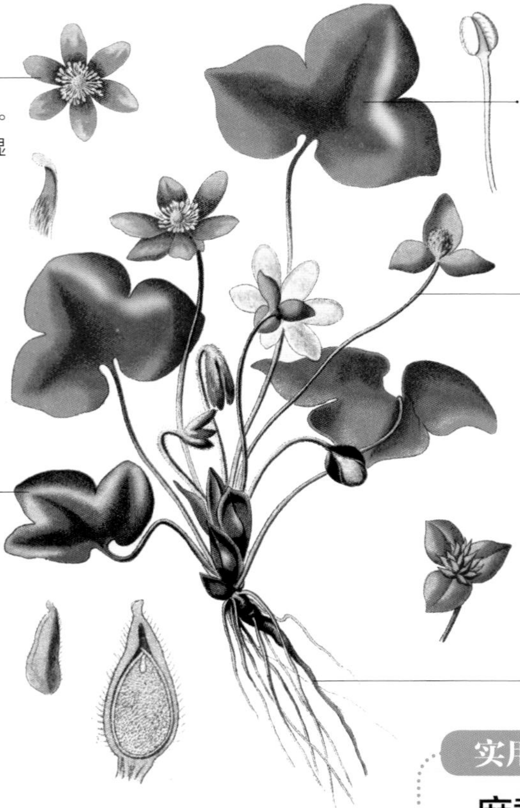

花

[性味] 味辛，性温，无毒。

[主治] 治头痛风动，风湿痹痛、死肌。

叶

[性味] 味辛，性温，无毒。

[主治] 润肝燥，治督脉为病、脊强而厥。

产地

主产于东北、陕西、河南、山东、浙江等地。

禁忌

阴虚阳亢型头痛、肺燥伤阴所致干咳者忌服。不宜与藜芦同用。

根

[性味] 味辛，性温，无毒。

[主治] 治咳逆上气。

采集加工：夏季果熟期或初秋采挖，除去泥沙，阴干，切段生用。

功能主治：解表散寒，祛风止痛，通窍，温肺化饮；用于风寒感冒、头痛、牙痛、风湿痹痛、鼻渊、肺寒咳喘等。

用法用量：煎服，1～3g；入散剂，每次服0.5～1g。

实用妙方

麻黄细辛附子汤

药方 麻黄 6g 附子 9g 细辛 3g

制用法 炮制附子，水煎服。

功用 助阳解表。

别名：苍耳实、胡苍子、牛虱子	科目：菊科	性味归经：辛、苦，温；归肺经

发散风寒药

苍耳子

成品选鉴

本品呈纺锤形或椭圆形，表面呈黄棕色或黄绿色，全身有钩刺，质硬而韧，灰黑色，具纵纹。种皮膜质，浅灰色，有油性。

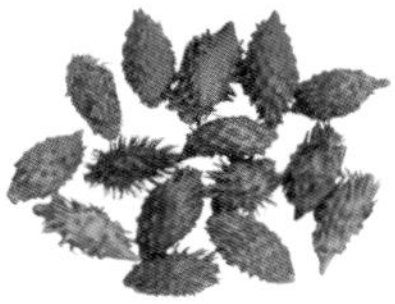

李时珍说，按周定王《救荒本草》所说，苍耳的叶为青白色，类似于黏糊菜叶。在秋天结果实，比桑葚短小而多刺。嫩苗炸熟，用水浸淘后拌来吃，可以充饥。其果实炒去皮，研成面，可做成饼吃，也可熬油点灯。

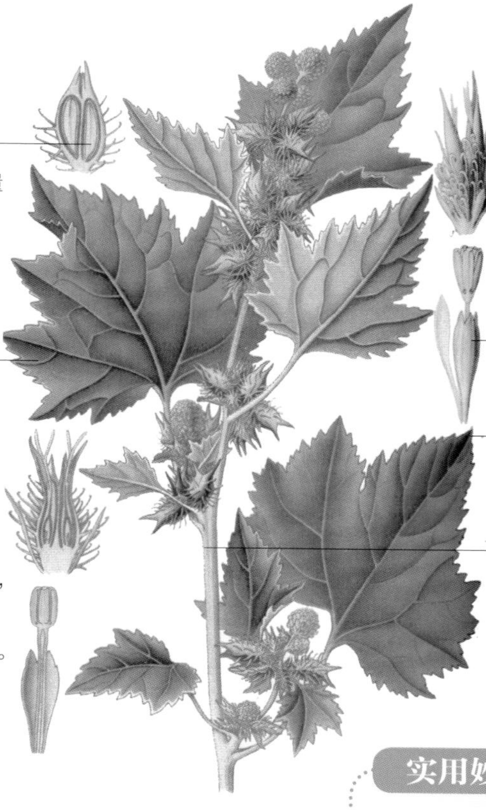

禁忌

血虚头痛者不宜服。过量服用易致中毒。

花

[性味] 味甘，性温，有小毒。

[主治] 主风寒头痛、风湿麻痹、四肢拘挛。

产地

全国各地均有种植。

叶

[性味] 味辛、苦，性微寒，有小毒。

[主治] 主中风、伤寒头痛。

茎

[性味] 味辛、苦，性微寒，有小毒。

[主治] 主中风、伤寒头痛。

采集加工： 秋季果实成熟时采收，干燥后除去梗、叶等杂质，炒去硬刺后用。

功能主治： 发散风寒，通鼻窍，祛风湿，止痛；用于风寒感冒、鼻渊、风湿痹痛等。

用法用量： 煎服，3～10g；或入丸、散。

实用妙方

苍耳子散

药方 甘草10g 辛夷10g 白芷10g 川芎10g 黄芩10g 薄荷10g 贝母10g 淡豆豉10g 菊花10g 苍耳子10g

制用法 水煎服。

功用 疏风止痛，通利鼻窍。

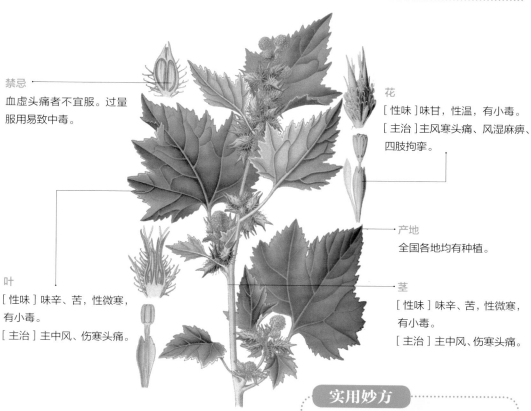

别名：葱茎白、葱白头 | 科目：百合科 | 性味归经：辛，温；归肺、胃经

葱白

成品选鉴

本品鳞茎呈圆柱状，单生或簇生；外皮白色，膜质，不破裂，叶圆筒状，中空；折断后，有辛味之黏液。

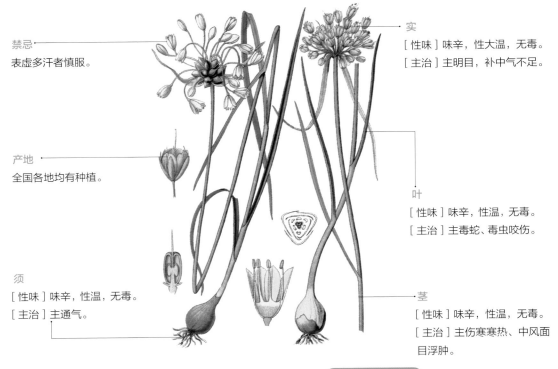

李时珍说，蔥从囱，外直中空，有囱通之象。芤为草中有孔，所以字从孔。葱刚长出来叫葱针，叶叫葱青，衣叫葱袍，茎叫葱白，叶中黏液叫葱苒。它和诸物皆宜，所以叫菜伯、和事。葱白，味辛而性温，气厚味薄，主升，属阳。葱入手太阴、足阳明经，专主发散，以通上下阳气。

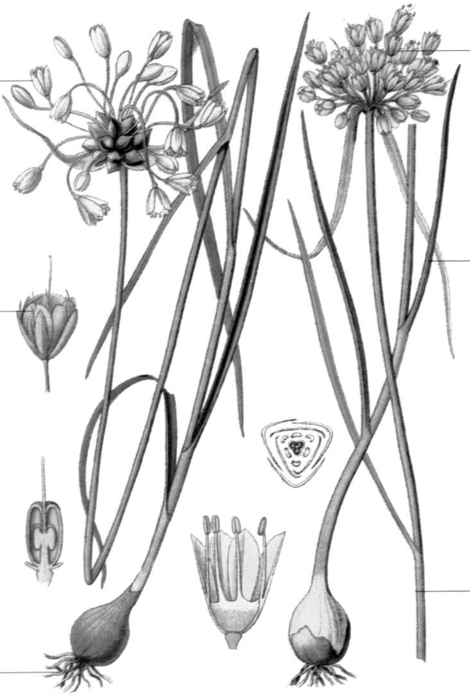

禁忌

表虚多汗者慎服。

产地

全国各地均有种植。

须

［性味］味辛，性温，无毒。

［主治］主通气。

实

［性味］味辛，性大温，无毒。

［主治］主明目，补中气不足。

叶

［性味］味辛，性温，无毒。

［主治］主毒蛇、毒虫咬伤。

茎

［性味］味辛，性温，无毒。

［主治］主伤寒寒热、中风面目浮肿。

采集加工：7～9月采挖后除去须根及叶，剥掉外膜，鲜用。

功能主治：发汗解表，散寒通阳；用于风寒感冒、阴盛格阳，外敷有散结、通络、下乳的作用。

用法用量：煎服，9～15g。外用适量。

实用妙方

香苏葱豉汤

药方 香附 4.5~6g　陈皮 4.5~6g　鲜葱白 3 枚　紫苏 4.5~9g　甘草（炙）2~2.5g　淡香豉 9~12g

制用法 水煎服。

功用 发汗解表，调气安胎。

别名：香荽、胡菜、原荽、园荽	科目：伞形科	性味归经：辛，温；归肺、胃经

发散风寒药

胡荽

成品选鉴

全株无毛，有浓烈的香气。根细长，果实近球形。以色泽青绿，香气浓郁，质地脆嫩，无黄叶、烂叶者为佳。

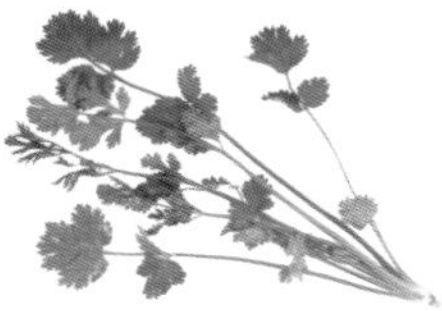

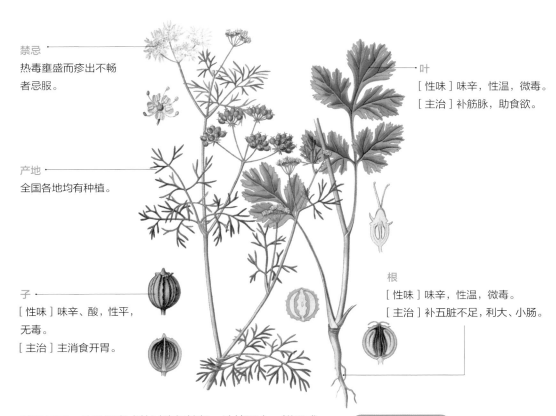

李时珍说，《说文解字》中说荽为姜属，能香口。它的茎柔叶细而根多须。因张骞出使西域才带回此种，故称胡荽。现在俗称蒝荽，蒝为茎叶铺散开的样子。胡荽辛温香窜，内通心脾，外达四肢，能辟一切不正之气。所以痘疮难出的，用胡荽能发出来。

禁忌

热毒壅盛而疹出不畅者忌服。

产地

全国各地均有种植。

子

[性味] 味辛、酸，性平，无毒。

[主治] 主消食开胃。

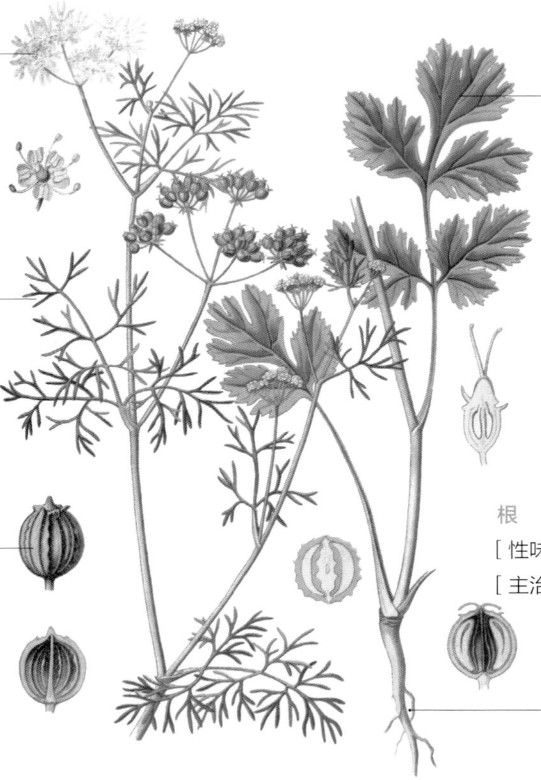

叶

[性味] 味辛，性温，微毒。

[主治] 补筋脉，助食欲。

根

[性味] 味辛，性温，微毒。

[主治] 补五脏不足，利大、小肠。

采集加工： 八月果实成熟时连根挖起，洗掉泥土，鲜用或晒干后切段生用。

功能主治： 发表透疹，开胃消食；用于麻疹不透、饮食不消、纳食不佳等。

用法用量： 煎服，9～15g，鲜品15～30g；或捣汁；外用适量。

实用妙方

胡荽汤

药方 胡荽适量

制用法 榨汁服。

功用 祛风散寒，消肿利咽。

别名：蓉荷菜、夜息花、薄苛、升阳菜	科目：唇形科	性味归经：辛，凉；归肺、肝经

发散风热药

薄荷

成品选鉴

干燥全草，茎方柱形，呈黄褐色带紫色或绿色，质脆而易折断，断面类白色，中空；叶具有白色绒毛。以身干、无根、叶多、色绿、气味浓者为佳。

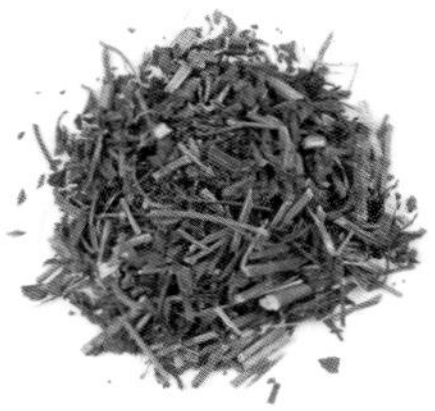

李时珍说，薄荷是俗称，现在的人用它入药，多以苏州产的为佳，陈士良称其为胡菝。薄荷入手太阴、足厥阴经，辛能发散，凉能清利，专于消风散热，所以是治疗头痛、头风、眼目、咽喉、口齿诸病，以及小儿惊热及瘰疬疮疥的重要药物。

禁忌

此药芳香辛散，发汗耗气，体虚多汗者不宜服。

产地

主产于江苏的太仓及浙江、湖南等地。

叶

[性味] 味辛，性凉，无毒。

[主治] 主恶气、心腹胀满。

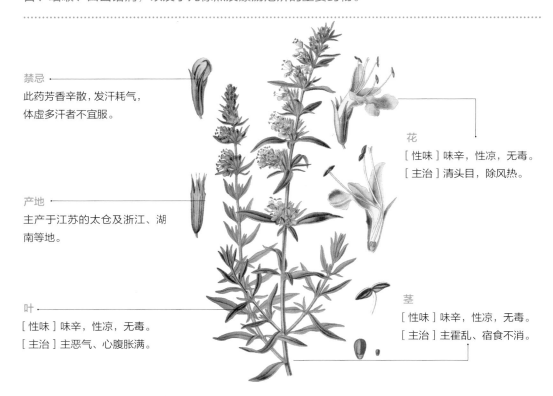

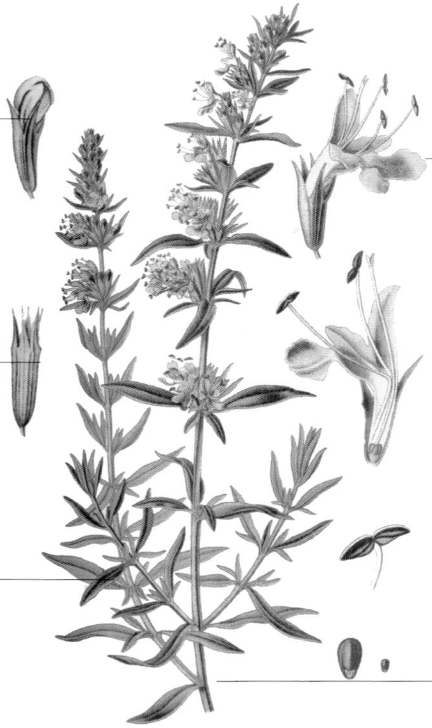

花

[性味] 味辛，性凉，无毒。

[主治] 清头目，除风热。

茎

[性味] 味辛，性凉，无毒。

[主治] 主霍乱、宿食不消。

采集加工： 夏秋两季茎叶茂盛或花开至3轮时晴天采割，晒干或阴干，切段生用。

功能主治： 疏散风热，清利头目，利咽透疹，疏肝行气；用于风热感冒、温病初起、头痛眩晕、目赤多泪、咽喉肿痛、麻疹不透、风疹瘙痒、肝郁气滞、胸闷胁痛等。

用法用量： 煎服，3～6g；宜后下。薄荷叶长于发汗解表，薄荷梗偏于行气和中。

实用妙方

银翘散

药方 连翘 30g 金银花 30g 桔梗 18g 薄荷 18g 竹叶 12g 甘草 15g 荆芥穗 12g 淡豆豉 15g 牛蒡子 18g

制用法 水煎服。

功用 辛凉透表，清热解毒。

别名：鼠粘子、大力子、恶实	科目：菊科	性味归经：辛、苦，寒；归肺、胃经

发散风热药

牛蒡子

成品选鉴

牛蒡子呈长倒卵形，略扁，微弯曲，表皮褐色，有多数细小黑斑及纵棱。气特异，味辛、苦，口嚼稍麻舌。

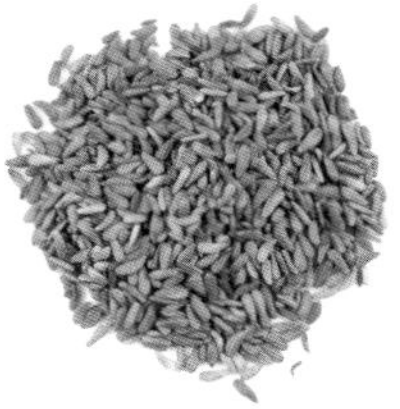

苏颂说，恶实也就是牛蒡子，到处都有生长。叶大如芋叶而长。实像葡萄核而为褐色，外壳似栗，而小如指头，多刺。根有非常大的，做菜吃对人体有益。秋后采子入药。

李杲说，鼠粘子功用有四，即治风湿瘾疹、疗咽喉风热、散诸肿疮疡之毒、利凝滞腰膝之气。

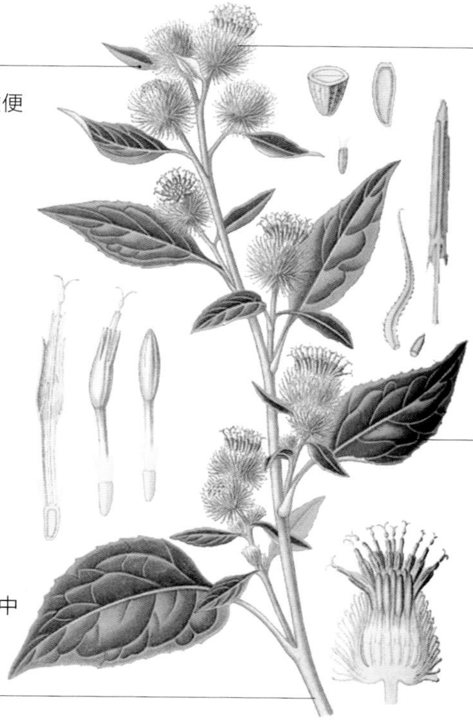

禁忌

本品性寒，滑肠通便，气虚便溏者慎服。

子

［性味］味辛、苦，性寒，无毒。

［主治］明目补中，除风伤。

产地

主产于东北及浙江、四川、湖北、河北、河南、陕西等地。

根、茎

［性味］味苦，性寒，无毒。

［主治］主伤寒、寒热出汗、中风面肿、口渴、尿多。

采集加工： 秋季果实成熟时采收果序，晒干后打下果实、除去杂质再晒干，生用或炒用，用时捣碎。

功能主治： 疏散风热，宣肺祛痰，利咽透疹，解毒消肿；用于风热感冒、温病初起、麻疹不透、风疹瘙痒、痈肿疮毒、丹毒、痄腮喉痹等。

用法用量： 煎服，5～10g；或入散剂。炒用可使其苦寒及滑肠之性略减。

实用妙方

消风散

药方 当归 6g 生地黄 6g 防风 6g 蝉蜕 6g 知母 6g 苦参 6g 胡麻 6g 荆芥 6g 苍术 6g 木通 3g 石膏（包煎）6g 甘草 3g 牛蒡子 6g

制用法 水煎服。

功用 疏风除湿，清热养血。

别名：家桑、荆桑、桑葚树、黄桑 | 科目：桑科 | 性味归经：甘、苦，寒；归肺、肝经

发散风热药

桑叶

成品选鉴

本品多皱缩、破碎。完整者有柄，叶片展平后呈卵形或宽卵形，上表面呈黄绿色，下表面颜色稍浅，叶脉突出。质脆。气微，味甘、苦。

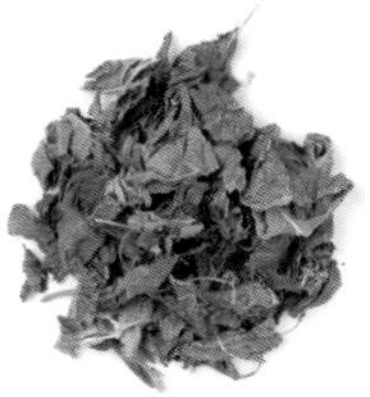

桑叶主除寒热出汗。汁能解蜈蚣毒。煎浓汁服，可除脚气水肿，利大小肠，止霍乱腹痛吐下，也可以用干叶来煮。炙热后煎饮，能代茶止渴。煎饮可以利五脏，通关节，下气。而嫩叶煎酒服，能治一切风。蒸熟捣烂，治风痛出汗及扑损瘀血。揉烂外敷，可涂蛇虫咬伤。研成汁，治金疮及小儿口腔溃疡。

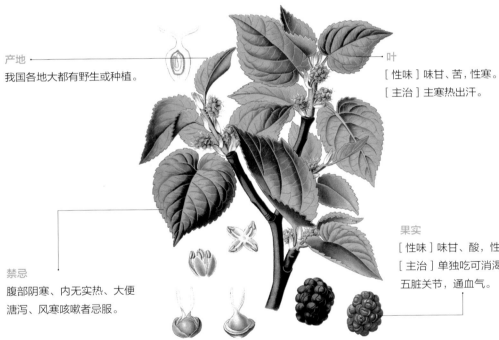

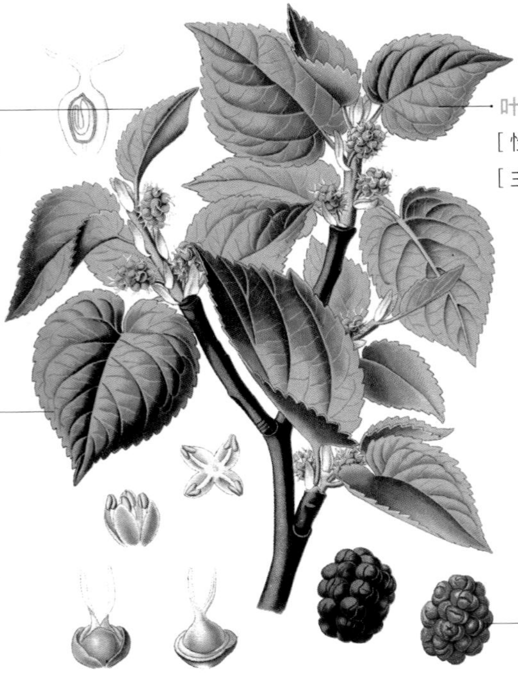

产地

我国各地大都有野生或种植。

叶

［性味］味甘、苦，性寒。

［主治］主寒热出汗。

果实

［性味］味甘、酸，性寒。

［主治］单独吃可消渴，利五脏关节，通血气。

禁忌

腹部阴寒、内无实热、大便溏泻、风寒咳嗽者忌服。

采集加工： 初霜后采收，除去杂质后晒干，生用或蜜炙用。

功能主治： 疏散风热，清肺润燥，平抑肝阳，清肝明目；用于风热感冒、温病初起、肺热咳嗽、燥热咳嗽、肝阳上亢、目赤昏花等。

用法用量： 煎服，5～10g；或入丸、散。外用煎水洗眼。桑叶蜜炙能增强润肺止咳的作用，所以肺燥咳嗽者多用蜜炙桑叶。

实用妙方

桑菊饮

药方 桑叶 7.5g 菊花 3g 杏仁 6g 连翘 5g 薄荷 2.5g 桔梗 6g 芦根 6g 甘草 2.5g

制用法 水煎服。

功用 疏风清热，宣肺止咳。

别名：甘菊、药菊、真菊、甜菊花	科目：菊科	性味归经：辛、甘、苦，微寒；归肺、肝经

发散风热药

菊花

成品选鉴

本品总苞由4～5层苞片组成，外表面无毛。黄色舌状花，皱缩卷曲；管状花多数，深黄色。干燥后体轻。气芳香，味辛、甘、苦。

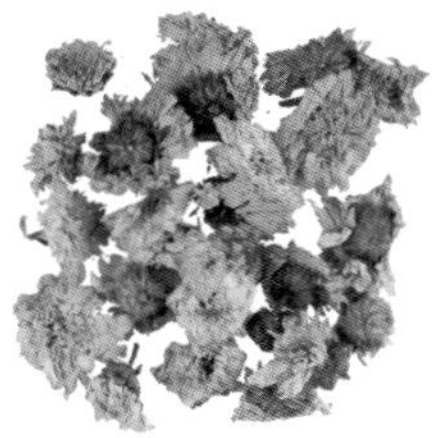

李时珍说，过去人们说菊能除风热，益肝补阴，殊不知菊得金水的精华尤其多，能补肺、肾二脏。补水能制火，益金能平木，木平则风熄，火降则热除，用来治疗头目的各种风热，意义深奥微妙。它的苗可作蔬菜，叶可食用，花可做糕饼，根及种子可入药，装在布袋里可做枕头，蜜酿后可作饮品，自上而下，全身都是宝。

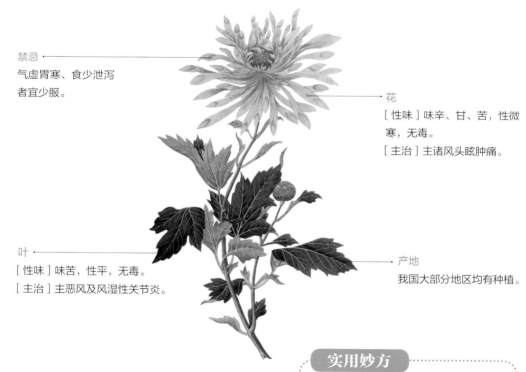

禁忌
气虚胃寒、食少泄泻者宜少服。
花
[性味]味辛、甘、苦，性微寒，无毒。
[主治]主诸风头眩肿痛。
叶
[性味]味苦，性平，无毒。
[主治]主恶风及风湿性关节炎。
产地
我国大部分地区均有种植。

采集加工：9～11月花盛开时分批采收，阴干或焙干，或熏蒸后晒干生用。

功能主治：疏散风热，平抑肝阳，清肝明目，清热解毒；用于风热感冒、温病初起、肝阳上亢、目赤昏花、疮痈肿毒等。

用法用量：煎服，5～9g。疏散风热宜用黄菊花，平肝、清肝明目宜用白菊花。

实用妙方

羚角钩藤汤

药方 甘草3g 双钩藤（后入）9g 霜桑叶6g 菊花9g 生地黄15g 白芍9g 川贝母12g 竹茹（鲜刮）15g 茯神9g 羚羊角（先煎）4.5g

制用法 水煎服。

功用 凉肝熄风，增液舒筋。

别名：茈胡、茹草、柴草、地熏	科目：伞形科	性味归经：苦、辛，微寒；归肝、胆、肺经

发散风热药

柴胡

成品选鉴

本品表面呈黑褐色或浅棕色，具纵皱纹、支根痕及皮孔。质硬而韧，不易折断，断面显纤维性，木部黄白色。气微香，味苦、辛。

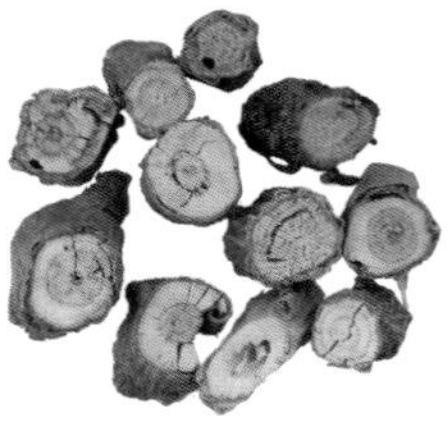

李时珍说，劳有五劳，病在五脏。如果劳在肝、胆、心及心包有热，或少阳经寒热往来者，柴胡为手、足厥阴、少阳必用之药。劳在脾胃有热或阳气下陷，则柴胡为引清气、退热的必用之药，只有劳在肺、肾的，不能用柴胡。

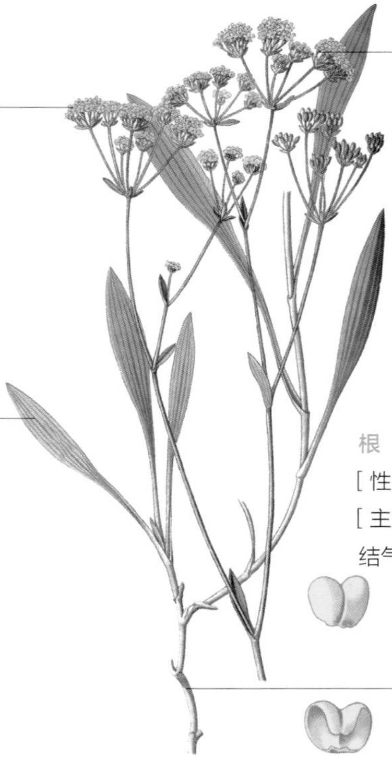
禁忌
阴虚阳亢、肝风内动、气机上逆者忌服或慎服。
产地
北柴胡主产于河北、河南、辽宁、湖北、陕西等地；南柴胡主产于湖北、四川、安徽、黑龙江、吉林等地。
叶
[性味] 味苦，性平，无毒。
[主治] 润心肺，添精髓，治健忘。
根
[性味] 味苦、辛，性微寒，无毒。
[主治] 主心腹疾病，祛胃肠中结气及饮食积聚。

采集加工： 春秋两季采挖，除去茎叶及泥沙，干燥后切段，生用或醋炙用。

功能主治： 解表退热，疏肝解郁，升举阳气；用于表证发热及少阳证、肝郁气滞、气虚下陷、脏器脱垂等。

用法用量： 煎服，3～10g。解表退热宜生用，且用量宜稍重；疏肝解郁宜醋炙；升阳可生用或酒炙，其用量均宜稍轻。

实用妙方

正柴胡饮

药方 柴胡 9g 防风 3g 陈皮 4.5g 芍药 6g 甘草 3g 生姜 3~5 片

制用法 水煎服。

功用 解表散寒。

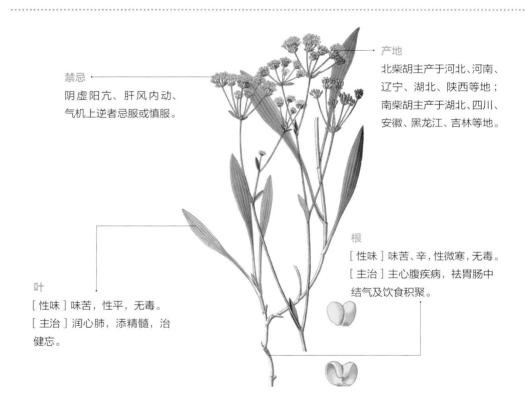

别名：龙眼根、窟窿牙根	科目：毛茛科	性味归经：辛、微甘，微寒；归肺、脾、胃、大肠经

发散风热药

升麻

成品选鉴

本品表面呈黑褐色或棕褐色，粗糙不平，具须根痕。体轻，质坚硬，不易折断，断面呈黄绿色或淡黄白色，纤维性，有裂隙。气微，味辛、微甘。

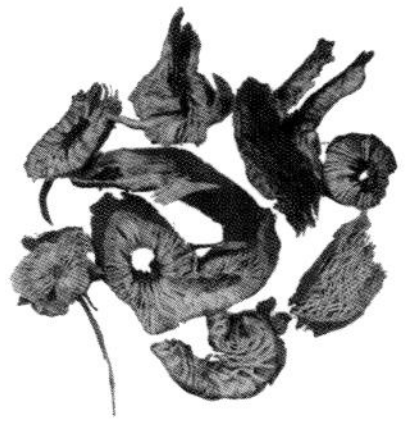

李时珍说，升麻引阳明清气上升，柴胡引少阳清气上行。升麻是禀赋素弱、元气亏虚及劳役饥饱、生冷内伤及脾胃引经药中最重要的一味。升麻能解痘毒，但只有在初起发热的时候可用来解毒；痘已出，气虚或泄泻者，也可稍稍用些。升麻葛根汤在发斑后忌用，因其能发散。

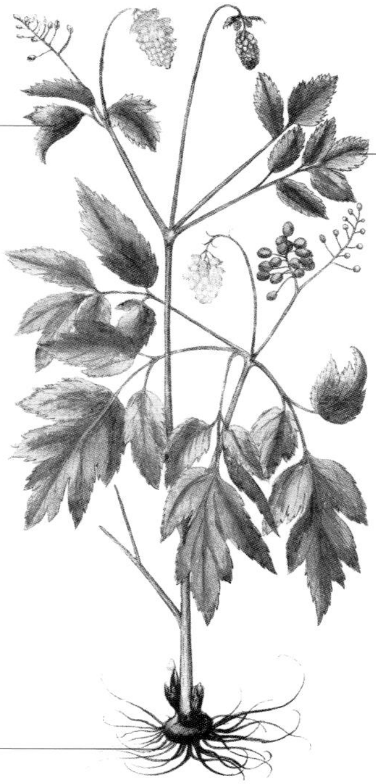

禁忌

麻疹已透、阴虚火旺者忌服。

产地

主产于辽宁、吉林、黑龙江等地，河北、山西、陕西、四川、青海等地也有一定量的出产。

根

[性味] 味辛、微甘，性微寒，无毒。

[主治] 解百毒，辟瘟疫瘴气、邪气蛊毒。

采集加工：秋季采挖，除去泥沙，晒至须根干时燎去或除去须根，晒干后切片，生用或蜜炙用。

功能主治：解表透疹，清热解毒，升举阳气；用于外感表证、麻疹不透、齿痛口疮、咽喉肿痛、温毒发斑、气虚下陷、脏器脱垂、崩漏下血等。

用法用量：煎服，3～9g。发表透疹、清热解毒宜生用，升阳举陷宜外用炙法。

实用妙方

升麻葛根汤

药方 升麻 300g　芍药 300g　甘草 300g　葛根 450g

制用法 研末后每服取 9g，水煎服。

功用 解肌透疹。

别名：甘葛、葛条根、黄葛根、葛子根、粉葛 | 科目：豆科 | 性味归经：甘、辛，凉；归脾、胃经

发散风热药

葛根

成品选鉴

本品呈纵切的长方形厚片或小方块，外皮呈淡棕色，有纵皱纹，粗糙。切面呈黄白色，纹理不明显。质韧，纤维性强。无臭，味甘、辛。

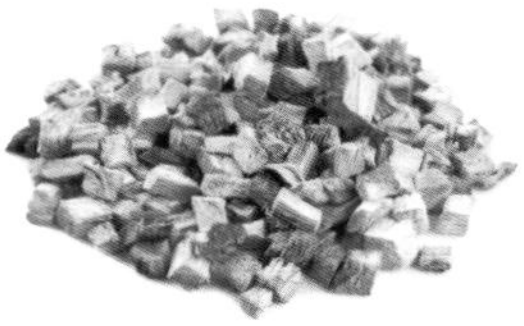

陶弘景说，生葛捣汁饮，解温病发热。

朱震亨说，凡瘢痘已见红点，不可用升麻葛根汤，恐表虚反增斑烂。

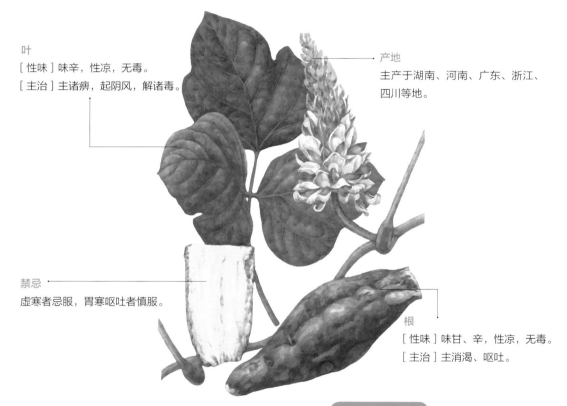

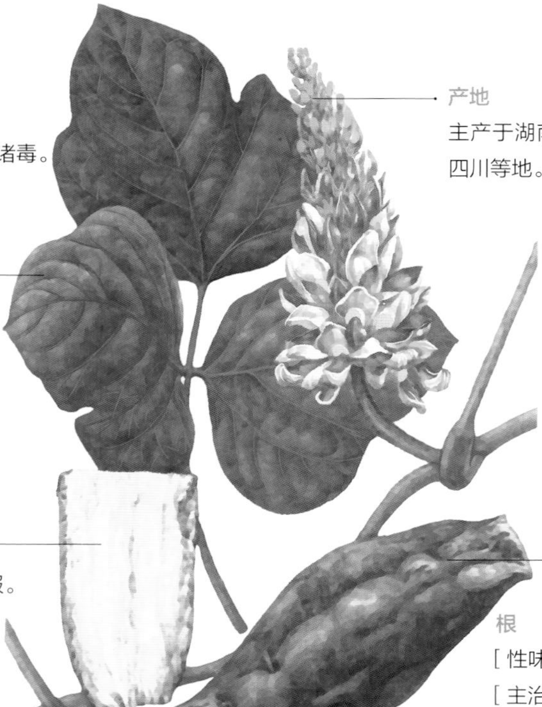

叶
[性味] 味辛，性凉，无毒。
[主治] 主诸痹，起阴风，解诸毒。
产地
主产于湖南、河南、广东、浙江、四川等地。
禁忌
虚寒者忌服，胃寒呕吐者慎服。
根
[性味] 味甘、辛，性凉，无毒。
[主治] 主消渴、呕吐。

采集加工： 秋冬两季采挖，用硫黄熏，稍干后截段或再纵切两半，干燥后生用或煨用。

功能主治： 解肌退热，透疹，生津止渴，升阳止泻；用于表证发热、项背强痛、麻疹不透、热病口渴、消渴、热泄热痢、脾虚泄泻等。

用法用量： 煎服，9～15g。解肌退热、透疹、生津宜生用，升阳止泻宜煨用。

实用妙方

柴葛解肌汤

药方 柴胡6g 葛根6g 黄芩6g 赤芍6g 甘草3g 知母5g 生地黄9g 牡丹皮3g 贝母6g

制用法 水煎服。

功用 解肌清热。

别名：黑药、羌青、胡王使者、羌滑	科目：伞形科	性味归经：辛、苦，温；归膀胱、肾经

发散风寒药

羌活

成品选鉴

羌活因药用部分和形态不同而有竹节羌、大头羌等数种。以条粗壮、有隆起曲折环纹、断面质紧密、朱砂点多、香气浓郁者为佳。

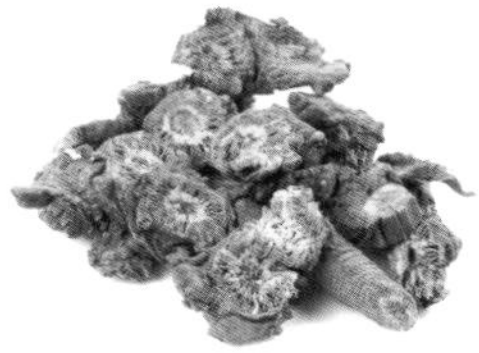

禁忌：津亏血虚者慎服，用量过多易导致呕吐，脾胃虚弱者不宜服。

产地：主产于四川、云南、青海、甘肃等地。

采集加工：春秋两季采挖，除去须根及泥沙，晒干后切片生用。

功能主治：解表散寒，祛风胜湿，止痛；用于风寒感冒、风寒湿痹等。

用法用量：煎服，3～10g；或入丸、散。

实用妙方

羌活汤

药方 防风 10g 羌活 6g 苍术 6g 细辛 2g 白芷 3g 川芎 3g 甘草 3g 黄芩 3g 生地黄 3g

制用法 水煎服。

功用 发汗祛湿，兼清里热。

别名：芷、芳香、泽芬、香白芷	科目：伞形科	性味归经：辛，温；归肺、胃、大肠经

发散风寒药

白芷

成品选鉴

本品表面呈灰棕色，有横向突起的皮孔，顶端有凹陷的茎痕。质硬，断面呈白色，粉性足，皮部密布棕色油点。气芳香，味辛。

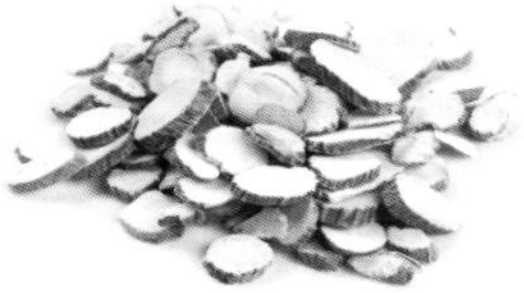

禁忌：本品辛香温燥，阴虚火旺、内热炽盛者忌服。

产地：主产于黑龙江、辽宁、吉林、四川、山东等地。

采集加工：夏秋叶黄时采挖，除去须根及泥沙，晒干或低温干燥，切片生用。

功能主治：解表散寒，祛风止痛，通鼻窍，燥湿止带，消肿排脓；用于风寒感冒，头痛、牙痛、痹痛等多种痛证，鼻渊，带下异常，疮痈肿毒等。

用法用量：煎服，3～10g。外用适量。

实用妙方

白芷散

药方 白芷 王不留行

制用法 上药各等份，研细末，和匀，贮瓶备用。

功用 祛风活血。适用于白屑风。

麻黄

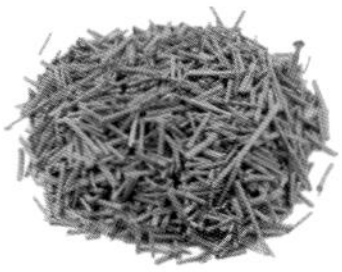

性味：辛、微苦，温。
功效：发汗解表，宣肺平喘。
禁忌：凡表虚自汗、阴虚盗汗、肺肾虚喘者均应慎服。

紫苏

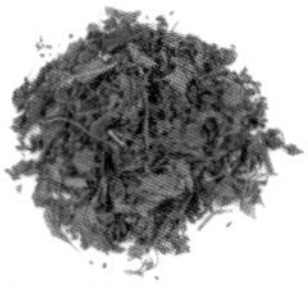

性味：辛，温。
功效：解表散寒，行气宽中。
禁忌：阴虚、气虚及温病者慎服。

生姜

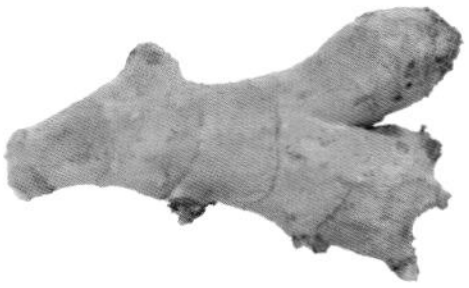

性味：辛，温。
功效：解表散寒，温中止呕。
禁忌：热盛、阴虚内热者忌服。

香薷

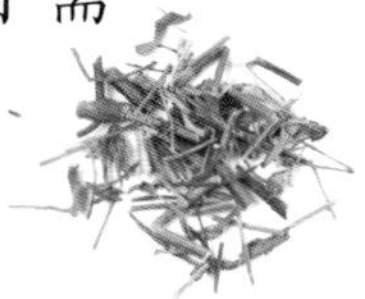

性味：辛，微温。
功效：发汗解表，化湿和中。
禁忌：表虚有汗、阴虚火旺、暑热者忌服。

荆芥

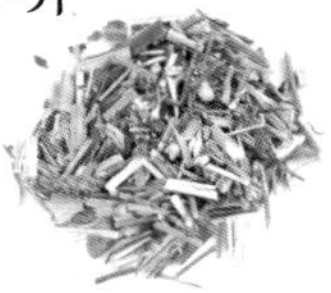

性味：辛，微温。
功效：祛风解表，透疹消疮。
禁忌：表虚自汗、阴虚头痛、火热内炽、血虚血热者忌服。

防风

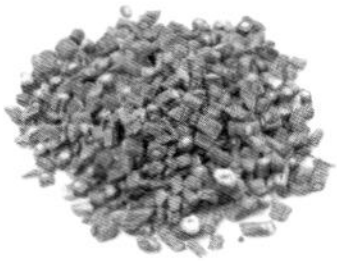

性味：辛、甘，微温。
功效：祛风解表，胜湿止痛。
禁忌：阴血亏虚、热病风动者不宜服。

细辛

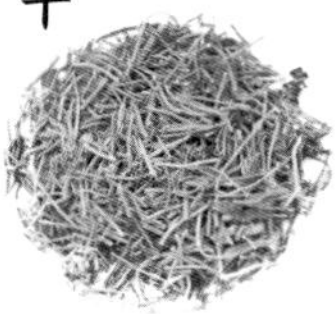

性味：辛，温。
功效：解表散寒，祛风止痛。
禁忌：阴虚阳亢型头痛、肺燥伤阴所致干咳者忌服。

苍耳子

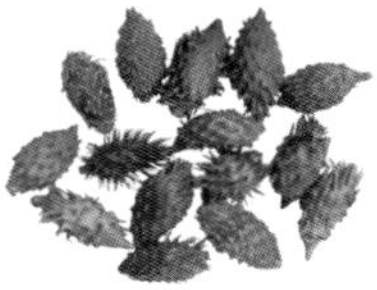

性味：辛、苦，温。
功效：发散风寒，祛风湿。
禁忌：血虚头痛者不宜服。

葱白

性味：辛，温。
功效：发汗散表，疏寒通阳。
禁忌：表虚多汗者慎服。

胡荽

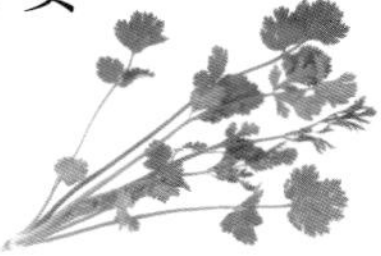

性味：辛，温。
功效：发表透疹，开胃消食。
禁忌：热毒壅盛而疹出不畅者忌服。

薄荷

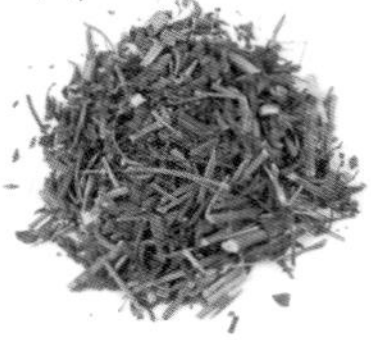

性味：辛，凉。
功效：疏散风热，疏肝行气。
禁忌：体虚多汗者不宜服。

牛蒡子

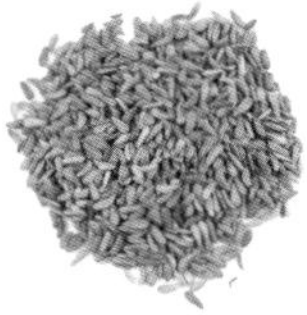

性味：辛、苦，寒。
功效：疏散风热，宣肺祛痰。
禁忌：气虚便溏者慎服。

桑叶

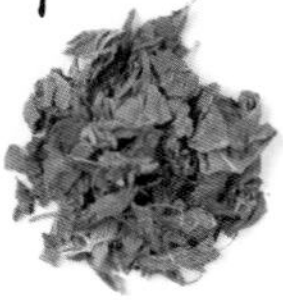

性味：甘、苦，寒。
功效：疏散风热，清肺润燥。
禁忌：腹部阴寒、内无实热、大便溏泻、风寒咳嗽者忌服。

菊花

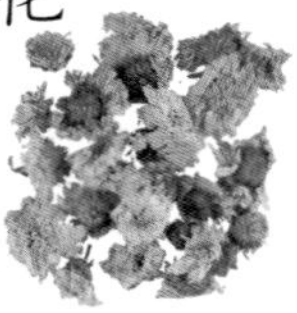

性味：辛、甘、苦，微寒。
功效：疏散风热，清肝明目。
禁忌：气虚胃寒、食少泄泻者宜少服。

柴胡

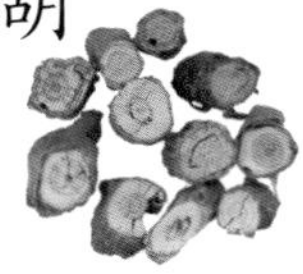

性味：苦、辛，微寒。
功效：解表退热，疏肝解郁。
禁忌：阴虚阳亢、肝风内动、气机上逆者忌服或慎服。

升麻

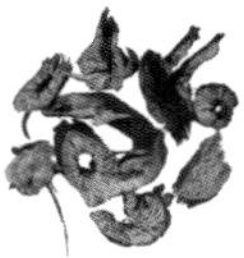

性味：辛、微甘，微寒。
功效：解表透疹，清热解毒。
禁忌：麻疹已透、阴虚火旺者忌服。

葛根

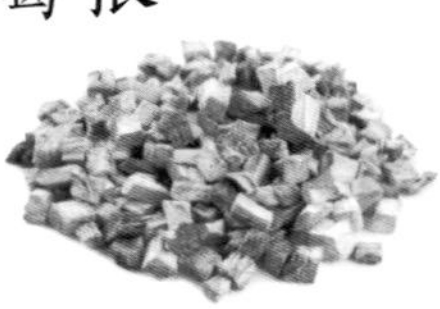

性味：甘、辛，凉。
功效：解肌退热，透疹。
禁忌：虚寒者忌服，胃寒呕吐者慎服。

羌活

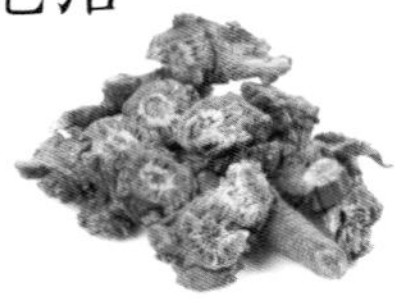

性味：辛、苦，温。
功效：解表散寒，祛风胜湿。
禁忌：津亏血虚者慎服，脾胃虚弱者不宜服。

白芷

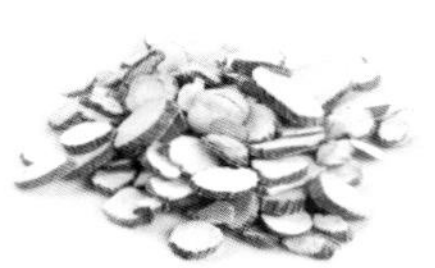

性味：辛，温。
功效：解表散寒，祛风止痛。
禁忌：本品辛香温燥，阴虚火旺、内热炽盛者忌服。

蝉蜕

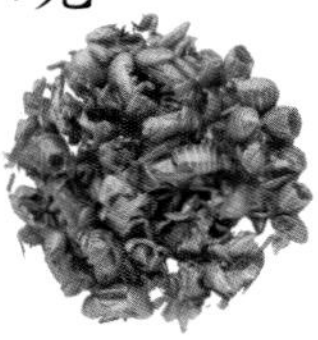

性味：甘、咸，寒。
功效：疏风消肿，清热除湿。
禁忌：孕妇慎服。

第二章

清热药

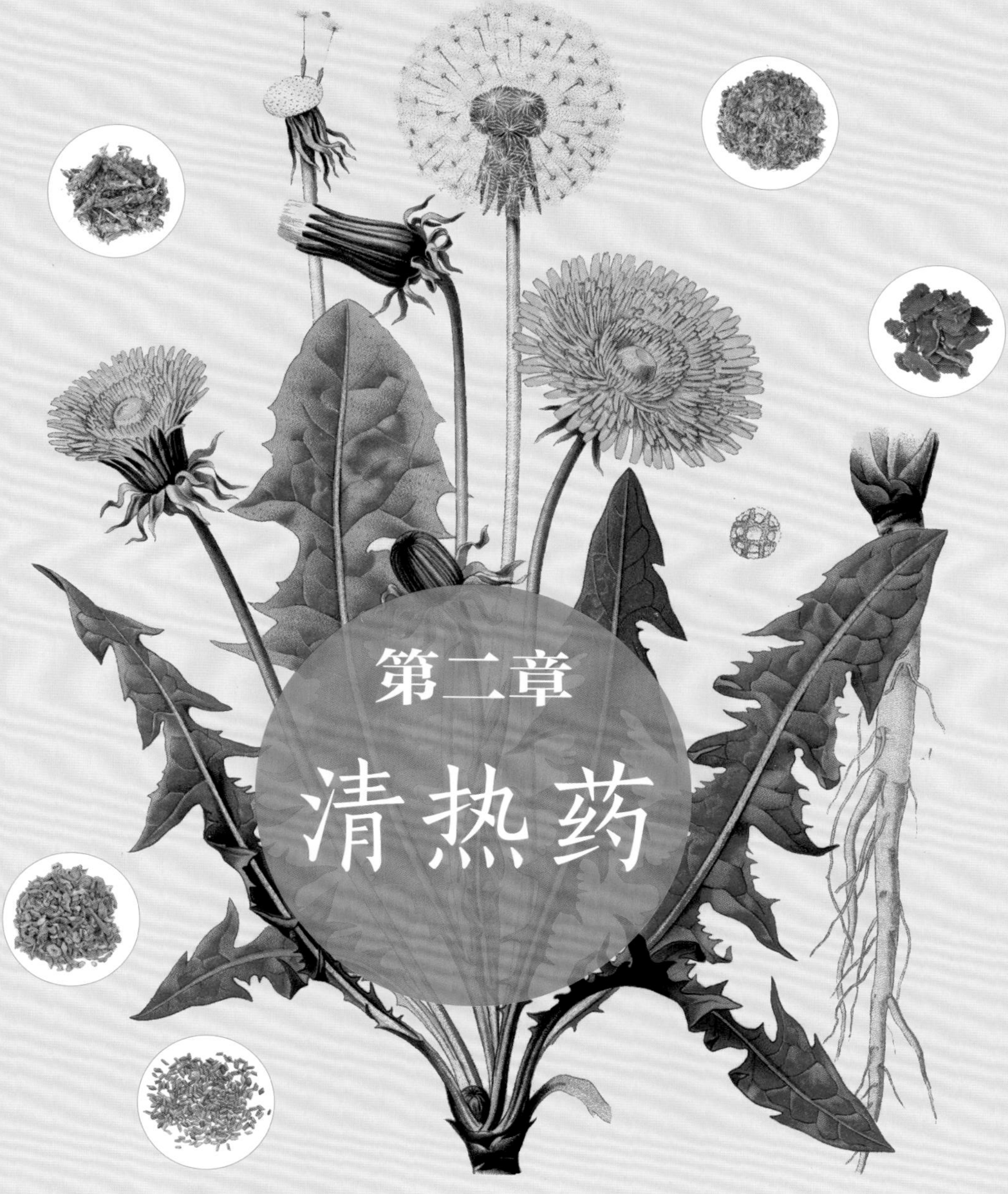

清热药是以清解里热为主要作用的药物，主要用于热病高热、痢疾、痈肿疮毒、目赤肿痛、咽喉肿痛等里热证候。清热药多属性寒凉，根据各药的专长，又分为五小类，即清热泻火药，如知母、天花粉等；清热燥湿药，如黄连、黄芩等；清热解毒药，如连翘、紫花地丁、蒲公英等；清热凉血药，如紫草、牡丹皮等；清虚热药，如青蒿等。

别名：连母、地参、水须、苦心、穿地龙 | 科目：百合科 | 性味归经：苦、甘，寒；归肺、胃、肾经

清热泻火药

知母

成品选鉴

本品呈长条状，表面呈黄棕色至棕色，具紧密排列的环状节，质硬，易折断，断面黄白色。气微，味苦、甘，嚼之带黏性。

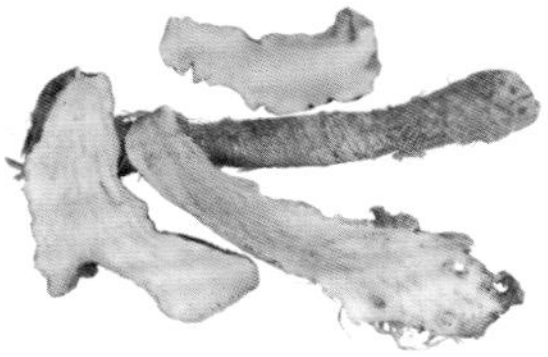

李时珍说，肾苦燥，宜食辛味药以滋润，肺苦气逆，宜用苦味药以泻下，知母味苦、甘，性寒，下润肾燥而滋阴，上清肺金而泻火，为二经气分药；黄檗是肾经血分药，所以二药必相须配用。

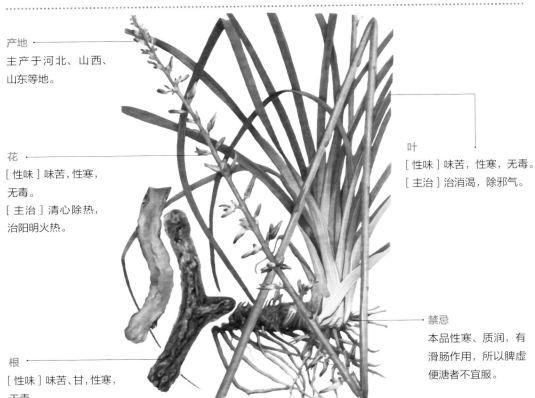

产地

主产于河北、山西、山东等地。

花

[性味] 味苦，性寒，无毒。

[主治] 清心除热，治阳明火热。

叶

[性味] 味苦，性寒，无毒。

[主治] 治消渴，除邪气。

禁忌

本品性寒、质润，有滑肠作用，所以脾虚便溏者不宜服。

根

[性味] 味苦、甘，性寒，无毒。

[主治] 利水，补不足，益气。

采集加工：春秋两季采挖，除去须根及泥沙，晒干，或除去外皮，晒干。切片入药，生用或盐水炙用。

功能主治：清热泻火，生津润燥；用于热病烦渴、骨蒸潮热、内热消渴、肠燥便秘等。

用法用量：煎服，6～12g。

实用妙方

白虎汤

药方 石膏 50g 知母 18g 甘草 6g 粳米 9g

制用法 共煮至米熟汤成，每日 3 次。

功用 清热生津。

别名：栝楼根、楼根、栝蒌粉、蒌粉	科目：葫芦科	性味归经：甘、微苦，微寒；归肺、胃经

清热泻火药

天花粉

成品选鉴

本品呈纺锤形或瓣块状，表面呈黄白色或淡棕黄色，质坚实，断面白色或淡黄色，富粉性，可见黄色条纹状木质部。无臭，味甘、微苦。

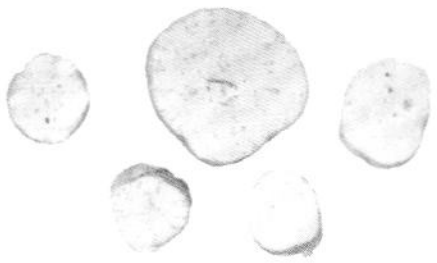

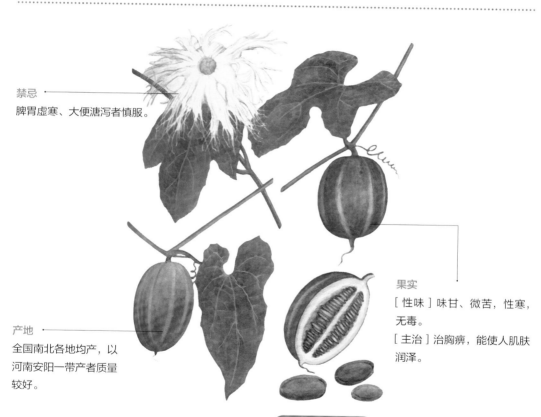

天花粉与枸杞子相使，恶干姜，畏牛膝、干膝，反乌头。李时珍说，栝蒌根味甘、微苦。其茎叶味酸。酸能生津，所以能止渴润枯。微苦降火，甘不伤胃。

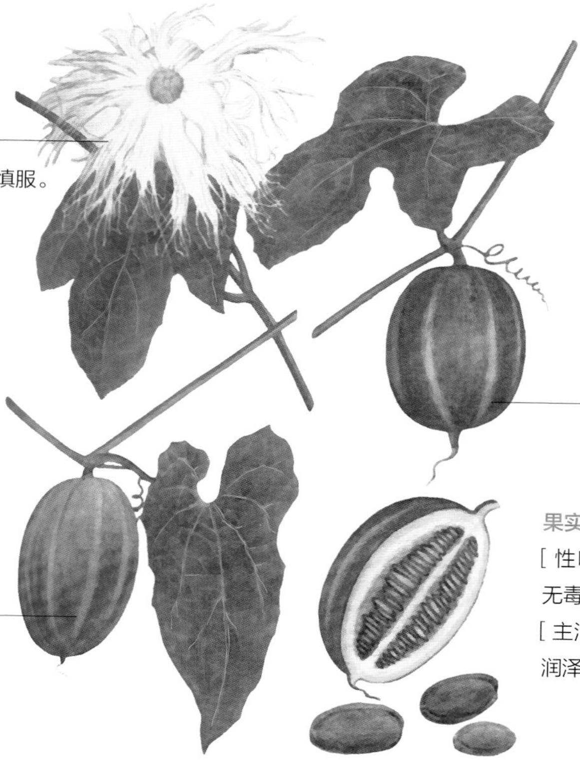

禁忌

脾胃虚寒、大便溏泻者慎服。

果实

［性味］味甘、微苦，性寒，无毒。

［主治］治胸痹，能使人肌肤润泽。

产地

全国南北各地均产，以河南安阳一带产者质量较好。

采集加工： 秋冬两季采挖，洗净后除去外皮，切厚片，鲜用或干燥用。

功能主治： 清热泻火，生津止渴，消肿排脓；用于热病烦渴、肺热燥咳、内热消渴、疮疡肿毒等。

用法用量： 煎服，10～15g。

实用妙方

仙方活命饮

药方 栀子900g 黄芩900g 大黄900g 黄檗450g 天花粉45g 知母288g 黄连36g

制用法 共研细末，水泛为丸，每次服3~9g。蜜丸每次9g，温开水送下。

功用 清热凉血，泻火除烦。

别名：苦竹叶 | 科目：禾本科 | 性味归经：甘、辛、淡，寒；归心、胃、小肠经

清热泻火药

竹叶

成品选鉴

竹叶呈狭披针形，先端渐尖，基部钝形，叶面呈深绿色，无毛，背面色较淡，基部具微毛；质薄而较脆。以色绿、完整、无枝梗者为佳。

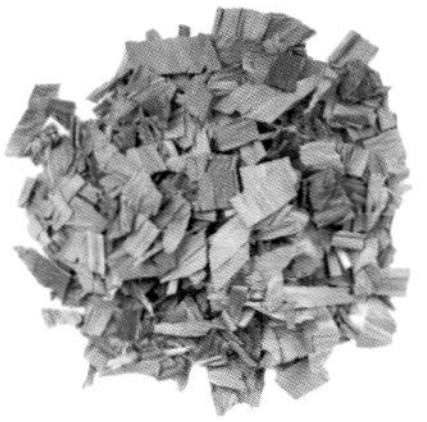

陶弘景说，竹类很多，入药用淡竹、苦竹等。一种薄壳者名甘竹，叶最胜；又有实中竹、篁竹者，则以笋为佳，于药无用。

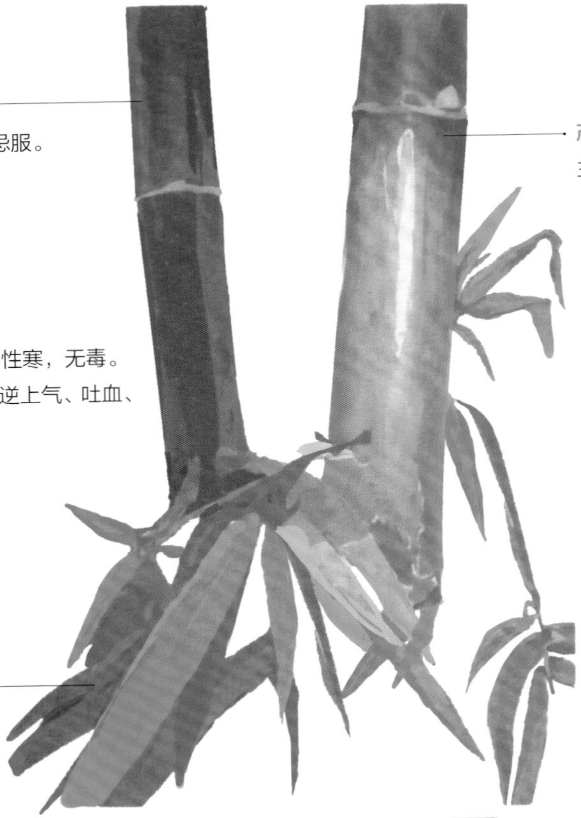

禁忌

阴虚火旺、骨蒸潮热者忌服。

产地

主产于长江流域各省区市。

叶

[性味] 味甘、辛、淡，性寒，无毒。

[主治] 主胸中热痰、咳逆上气、吐血、热毒风。

采集加工：随时可采，宜用鲜品。

功能主治：清热泻火，除烦，生津，利尿；用于热病烦渴、口疮、尿赤等。

用法用量：煎服，6～15g；鲜品15～30g。

实用妙方

竹叶石膏汤

药方 竹叶 6g 石膏 50g 半夏 9g 粳米 10g 人参 6g 甘草 6g 麦冬 20g

制用法 共煮至米熟汤成，去米，每日 3 次。

功用 清热生津，益气和胃。

别名：水竹草、吊竹菜 | 科目：鸭跖草亚科 | 性味归经：甘、淡，寒；归肺、胃、小肠经

清热泻火药

鸭跖草

成品选鉴

本品呈黄绿色，老茎略呈方形，表面光滑，节膨大，断面坚实，中部有髓。叶质脆易碎；聚伞花序，总苞心状卵形，花瓣蓝黑色。气微，味甘、淡。

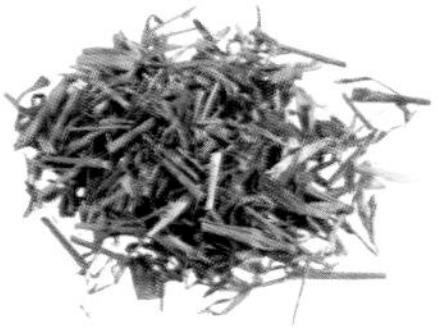

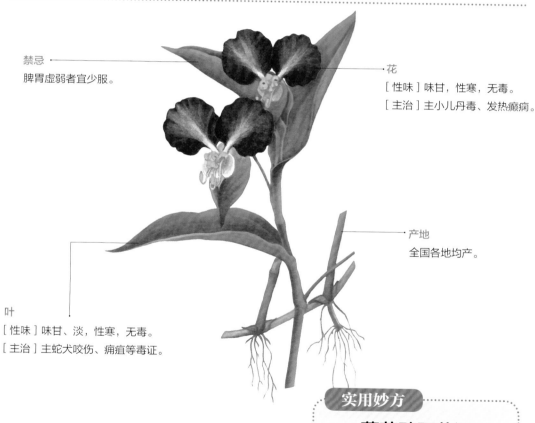

李时珍说，竹叶菜到处平地上都有。三、四月生苗，茎为紫色，叶像竹叶，嫩的时候可以食用。四、五月开花，如蛾形，两叶如翅，碧色，很可爱。结角尖而曲像鸟喙，实在角中，大如小豆，豆中有仁，灰黑色而皱，形状像蚕屎，巧匠采集花，取汁作为画画的颜料，可用来描绘羊皮灯，颜色青碧如黛。

[主治] 主小儿丹毒、发热癫痫。

[主治] 主蛇犬咬伤、痈疽等毒证。

采集加工： 夏秋两季采收，晒干切段用或洗净鲜用。

功能主治： 清热泻火，解毒，利尿消肿；用于风热感冒、高热烦渴、咽喉肿痛、痈疮疔毒、水肿尿少、热淋涩痛等。

用法用量： 煎服，干品15～30g，鲜品60～90g。

实用妙方

薄荷鸭跖草汤

药方 薄荷 10g 鲜鸭跖草 30~60g 芦根 50g

制用法 水煎服。

功用 解表清热。

别名：麦夏枯、铁色草、胀饱草、地牯牛 | 科目：唇形科 | 性味归经：辛、苦，寒；归肝、胆经

清热泻火药

夏枯草

成品选鉴

本品呈淡棕色至棕红色。全穗由数轮苞片组成，外表面有白毛。果实棕色，卵圆形，尖端有白色突起。体轻，气微。

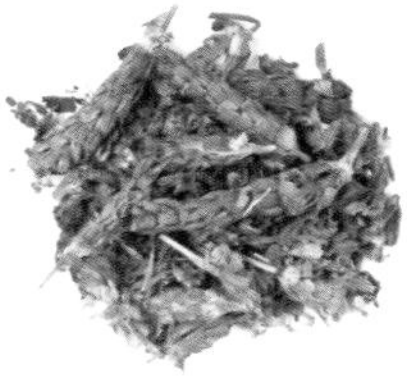

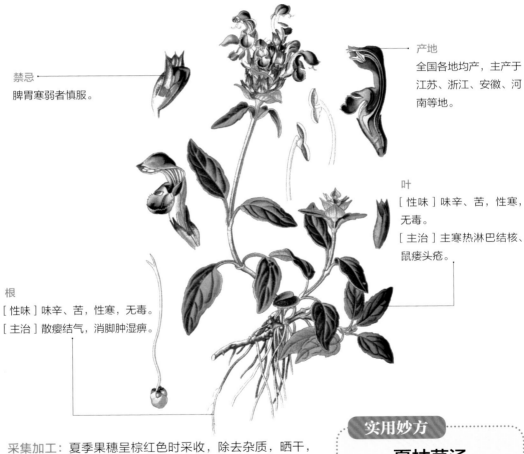

朱震亨说，本草著作中说，夏枯草善治瘰疬，散结气。它还有补养厥阴血脉的功效，这点在书中没有提及。用夏枯草退寒热，体虚者可以用；如果用于实证，佐以行散之药，外用艾灸，也能渐渐起效。

禁忌

脾胃寒弱者慎服。

产地

全国各地均产，主产于江苏、浙江、安徽、河南等地。

叶

[性味] 味辛、苦，性寒，无毒。

[主治] 主寒热淋巴结核、鼠瘘头疮。

根

[性味] 味辛、苦，性寒，无毒。

[主治] 散瘿结气，消脚肿湿痹。

采集加工： 夏季果穗呈棕红色时采收，除去杂质，晒干，生用。

功能主治： 清热泻火，明目，散结消肿；用于目赤肿痛、头痛眩晕、目珠夜痛、瘰疬、瘿瘤、乳痈肿痛等。

用法用量： 煎服，9～15g；或熬膏服。

实用妙方

夏枯草汤

药方 夏枯草 9 ~ 30g

制用法 水煎服。

功用 清热，泻肝火。

别名：草决明、狗尿豆、野青豆 | 科目：豆科 | 性味归经：甘、苦、咸，微寒；归肝、大肠经

清热泻火药

决明子

成品选鉴

本品两端平行倾斜，形似马蹄。表面绿棕色或暗棕色，平滑有光泽，背腹两侧各有一条突起的线性凹纹。质坚硬。小决明子为短圆柱形，两端平行倾斜。

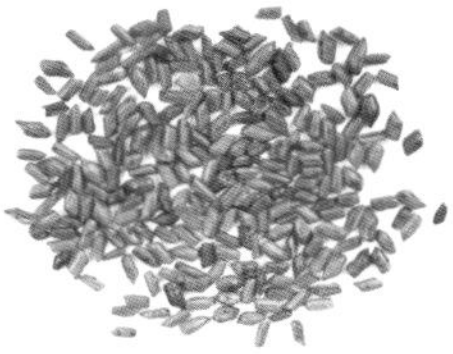

徐之才说，决明子与苋实相使，恶大麻子。

李时珍说，《物类相感志》载，在园中种决明，蛇不敢入。朱丹溪说决明解蛇毒，即源于此。

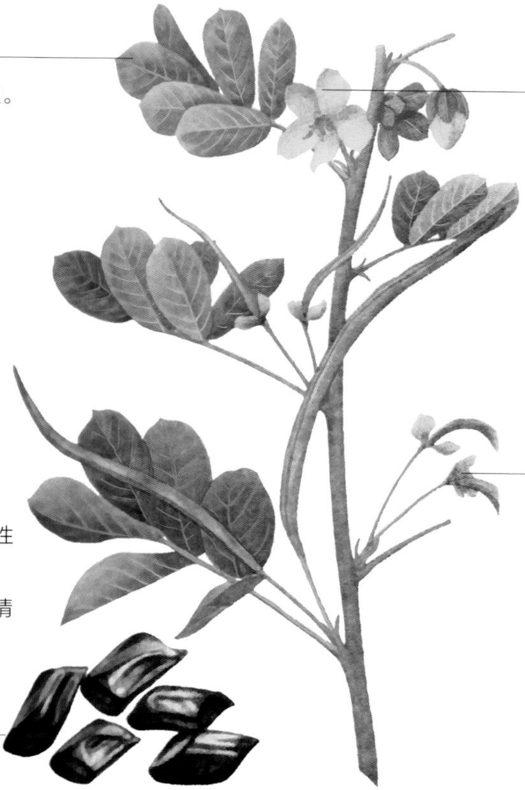

禁忌

脾胃虚寒、便溏者不宜服。

花

［性味］味咸，性平，无毒。

［主治］治结膜炎、白内障。

子

［性味］味甘、苦、咸，性微寒，无毒。

［主治］主视物不清、眼睛混浊。

产地

全国各地均有种植，主产于安徽、广西、四川、浙江、广东等地。

采集加工：秋季采收成熟果实，晒干，打下种子，除去杂质，生用或炒用。

功能主治：清热明目，润肠通便；用于目赤肿痛、畏光多泪、目暗不明、头痛、眩晕、肠燥便秘等。

用法用量：煎服，10～15g。用于润肠通便，不宜久煎。

实用妙方

杞菊决明子茶

药方 枸杞子 10g　菊花 3g　决明子 20g

制用法 沸水泡开后服用。

功用 清肝泻火，养阴明目。

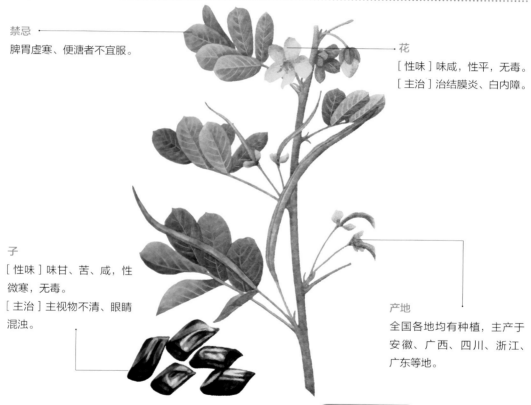

别名：昆仑草、草蒿、野鸡冠、指天笔、土鸡冠 | 科目：苋科 | 性味归经：苦，微寒；归肝、脾经

清热泻火药

青葙子

成品选鉴

种子扁圆形，少数圆肾形，直径为1~1.5mm。表面呈黑色或红黑色，光亮，中间微隆起，侧边微凹处有种脐。种皮薄而脆。无臭，味苦。

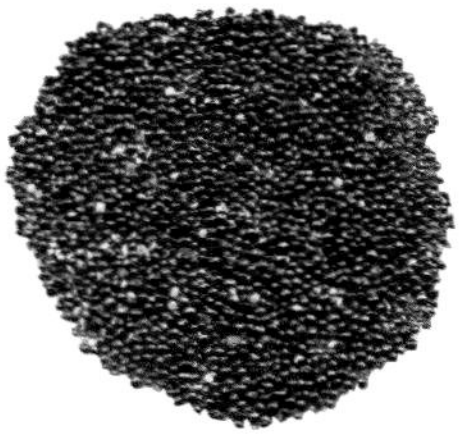

李时珍说，青葙子治眼，与决明子、苋实作用相同。

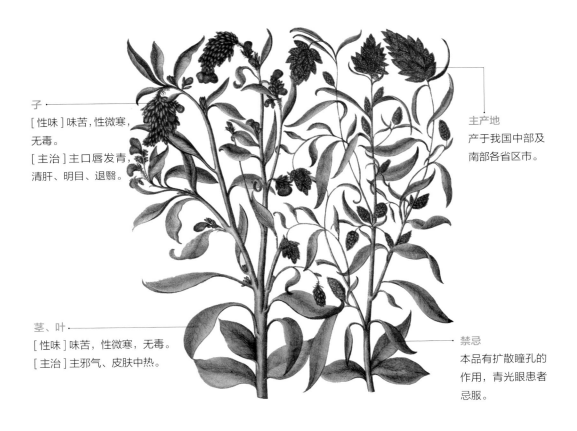

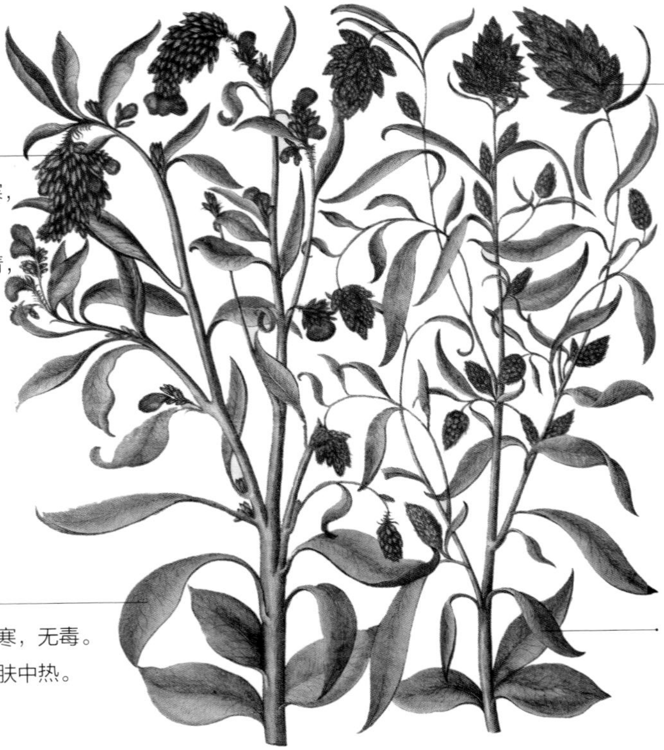

子

［性味］味苦，性微寒，无毒。

［主治］主口唇发青，清肝、明目、退翳。

主产地

产于我国中部及南部各省区市。

茎、叶

［性味］味苦，性微寒，无毒。

［主治］主邪气、皮肤中热。

禁忌

本品有扩散瞳孔的作用，青光眼患者忌服。

采集加工：秋季果实成熟时采割植株或摘取果穗，晒干，收集种子，除去杂质后生用。

功能主治：清热泻火，明目退翳；用于肝热目赤、眼生翳膜、视物昏花、肝火眩晕等。

用法用量：煎服，10~15g。

实用妙方

青葙汤

药方 青葙子 15g 茯苓 12g 密蒙花 9g 元明粉 4.5g 酸枣仁 12g 决明子 9g 白扁豆 15g

制用法 水煎服。

功用 明目退翳。

别名：映日果、优昙钵、阿驵	科目：桑科	性味归经：甘，凉；归脾、胃经

清热泻火药

无花果

成品选鉴

本品呈倒圆锥形或类球形，表面呈淡黄棕色至暗棕色、青黑色，有波状弯曲的纵棱线，顶端稍平截，中间有圆形突起，基部较狭，带果柄及残存苞片。质坚硬，横切面黄白色。气微，味甘。

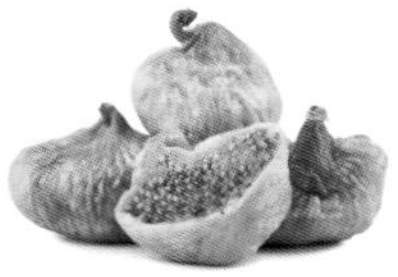

李时珍说，无花果出自扬州及云南，现在吴、楚、闽、越等地也有。它也可以折枝插栽而成活。枝叶像枇杷树，三月长叶如花构叶。五月间不开花而结果实。果实出自枝间，像木馒头，里面虚软。无花果采后用盐渍，压扁，然后晒干，可当果品食用。成熟的无花果为紫色，果肉软烂，味甜如柿子而无核。

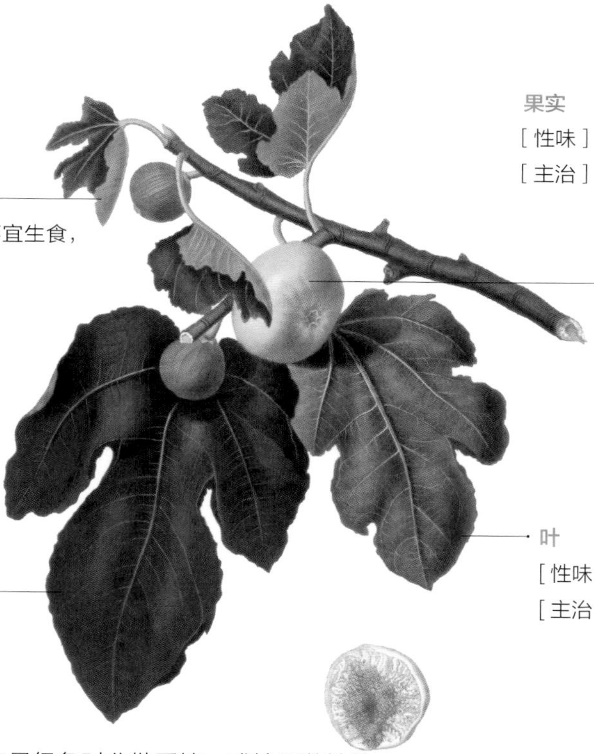
果实
[性味] 味甘，性凉，无毒。
[主治] 主开胃，止泻痢。
禁忌
脾胃虚寒、便溏者不宜生食，中寒者忌食。
叶
[性味] 味甘、微辛，性平。
[主治] 除湿热，祛疮毒。
产地
各地均有种植。

采集加工： 7~10月果实呈绿色时分批采摘；或捡取落地的未成熟果实，鲜果用开水烫后，晒干或烘干。

功能主治： 清热生津，健胃清肠，解毒消肿；用于消化不良、大便秘结、痔疮、脱肛、疥疮、咽喉疼痛、阴虚肺热所致的咳嗽等。

用法用量： 煎服，9~15g，大剂量可用至30~60g；生食1~2枚。外用适量，煎水洗、研末调敷或吹喉。

实用妙方

无花果汤

药方 无花果 3~5 枚

制用法 水煎服。

功用 清热，利湿，止泻。

别名：逐马、元参、重台、玄台 | 科目：玄参科 | 性味归经：甘、苦、咸，微寒；归肺、胃、肾经

玄参

成品选鉴

根类圆柱形，表面呈灰黄色或灰褐色，有不规则的纹路。质坚实，不易折断，断面黑色，微有光泽。闻起来像焦糖。

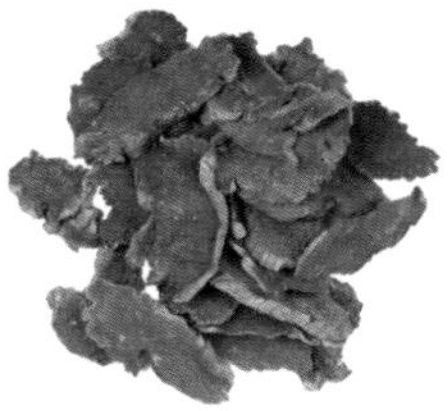

李时珍说，肾水受伤，真阴失守，孤阳无根，发为火病，治疗方法宜以水制火，所以玄参与生地黄作用相同。其消瘰疬亦是散火。

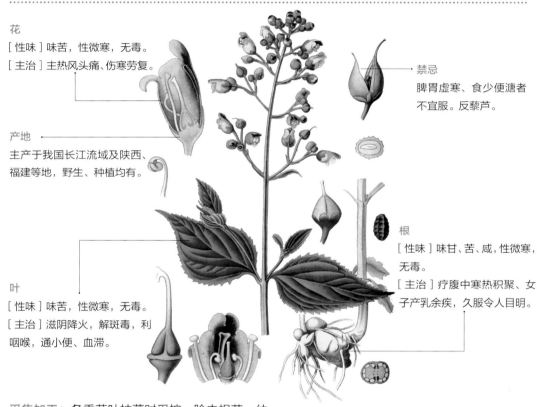

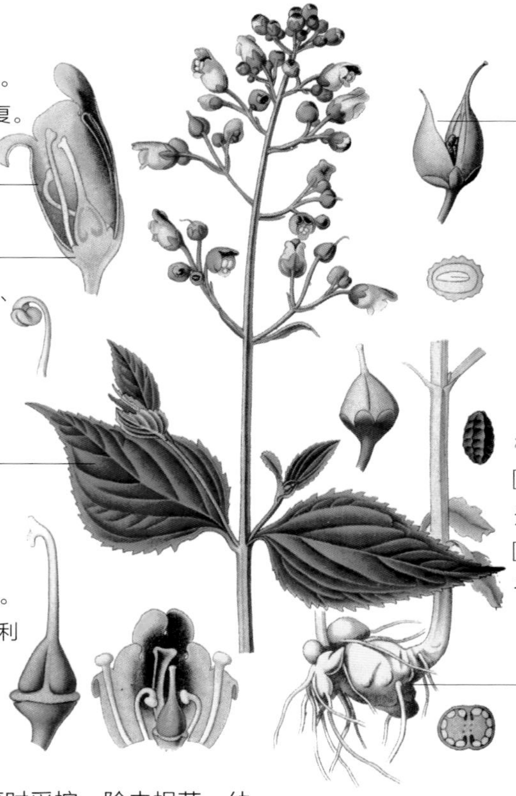

花

[性味] 味苦，性微寒，无毒。

[主治] 主热风头痛、伤寒劳复。

产地

主产于我国长江流域及陕西、福建等地，野生、种植均有。

叶

[性味] 味苦，性微寒，无毒。

[主治] 滋阴降火，解斑毒，利咽喉，通小便、血滞。

禁忌

脾胃虚寒、食少便溏者不宜服。反藜芦。

根

[性味] 味甘、苦、咸，性微寒，无毒。

[主治] 疗腹中寒热积聚、女子产乳余疾，久服令人目明。

采集加工：冬季茎叶枯萎时采挖，除去根茎、幼芽、须根及泥沙，晒或烘至半干，堆放3～6天，反复数次至干燥后生用。

功能主治：清热凉血，泻火解毒，滋阴；用于温邪入营、内陷心包、温毒发斑、热病伤阴、津伤便秘、骨蒸劳嗽、目赤咽痛、瘰疬、白喉、痈肿毒等。

用法用量：煎服，10～15g。

实用妙方

清营汤

药方 玄参 9g 竹叶心 3g 麦冬 9g 丹参 6g 黄连 5g 金银花 9g 连翘 6g 犀牛角（水牛角代，先煎）30g 生地黄 15g

制用法 水煎服。

功用 清营解毒，透热养阴。

别名：经芩、腐肠、元芩 | 科目：唇形科 | 性味归经：苦，寒；归肺、胆、脾、胃、大肠、小肠经

清热燥湿药

黄芩

成品选鉴

本品呈圆锥形，扭曲，表面呈棕黄色或深黄色，上部较粗糙，下部有顺纹和细皱。质硬而脆，易折断，断面黄色，中心红棕色。气微，味苦。

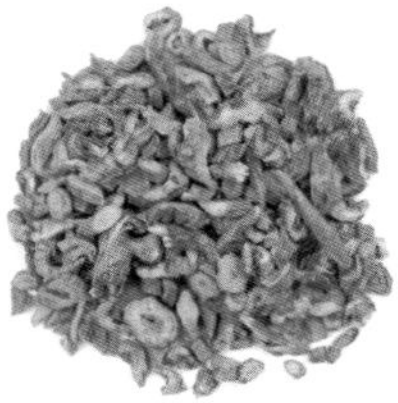

李杲说，黄芩中空质轻，主泻肺火，利气，消痰，除风热，清肌表之热；细实而坚的，主泻大肠火，养阴退热，补膀胱寒水，滋其化源。黄芩作用的上下之别与枳实、枳壳相同。

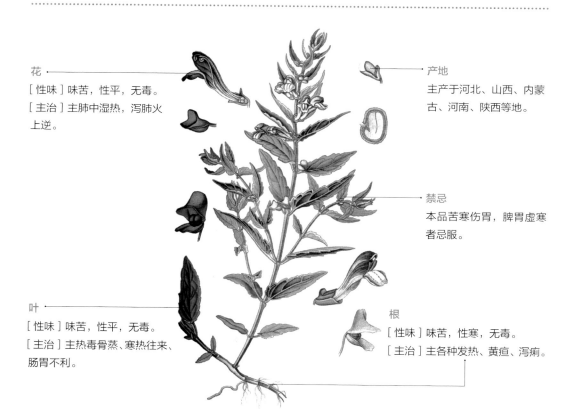

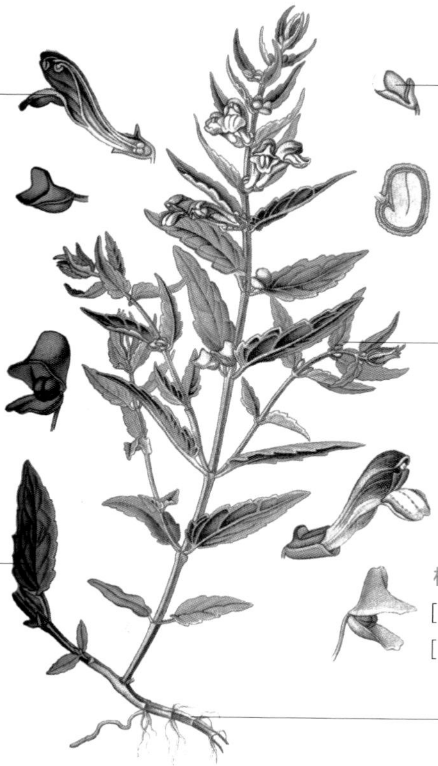

花

[性味] 味苦，性平，无毒。

[主治] 主肺中湿热，泻肺火上逆。

产地

主产于河北、山西、内蒙古、河南、陕西等地。

禁忌

本品苦寒伤胃，脾胃虚寒者忌服。

叶

[性味] 味苦，性平，无毒。

[主治] 主热毒骨蒸、寒热往来、肠胃不利。

根

[性味] 味苦，性寒，无毒。

[主治] 主各种发热、黄疸、泻痢。

采集加工： 春秋两季采挖，除去须根及泥沙，晒后除去粗皮，蒸透或开水润透后切片晒干，生用、酒炙或炒炭用。

功能主治： 清热燥湿，泻火解毒，止血安胎；用于湿温、暑湿、胸闷呕恶、湿热痞满、黄疸泻痢、肺热咳嗽、高热烦渴、血热吐衄、痈肿疮毒、胎动不安等。

用法用量： 煎服，3～10g。清热多生用，安胎多炒用，清上焦热可酒炙用，止血可炒炭用。

实用妙方

泻心汤

药方 大黄 6g 黄连 3g 黄芩 3g

制用法 水煎服。

功用 泻火消痞。

别名：王连、支连 | 科目：毛茛科 | 性味归经：苦，寒；归心、脾、胃、胆、大肠经

清热燥湿药

黄连

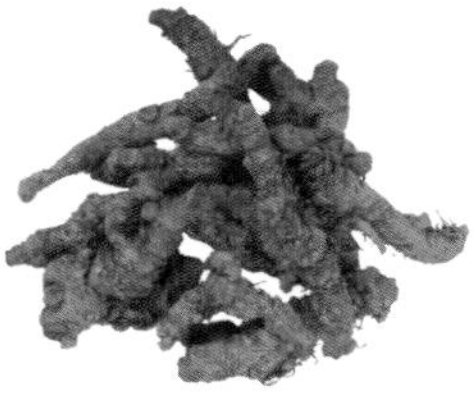

成品选鉴

本品常弯曲，表面呈灰黄色或黄褐色，粗糙；质硬，断面不整齐，皮部呈橙红色或暗棕色，木部鲜黄色或橙黄色，呈放射状排列。气微，味极苦。

李时珍说，五脏六腑皆有火，平则治，动则病，所以有“君火相火”之说，其实是同一种气。黄连入手少阴心经，为治火主药：治本脏之火宜生用；治肝胆实火，用猪胆汁浸炒；治肝胆虚火，用醋浸炒；治上焦之火，用酒炒；治中焦之火，用姜汁炒；治下焦之火，用盐水或朴硝研末，调水和炒；治气分湿热之火，用茱萸汤浸炒；治血分伏火，用干漆末调水炒；治食积之火，用黄土研细，调水和炒。

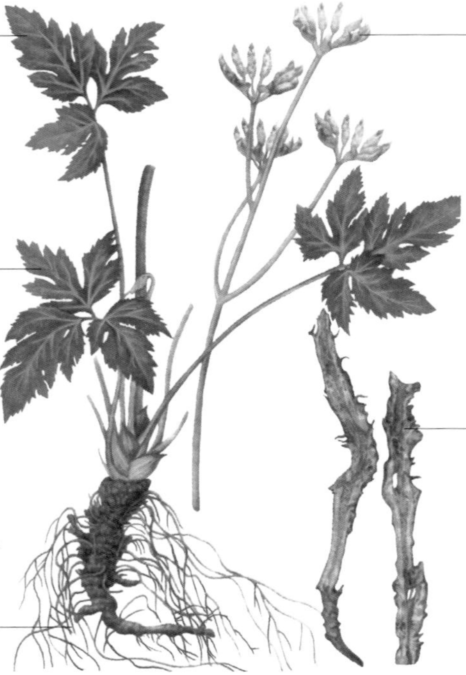

产地

多系人工种植，主产于四川、云南、湖北等地。

叶

[性味] 味苦，性寒，无毒。

[主治] 主心气逆而盛、心积伏梁。

根

[性味] 味苦，性寒，无毒。

[主治] 主热气，治目痛眦伤所致流泪，能明目。

花

[性味] 味苦，性寒，无毒。

[主治] 主五劳七伤，能益气，止心腹痛。

禁忌

本品大苦大寒，过服、久服易伤脾胃，脾胃虚寒者忌服，阴虚津伤者慎服。

采集加工： 秋季采挖，除去须根及泥沙，干燥后生用或清炒、生姜汁炙、酒炙、吴茱萸水炙用。

功能主治： 清热燥湿，泻火解毒；用于湿热痞满、呕吐吞酸、湿热泻痢、高热神昏、心烦不寐、血热吐衄、痈肿疖疮、目赤牙痛、消渴等，外治湿疹、湿疮、耳道流脓等。

用法用量： 煎服，2～5g。外用适量。

实用妙方

黄连解毒汤

药方 黄连 9g 黄芩 6g 黄檗 6g 栀子 9g

制用法 水煎服。

功用 泻火解毒。

别名：水龙胆、地胆草、草龙胆、四叶胆 | 科目：龙胆科 | 性味归经：苦，大寒；归肝、胆经

清热燥湿药

龙胆草

成品选鉴

本品呈不规则小段，呈黄白色或淡黄棕色，切面中心有隐现的经脉点，有裂隙。质脆，易折断。气微，味甚苦。

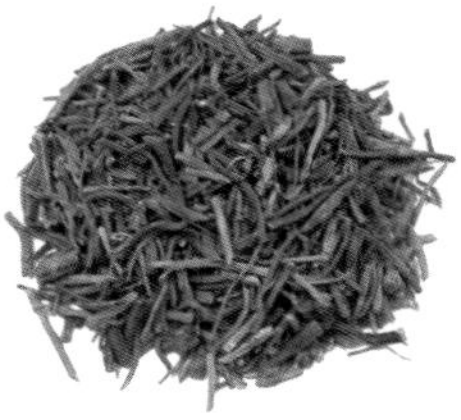

李时珍说，相火寄在肝胆，有泻无补，所以龙胆之益肝胆气，正是因其能泻肝胆的邪热。但是，龙胆大苦大寒，过多服用，恐伤胃中生发之气，反而会助火邪，这和长期服用黄连反而从火化的道理一样。

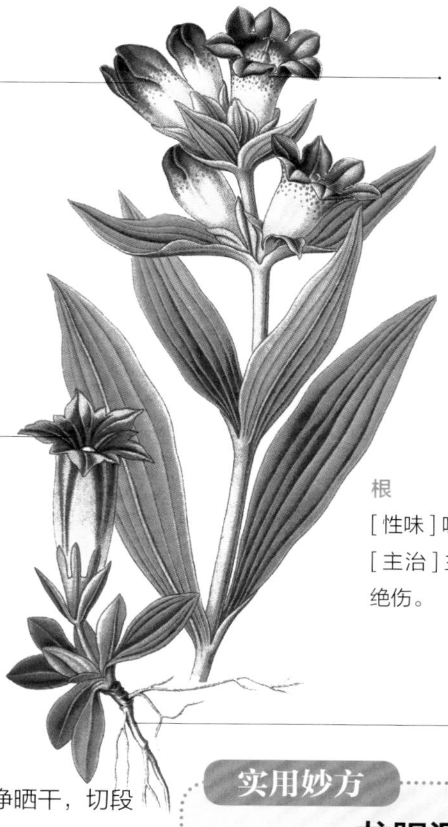

禁忌

脾胃虚寒者忌服，阴虚津伤者慎服。

花

[性味]味苦，性大寒，无毒。

[主治]主小儿壮热骨热、时疾热黄、痈肿口疮。

产地

全国各地均有分布。以东北产量最大，故习称“关龙胆”。

根

[性味]味苦，性大寒，无毒。

[主治]主骨间寒热、惊痫邪气，续绝伤。

采集加工：春秋两季采挖，洗净晒干，切段生用。

功能主治：清热燥湿，泻肝胆火；用于湿热黄疸、阴肿阴痒、带下异常、湿疹瘙痒、肝火上亢型头痛、目赤耳聋、胁痛口苦、惊风抽搐等。

用法用量：煎服，3～6g。

实用妙方

龙胆泻肝汤

药方 龙胆草6g 黄芩9g 栀子9g 泽泻12g 木通6g 当归9g 生地黄9g 柴胡6g 甘草6g 车前子9g

制用法 水煎服。

功用 清泻肝胆实火，清利肝经湿热。

别名：藓皮、臭根皮 | 科目：芸香科 | 性味归经：苦，寒；归脾、胃、膀胱经

清热燥湿药

白鲜皮

成品选鉴

本品呈卷筒状，外表面呈灰白色或淡灰黄色，具细纵皱纹及细根痕；内表面类白色，有细纵纹。质脆，略呈层片状。有羊膻气，味苦。

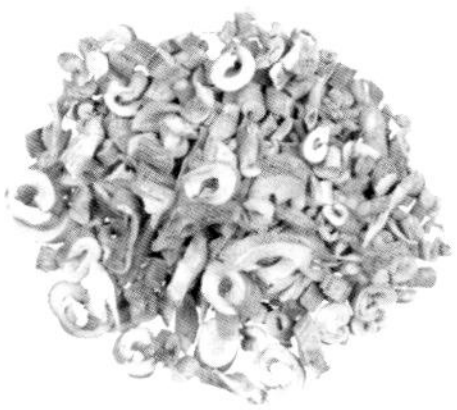

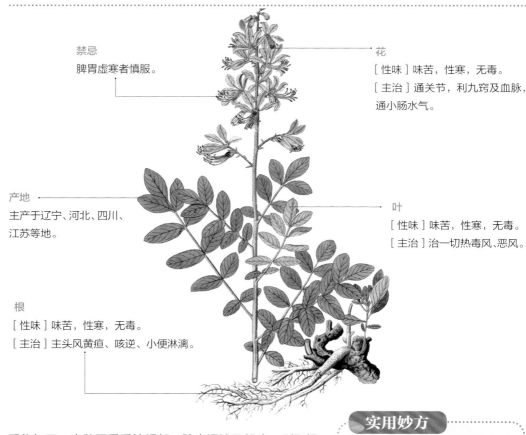

徐之才说，恶螵蛸、桔梗、茯苓、萆薢。

李时珍说，白鲜皮性寒善行，味苦性燥，是足太阴、足阳明经祛湿热的药物，兼入手太阴、手阳明经，是治疗各种黄疸病和风痹的重要药物。许多医生只将它用于疮科，这是粗浅的认识。

禁忌

脾胃虚寒者慎服。

花

［性味］味苦，性寒，无毒。

［主治］通关节，利九窍及血脉，通小肠水气。

产地

主产于辽宁、河北、四川、江苏等地。

叶

［性味］味苦，性寒，无毒。

［主治］治一切热毒风、恶风。

根

［性味］味苦，性寒，无毒。

［主治］主头风黄疸、咳逆、小便淋漓。

采集加工： 春秋两季采挖根部，除去泥沙及粗皮，剥取根皮切片，干燥后生用。

功能主治： 清热燥湿，祛风解毒；用于湿热疮毒、湿疹、疥癣、湿热黄疸、风湿热痹等。

用法用量： 煎服，5～10g。外用适量。

实用妙方

白鲜皮汤

药方 白鲜皮适量 茵陈蒿适量

制用法 水煎服。

功用 清热燥湿。

别名：铁马鞭、龙牙草、凤颈草、野荆芥 | 科目：马鞭草科 | 性味归经：苦，微寒；归肝、脾经

清热解毒药

马鞭草

成品选鉴

本品呈方柱形，多分枝，四面有纵沟；表面呈绿褐色，粗糙；质硬而脆，断面有髓或中空。叶对生，皱缩，多破碎，绿褐色，完整者展平后叶片3深裂，边缘有锯齿。无臭，味苦。以色青绿、带花穗、无根者为佳。

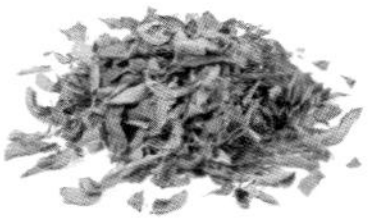

此草的穗像鞭鞘，故名马鞭。

李时珍说，马鞭草在低洼地有很多。它春天生苗，方茎，叶像益母，对生，夏秋季开细紫花，作穗如车前穗。其子像蓬蒿子而细，根白而小。

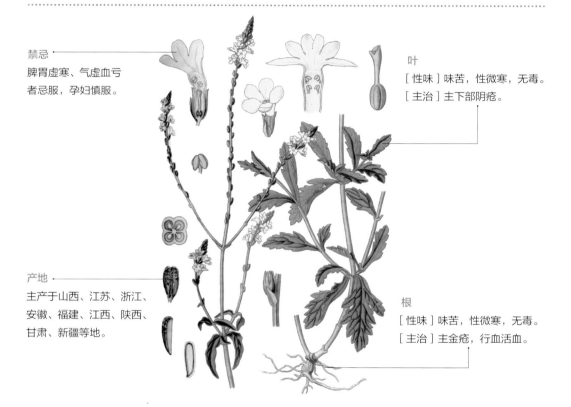

禁忌

脾胃虚寒、气虚血亏者忌服，孕妇慎服。

叶

[性味] 味苦，性微寒，无毒。

[主治] 主下部阴疮。

产地

主产于山西、江苏、浙江、安徽、福建、江西、陕西、甘肃、新疆等地。

根

[性味] 味苦，性微寒，无毒。

[主治] 主金疮，行血活血。

采集加工：7~10月花开放时采收，晒干。

功能主治：清热解毒，活血散瘀，利水消肿；用于外感发热、湿热黄疸、水肿、痢疾、疟疾、白喉、喉痹、淋病、经闭、疮痈肿毒等。

用法用量：内服：煎汤，25~50g；鲜品捣汁50~100g；研末入丸、散。外用：捣敷或煎水洗。

实用妙方

马鞭草汁

药方 鲜马鞭草适量

制用法 洗净后捣汁服。

功用 清热解毒，利水消肿。

别名：大翘子、旱连子、空壳	科目：木犀科	性味归经：苦，微寒；归肺、心、小肠经

清热解毒药

连翘

成品选鉴

本品呈长卵形至卵形，稍扁，表面有不规则的纵皱纹；顶端尖锐。青翘多不开裂，表面呈绿褐色，质硬；种子多数，黄绿色，细长，一侧有翅。气微香，味苦。

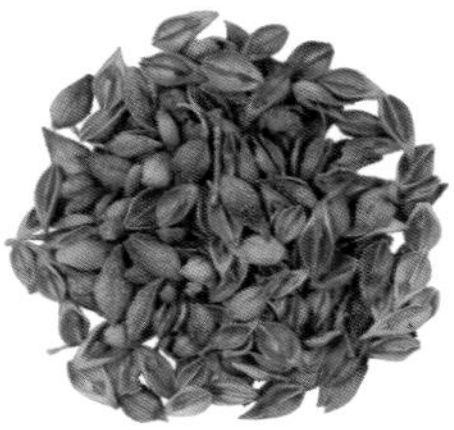

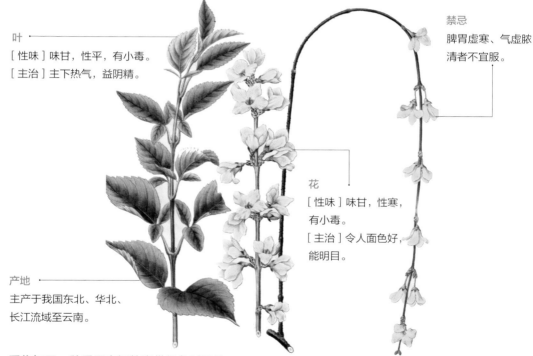

李时珍说，连翘形状像人心，两片合成，里面有仁很香，是手少阴心经、手厥阴心包络气分主药。各种疼痛、痒疾、疮疡都属心火，所以连翘为十二经疮家圣药。

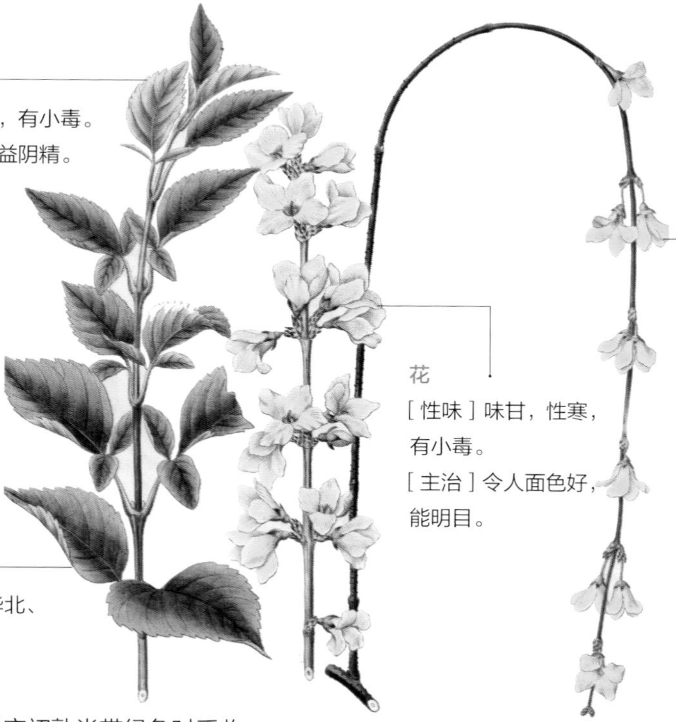

叶

［性味］味甘，性平，有小毒。

［主治］主下热气，益阴精。

禁忌

脾胃虚寒、气虚脓清者不宜服。

花

［性味］味甘，性寒，有小毒。

［主治］令人面色好，能明目。

产地

主产于我国东北、华北、长江流域至云南。

采集加工：秋季果实初熟尚带绿色时采收，除去杂质后蒸熟晒干，俗称“青翘”；果实熟透时采收晒干，除去杂质，俗称“老翘”或“黄翘”。青翘采得后即蒸熟晒干，晒取籽作“连翘心”用。

功能主治：清热解毒，消肿散结，疏散风热；用于疮痈肿毒、瘰疬痰核、风热外感、温病初起、热淋涩痛等。

用法用量：煎服，6～15g。

实用妙方

普济消毒饮

药方 黄芩15g 黄连15g 陈皮6g 甘草6g 玄参6g 柴胡6g 桔梗6g 连翘3g 板蓝根3g 马勃3g 升麻2g 薄荷3g 僵蚕2g 牛蒡子3g

制用法 水煎服。

功用 清热解毒，疏风散邪。

别名：靛花、马蓝、木蓝、蓼蓝、菘蓝 | 科目：爵床科 | 性味归经：咸，寒；归肝、肺经

清热解毒药

青黛

成品选鉴

本品为极细的粉末，呈灰蓝色或深蓝色，质轻，易飞扬，可粘手、粘纸。具草腥气。以体轻、粉细、能浮于水面，燃烧时生紫红色火焰者为佳。

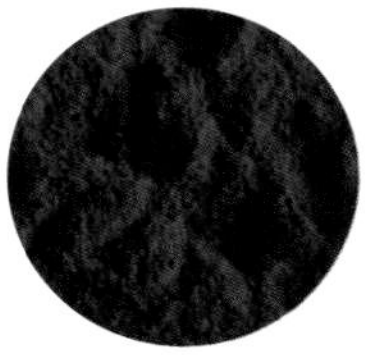

李时珍说，波斯青黛，也就是国外的蓝靛花，如得不到，则中国的靛花也可以用。实在不得已，可以用青布浸汁代替。商家有用干淀假冒的，其中有石灰，入内服的药中当小心辨别。

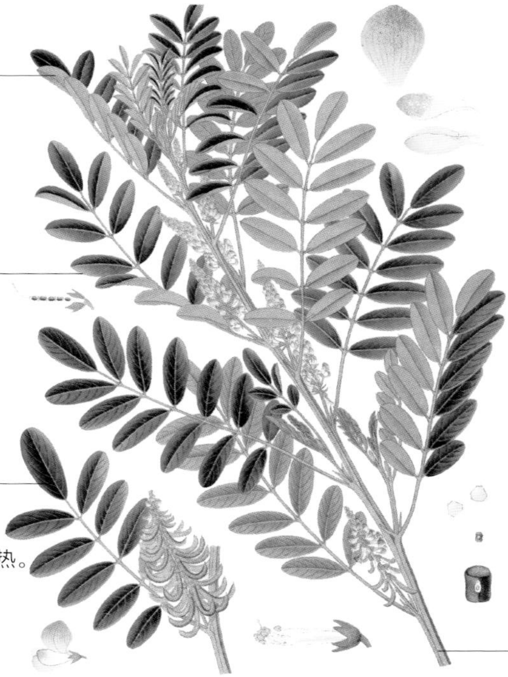

禁忌

胃寒者慎服。

产地

主产于福建、云南、江苏、安徽、河北等地。

叶

[性味] 味咸，性寒，无毒。

[主治] 主解各种药毒、小儿诸热。

根

[性味] 味咸，性寒，无毒。

[主治] 泻肝，散五脏郁火，解热。

采集加工： 秋季采收植物的落叶，加水浸泡至叶腐烂，叶落脱皮时，捞去落叶，加适量石灰乳，充分搅拌至浸液由乌绿色转为深红色时，捞取液面泡沫，晒干而成，研细用。

功能主治： 清热解毒，凉血消斑，清肝泻火，定惊；用于温毒发斑、血热吐衄、咽痛口疮、火毒疮疡、咳嗽胸痛、痰中带血、暑热惊痫、惊风抽搐等。

用法用量： 内服1.5～3g，本品难溶于水，一般作散剂冲服，或入丸剂服用。外用适量。

实用妙方

当归龙荟丸

药方 当归 30g　龙胆 30g　栀子 30g　黄连 30g　黄檗 30g　黄芩 30g　芦荟 15g　青黛15g　大黄15g　木香0.3g　麝香1.5g

制用法 上药共研为末，炼蜜为丸，如小豆大小，每服 20 丸，生姜汤服下。

功用 清泻肝胆实火。

别名：蒲公草、婆婆丁、尿床草、西洋蒲	科目：菊科	性味归经：苦、甘，寒；归肝、胃经

清热解毒药

蒲公英

成品选鉴

本品呈皱缩卷曲的团块。叶多皱缩破碎，呈褐色或暗灰色；花冠呈黄褐色或淡黄白色；有的可见多数具白色冠毛的长椭圆形瘦果。气微，味苦、甘。

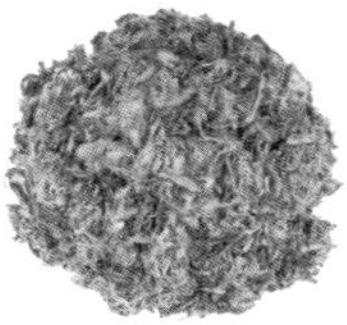

李杲说，蒲公英苦寒，是足少阴肾经的君药，本经必用。

朱震亨说，蒲公英与忍冬藤同煎汤，加少量酒调佐服用，可治乳腺炎。服用后容易犯困，这是它的一个功用，入睡后出微汗， 病即安。

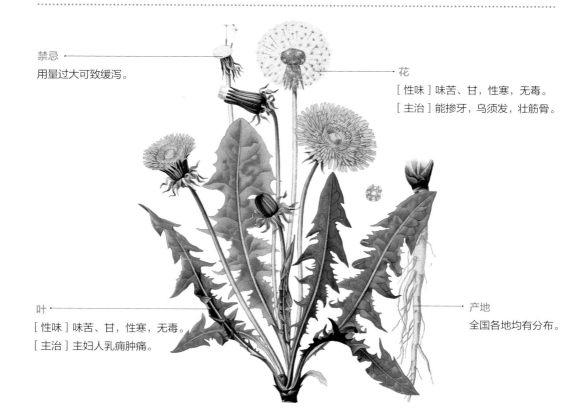

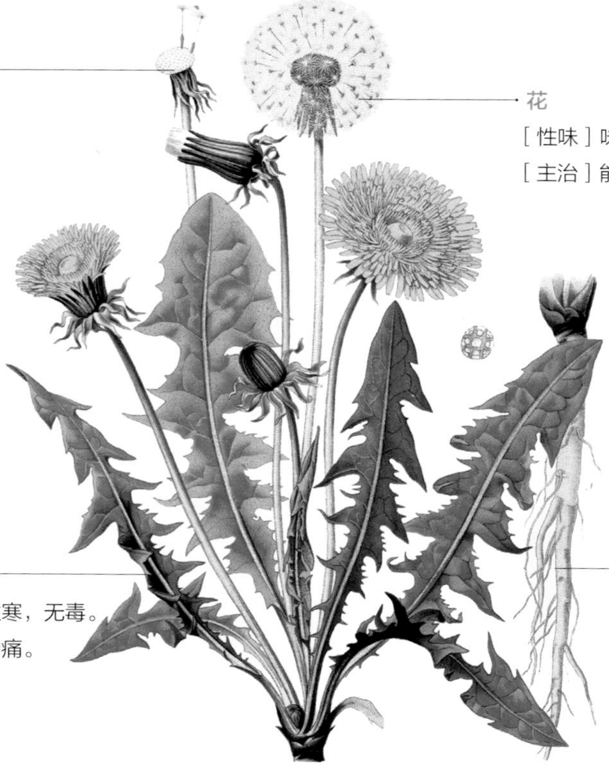

禁忌

用量过大可致缓泻。

花

[性味] 味苦、甘，性寒，无毒。

[主治] 能掺牙，乌须发，壮筋骨。

叶

[性味] 味苦、甘，性寒，无毒。

[主治] 主妇人乳痈肿痛。

产地

全国各地均有分布。

采集加工：夏至秋季花初开时采挖，除去杂质，洗净，切段晒干，鲜用或生用。

功能主治：清热解毒，消肿散结，利尿通淋；用于痈肿疔毒、乳痈内痈、热淋涩痛、湿热黄疸等。

用法用量：煎服，9～15g。外用鲜品适量，捣敷或煎汤熏洗患处。

实用妙方

蒲公英桔梗汤

药方 蒲公英 60g 桔梗 10g

制用法 水煎服。

功用 清热解毒，利咽消肿。

别名：铧头草、光瓣堇菜 | 科目：堇菜科 | 性味归经：苦、辛，寒；归心、肝经

清热解毒药

紫花地丁

成品选鉴

本品表面皱缩粗糙，呈深绿色至绿黄色，全体被毛。花茎细长，顶端常具三裂蒴果，内含多数淡黄棕色种子，呈长圆球形。质脆易碎。气微臭，味微苦而辛。

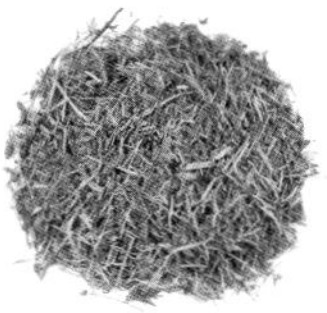

张山雷《本草正义》中记载，地丁，专为痈肿疔毒通用之药，濒湖《本草纲目》称其味苦、辛，性寒，治一切痈疽发背、疔肿瘰疬、无名肿毒、恶疮。然辛凉散肿，长于退热，唯血热壅滞、红肿焮发之外疡宜之，若谓通治阴疽寒凝之证，殊是不妥。又有以治黄疸者，亦利湿热之功用也。

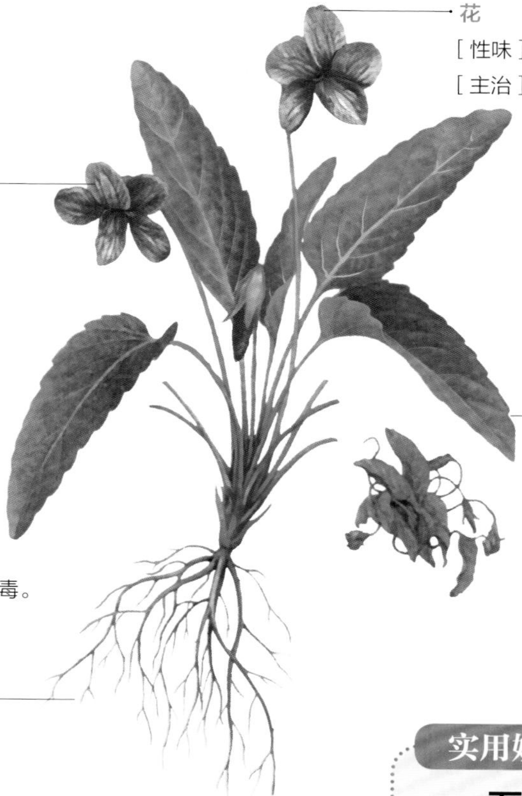
花
[性味] 味苦、辛，性寒，无毒。
[主治] 治一切痈疽发背。
产地
主产于全国长江下游至南部各地。
禁忌
阴疽漫肿无头及脾胃虚寒者忌服。
根
[性味] 味苦、辛，性寒，无毒。
[主治] 治无名肿毒、恶疮。

采集加工： 春秋两季采收，除去杂质，洗净切碎，鲜用或干燥后生用。

功能主治： 清热解毒，凉血消肿；用于疔疮肿毒、乳痈、肠痈、毒蛇咬伤等。

用法用量： 煎服，10～30g，鲜品用30～60g。外用鲜品适量，捣烂敷患处。

实用妙方

五味消毒饮

药方 金银花 20g 野菊花 15g 蒲公英 15g 紫花地丁 15g 紫背天葵子 15g

制用法 水煎服。

功用 清热解毒，消散疖肿。

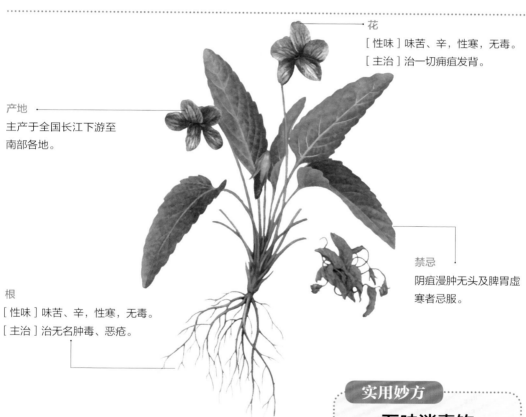

清热解毒药

白头翁

成品选鉴

本品表面呈黄棕色或棕褐色，有不规则的纵皱纹，皮部易脱落。质硬脆，折断面呈黄白色。气微，味苦。以条粗长，质坚实者为佳。

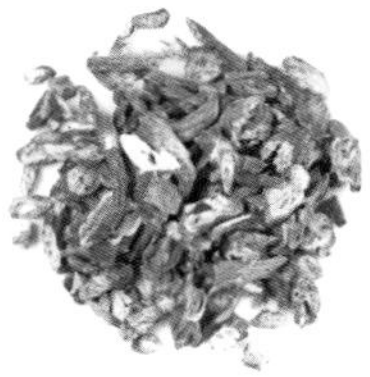

苏颂说，白头翁处处都有。它正月生苗，丛生，状似白薇而更柔细，也更长些。白头翁的叶生于茎头，像杏叶，上有细白毛而不光滑。近根处有白色的茸毛，根为紫色，深如蔓菁。

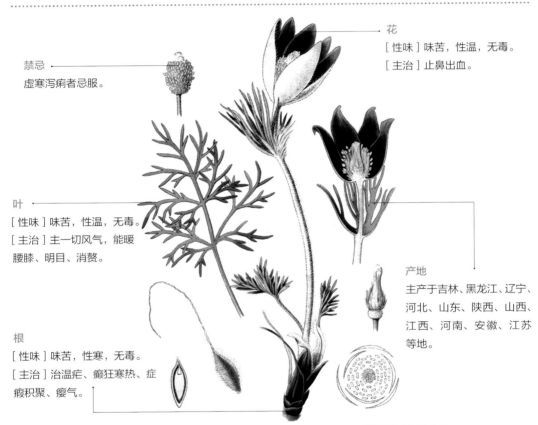

[主治] 止鼻出血。

[主治] 主一切风气，能暖腰膝、明目、消赘。

主产于吉林、黑龙江、辽宁、河北、山东、陕西、山西、江西、河南、安徽、江苏等地。

[主治] 治温疟、癫狂寒热、症瘕积聚、瘿气。

采集加工： 春秋两季采挖，除去叶及残留的花茎和须根，保留根头白色绒毛，晒干，切薄片生用。

功能主治： 清热解毒，凉血止痢；用于热毒血痢、疮痈肿毒等。

用法用量： 煎服，9～15g，鲜品15～30g。外用适量。

实用妙方

白头翁汤

药方 白头翁 15g 黄檗 12g 黄连 6g 秦皮 12g

制用法 水煎服。

功用 清热解毒，凉血止痢。

别名：急解索、蛇利草、蛇舌草、半边菊 | 科目：桔梗科 | 性味归经：辛，平；归心、小肠、肺经

清热解毒药

半边莲

成品选鉴

本品常缠结成团，表面呈淡黄色或黄棕色，具细纵纹。茎细长，有分枝，灰绿色；叶片多皱缩，绿褐色。气微，味辛。以茎叶色绿、根黄者为佳。

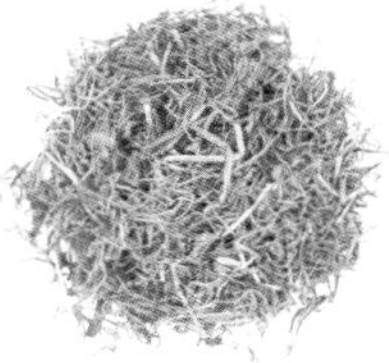

《南方主要有毒植物》载，半边莲，多食易引起流涎、恶心、头痛、腹泻、血压增高、脉搏先缓后速，严重者全身痉挛、瞳孔散大，最后因呼吸中枢麻痹而死亡。急救方法：先催吐，洗胃，后饮浓茶，注射葡萄糖液。

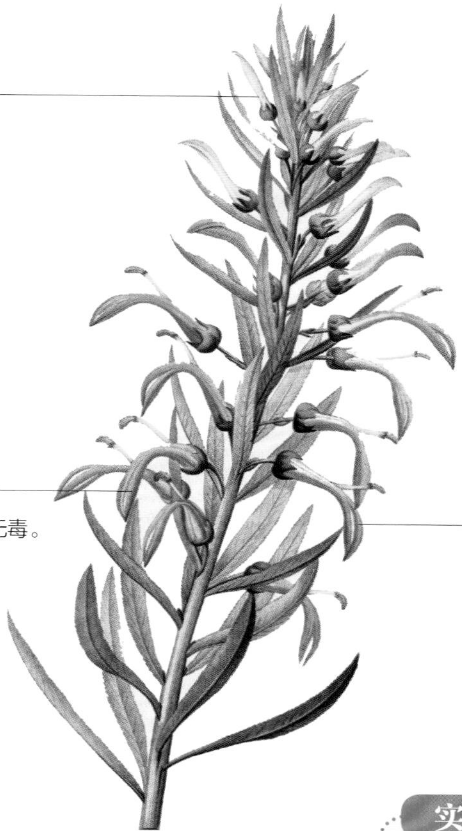

禁忌

虚证水肿者忌服。

产地

全国各地均有分布，主产于湖北、湖南、江苏、江西、广东、浙江、四川、安徽、广西、福建及台湾等地。

花

[性味] 味辛、性平，无毒。

[主治] 主蛇咬伤。

采集加工： 夏季采收，拔起全草，除去杂质，切段晒干，鲜用或生用。

功能主治： 清热解毒，利水消肿；用于疮痈肿毒、蛇虫咬伤、腹胀水肿、湿疮湿疹等。

用法用量： 煎服，干品用10～15g，鲜品用30～60g。外用适量。

实用妙方

半边莲膏

药方 鲜半边莲100g

制用法 取鲜半边莲捣汁，浓缩成膏，外敷。

功用 清热解毒。

别名：红姑娘、挂金灯、金灯、酸浆、泡泡草 | 科目：茄科 | 性味归经：苦，寒；归肺经

清热解毒药

锦灯笼

成品选鉴

本品呈灯笼状，多压扁。表面呈橙红色或橙黄色，有5条明显的纵棱，棱间有网状细纹，内含棕红色或橙红色果实，果皮皱缩。质柔韧，体轻。气微。宿萼味苦，果实味甘、微酸。

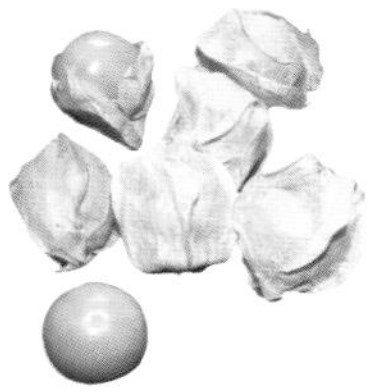

李时珍说，酸浆、龙葵，是同一类的两种植物，苗、叶都相似，但龙葵茎上光滑，没有毛，从五月到秋天开小白花，花蕊呈黄色，结的子没有壳，累累数颗同枝，子有蒂，生时青色，熟时则为紫黑色。酸浆也同时开黄白色小花，紫心白蕊，其花像杯子，不分瓣，但有五个尖，结铃壳，壳有五棱，一枝一颗，像悬挂的灯笼。壳中有一子，像龙葵子，生青熟赤。这样就能将两者区分开来。

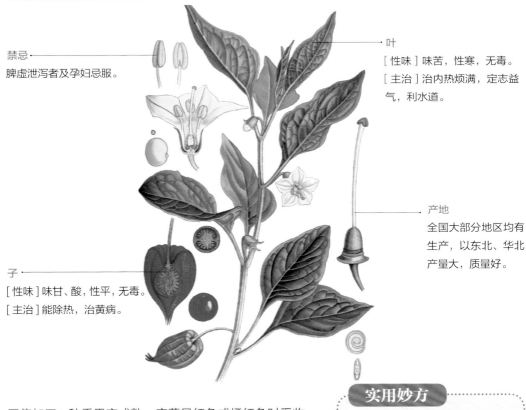

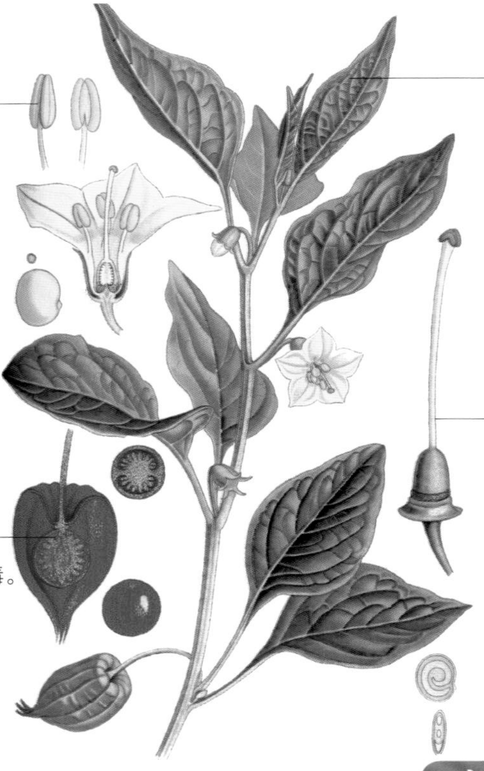

禁忌

脾虚泄泻者及孕妇忌服。

叶

［性味］味苦，性寒，无毒。

［主治］治内热烦满，定志益气，利水道。

产地

全国大部分地区均有生产，以东北、华北产量大，质量好。

子

［性味］味甘、酸，性平，无毒。

［主治］能除热，治黄病。

采集加工：秋季果实成熟、宿萼呈红色或橙红色时采收，干燥。

功能主治：清热解毒，利咽化痰，利尿通淋；用于咽痛音哑、痰热咳嗽、小便不利、热淋涩痛等。

用法用量：煎服，5～9g。外用适量，捣敷患处。

实用妙方

锦灯笼饮

药方 锦灯笼 5~9g

制用法 水煎服。

功用 清热利湿。

别名：红芍药、木芍药、臭杜丹根、川赤芍、草芍药 | 科目：毛茛科 | 性味归经：苦，微寒；归肺经

清热凉血药

赤芍

成品选鉴

本品呈圆柱形，稍弯曲。表面呈棕褐色，粗糙，有纵沟及皱纹。质硬而脆，易折断。以根条粗长、断面白色、粉性大者为佳。

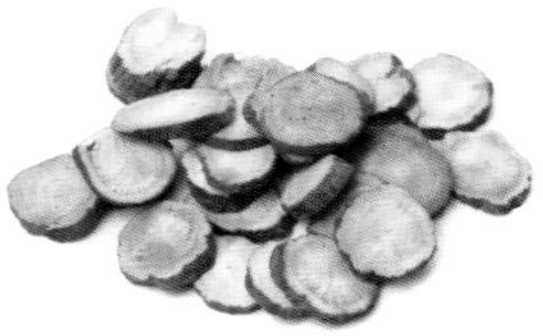

李时珍《本草纲目》中载，赤芍散邪，能行血中之滞，止下痢腹痛后重。同白术补脾，同川芎泄肝，同人参补气，同当归补血，以酒炒补阴，同肝草止腹痛，同黄连止泻痢，同防风发痘疹，同姜枣温经散湿。今人多生用，唯避中寒者以酒炒，入女人血药以酒炒。

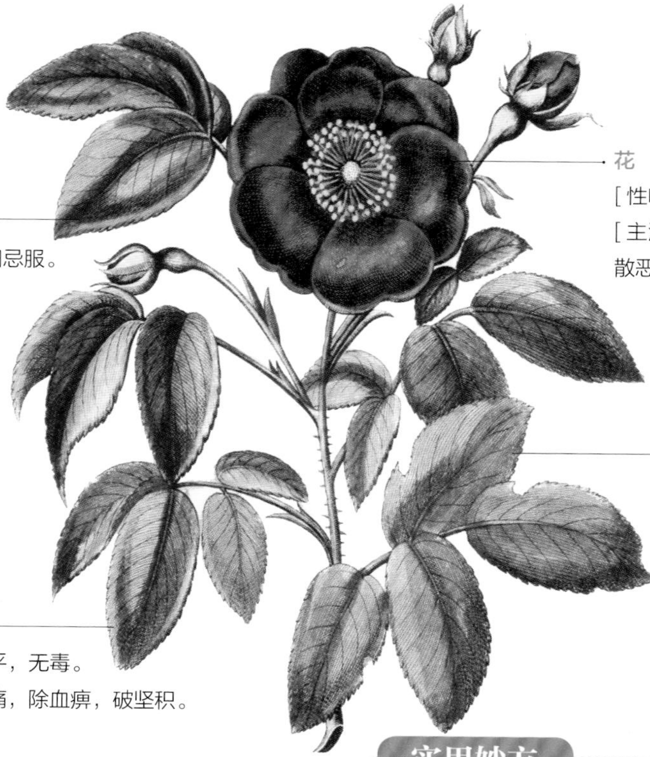

禁忌

脾虚泄泻者及孕妇忌服。

花

[性味]味苦，性平，无毒。

[主治]主通利血脉，缓中，散恶血。

产地

全国大部分地区均有，以东北、华北产量大、质量好。

叶

[性味]味苦，性平，无毒。

[主治]主邪气腹痛，除血痹，破坚积。

采集加工：春秋两季采挖，除去须根、泥沙，干燥。

功能主治：清热凉血，活血祛瘀；用于温毒发斑、目赤肿痛、痈肿疮疡、肝郁胁痛等。

用法用量：煎服，6～12g。

实用妙方

芍药汤

药方 芍药30g 当归15g 黄连15g 槟榔6g 木香6g 甘草6g 大黄9g 黄芩15g 官桂5g

制用法 水煎服。

功用 清热燥湿，调气和血。

别名：红条紫草、藐、茈草、紫丹、地血 | 科目：紫草科 | 性味归经：甘、咸，寒；归心，肝经

清热凉血药

紫草

成品选鉴

本品表面呈紫红色或紫褐色，皮部疏松易剥落。体软，质松软，易折断，断面呈黄色或黄白色。气特异。以条粗长、肥大、色紫、皮厚、木心小者为佳。

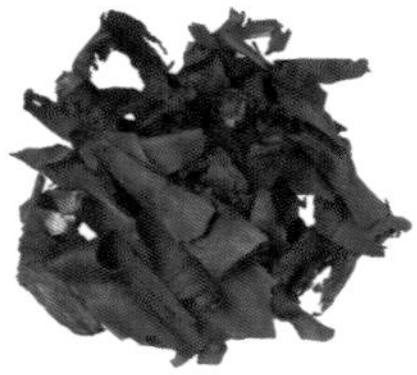

李时珍说，紫草味甘、咸而性寒，入心包经及肝经血分。它擅长凉血活血，利大小肠。所以痘疹欲出但没出、血热毒盛、大便闭涩者，适宜使用。痘疹已出而色紫黑、便秘者，也可以用。如果痘疹已出而色红，以及色白内陷、大便通畅者，忌用。

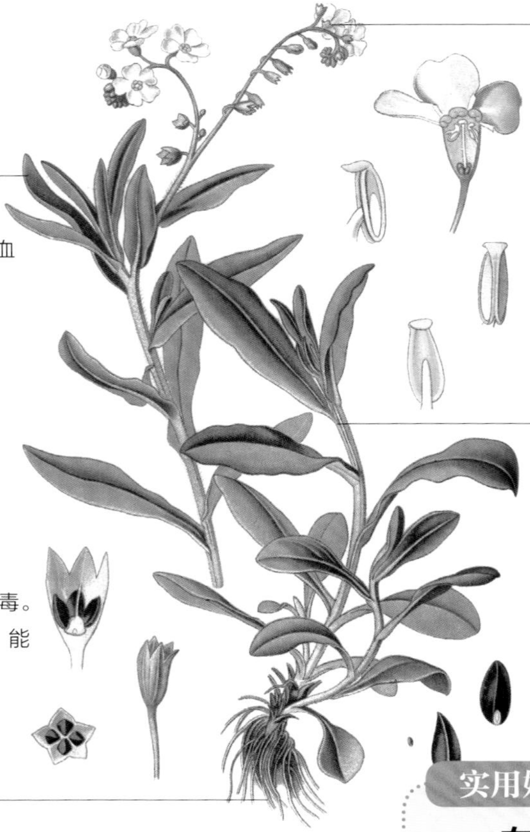

叶

[性味] 味苦，性寒，无毒。

[主治] 主斑疹痘毒，能活血凉血，利大肠。

根

[性味] 味甘、咸，性寒，无毒。

[主治] 主心腹邪气、五疸，能补中益气。

禁忌

本品性寒而滑利，脾胃虚弱、大便滑泄者忌服。

产地

主产于辽宁、湖南、河北、新疆等地。

采集加工：春秋两季采挖，除去泥沙，干燥，生用。

功能主治：清热凉血，活血，解毒透疹；用于温病血热毒盛、斑疹紫黑、麻疹不透、疮疡、湿疹、水火烫伤等。

用法用量：煎服，5～10g。外用适量，熬膏或用植物油浸泡涂搽。

实用妙方

白及紫草汤

药方 紫草 30g 白及 12g 大青叶 9g 寒水石 12g 银杏 9g 仙鹤草 30g 茜草 15g

制用法 水煎服。

功用 清热，滋阴，补血。

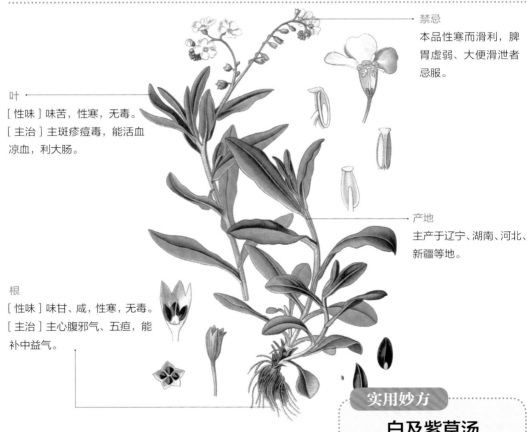

别名：丹皮、丹根、牡丹根皮 | 科目：毛茛科 | 性味归经：苦、辛，微寒；归心、肝、肾经

清热凉血药

牡丹皮

成品选鉴

本品为中空的类圆形薄片，外表面呈灰褐色或黄褐色，栓皮脱落处呈粉红色；内表面呈淡灰黄色或浅棕色，常见发亮的晶点。质脆而硬，具粉性。有特殊香气，味微苦而辛。

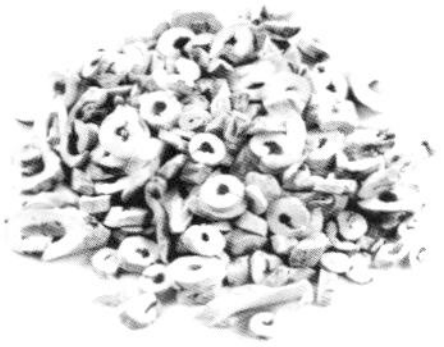

李时珍说，牡丹皮治手少阴经、足少阴经、手厥阴经、足厥阴经四经血分伏火（即相火），古方唯以牡丹皮治相火，故张仲景肾气丸中用本品。后人专用黄檗治相火，而不知牡丹皮的功效更胜。这是千载的奥秘，而人们并不知道，今提出以供参考。牡丹中红花主通利，白花善补益，这也较少有人知道，须注意区分。

花

[性味] 味辛，性寒，无毒。

[主治] 主神志不定、无汗骨蒸、鼻出血、吐血。

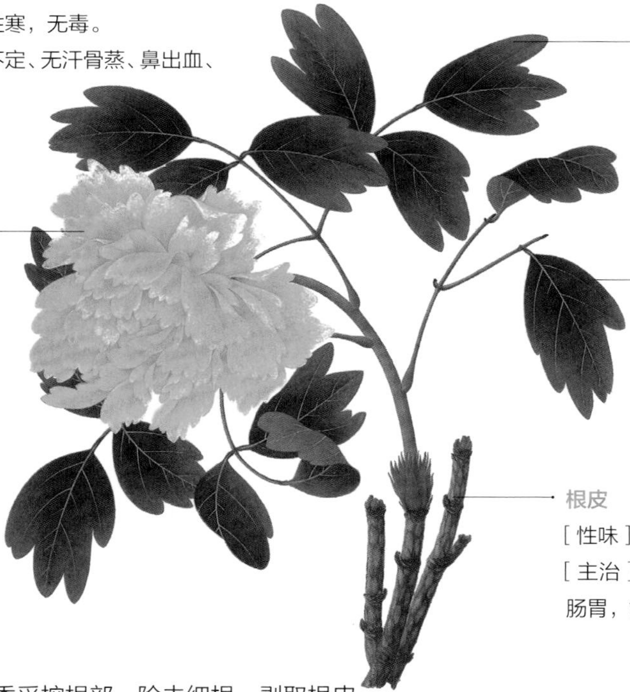

产地

主产于安徽、山东等地。

禁忌

血虚有寒、月经过多者及孕妇不宜服。

根皮

[性味] 味苦、辛，性微寒，无毒。

[主治] 主中风、瘛疭、瘀血留舍肠胃，能安五脏。

采集加工：秋季采挖根部，除去细根，剥取根皮后晒干，生用或酒炙用。

功能主治：清热凉血，活血祛瘀；用于温毒发斑、血热吐衄、温病伤阴、阴虚发热、夜热早凉、无汗骨蒸、血滞经闭、痛经、跌打伤痛、疮痈肿毒等。

用法用量：煎服，6～9g；或入丸、散。清热凉血宜生用，活血祛瘀宜酒炙用。

实用妙方

牡丹散

药方 牡丹皮 7g 炒白芍 7g 熟地黄 7g 地骨皮 16g 青蒿 6g 茯苓 4g 黄檗 1.6g

制用法 上药研末为散，水冲服。每日 1 剂，分 3 次服，饭后服。

功用 凉血清热，养阴调经。

别名：草蒿、廪蒿、茵陈蒿、邪蒿、香蒿 | 科目：菊科 | 性味归经：苦、辛，寒；归肝、胆经

清虚热药

青蒿

成品选鉴

本品表面黄绿色或棕黄色，具纵棱线；质略硬，易折断，断面中部有髓。叶暗绿色或棕绿色，卷缩，两面被短毛。气香特异。以色绿、叶多、香气浓者为佳。

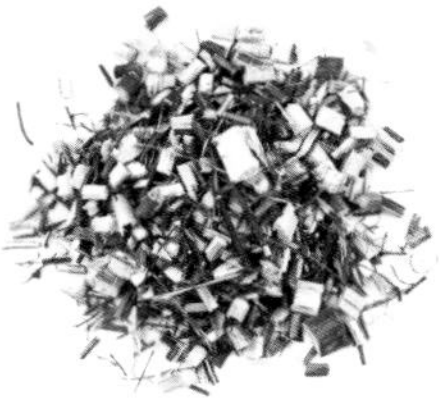

苏颂说，青蒿治骨蒸劳热效果最好，古方中单用。

李时珍说，青蒿得春木少阳之气最早， 所以它所主之证，都是少阳、厥阴血分的疾病。

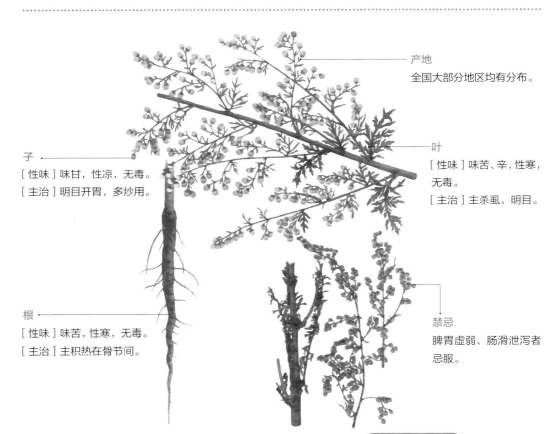

［主治］明目开胃，多炒用。

［主治］主杀虱、明目。

［主治］主积热在骨节间。

采集加工： 夏秋季花将开时采割，除去老茎，鲜用或阴干后切段，生用。

功能主治： 清透虚热，凉血除蒸，解暑，截疟；用于温邪伤阴、夜热早凉、阴虚发热、劳热骨蒸、暑热外感、发热口渴、寒热疟疾等。

用法用量： 煎服，6~12g，不宜久煎；或鲜用绞汁服。

实用妙方

青蒿鳖甲汤

药方 青蒿 6g 鳖甲 15g 生地黄 12g 知母 6g 牡丹皮 9g

制用法 水煎服。

功用 养阴透热。

知母

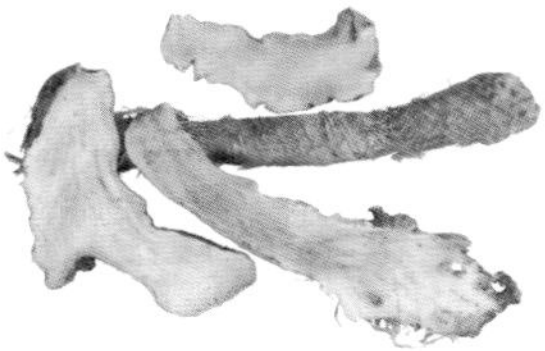

性味：苦、甘，寒。
功效：清热泻火，生津润燥。
禁忌：脾虚便溏者不宜服。

天花粉

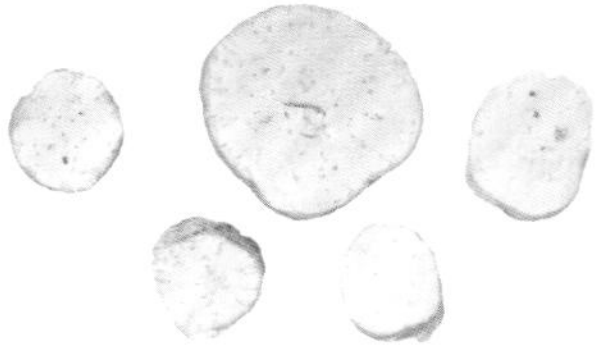

性味：甘、微苦，微寒。
功效：清热泻火，生津止渴。
禁忌：脾胃虚寒、大便溏泻者慎服。

竹叶

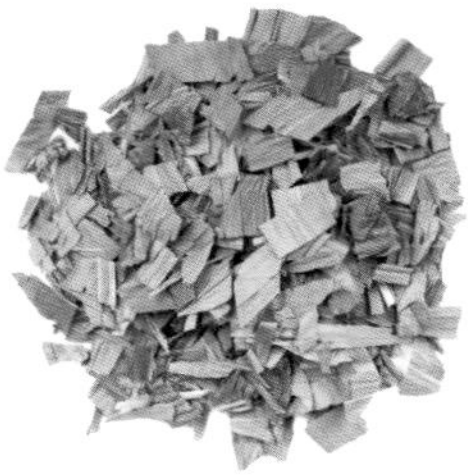

性味：甘、辛、淡，寒。
功效：清热泻火，除烦，生津。
禁忌：阴虚火旺、骨蒸潮热者忌服。

鸭跖草

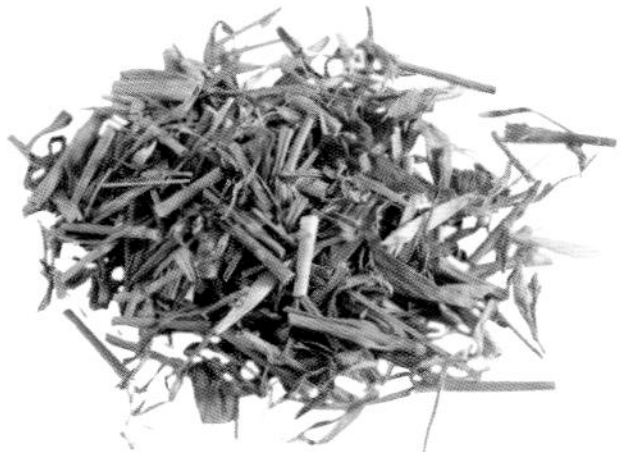

性味：甘、淡，寒。
功效：清热泻火，利尿消肿。
禁忌：脾胃虚弱者宜少服。

夏枯草

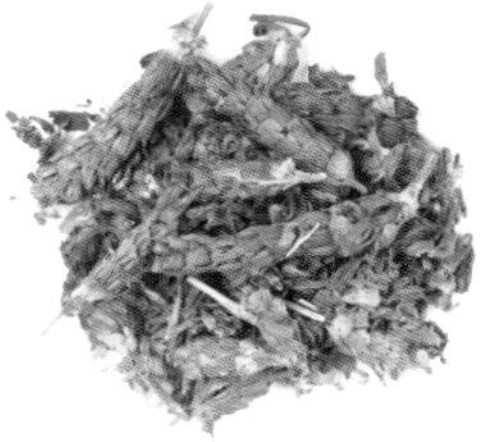

性味：辛、苦，寒。
功效：清热泻火，明目。
禁忌：脾胃寒弱者慎服。

决明子

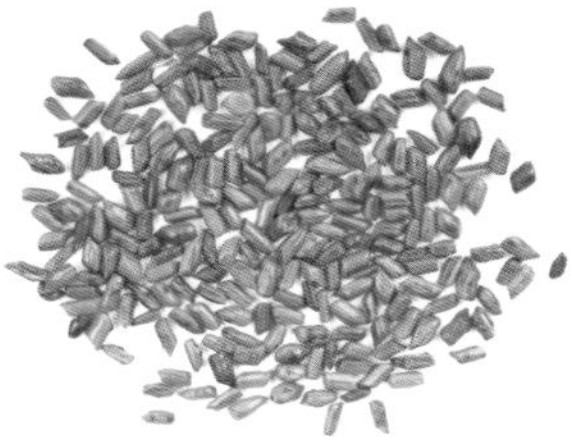

性味：甘、苦、咸，微寒。
功效：清热明目，润肠通便。
禁忌：脾胃虚寒、便溏者不宜服。

青葙子

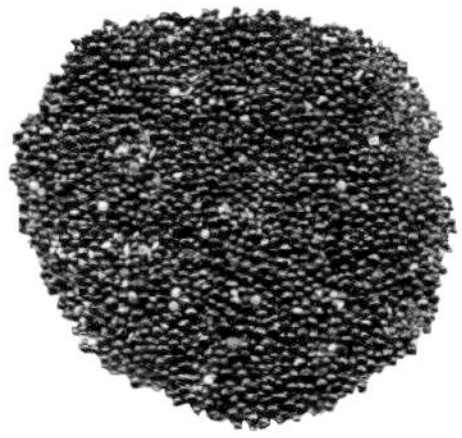

性味：苦，微寒。
功效：清热泻火，明目退翳。
禁忌：青光眼患者忌服。

无花果

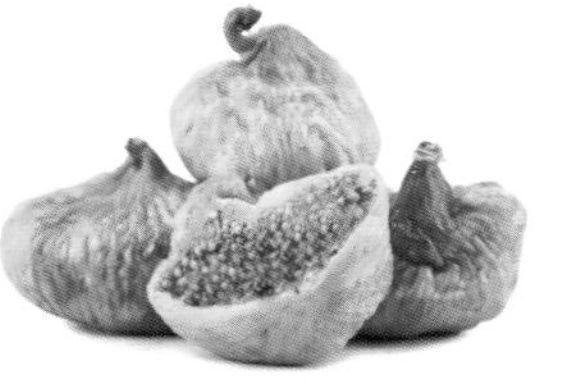

性味：甘，凉。
功效：清热生津，健胃清肠。
禁忌：脾胃虚寒、便溏者不宜生食，中寒者忌食。

玄参

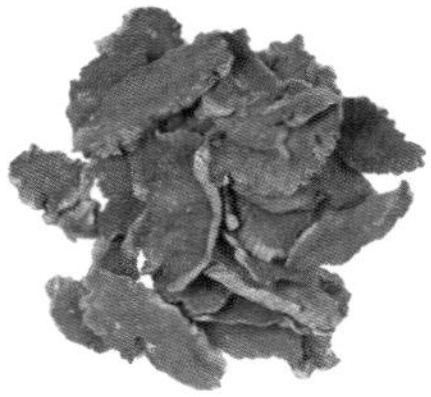

性味：甘、苦、咸，微寒。
功效：清热凉血，泻火解毒。
禁忌：脾胃虚寒、食少便溏者不宜服。反藜芦。

黄芩

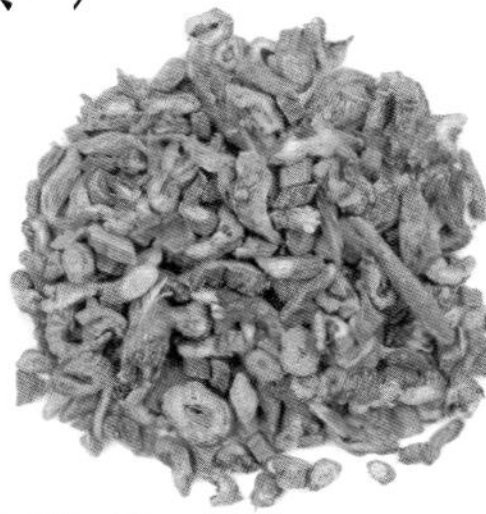

性味：苦，寒。
功效：清热燥湿，泻火解毒。
禁忌：脾胃虚寒者忌服。

黄连

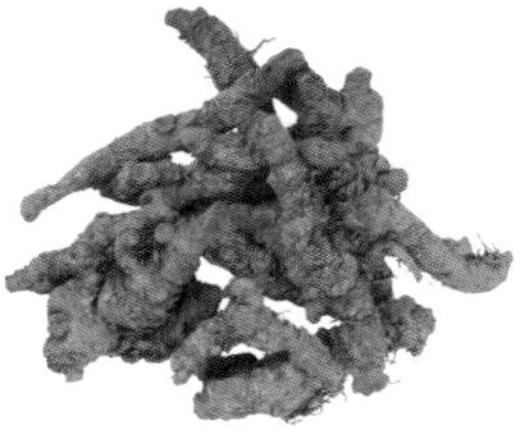

性味：苦，寒。
功效：清热燥湿，泻火解毒。
禁忌：脾胃虚寒者忌服，阴虚津伤者慎服。

龙胆草

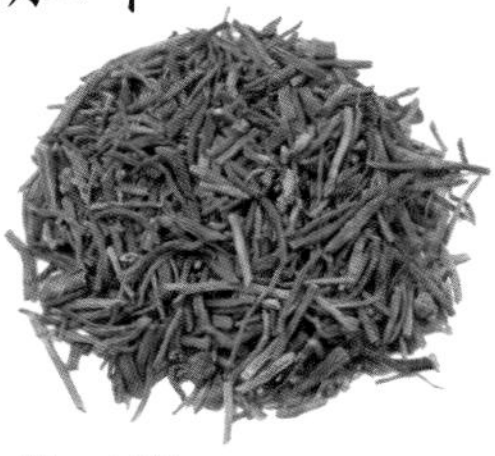

性味：苦，大寒。
功效：清热燥湿，泻肝胆火。
禁忌：脾胃虚寒者忌服，阴虚津伤者慎服。

白鲜皮

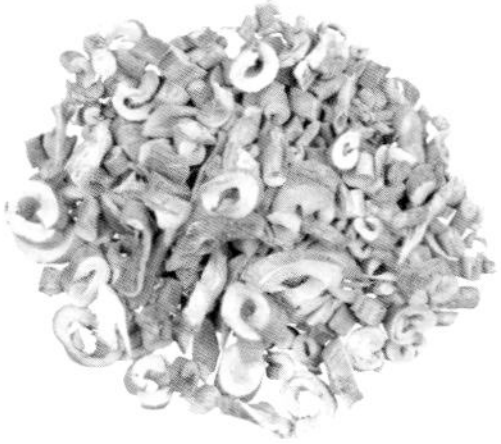

性味：苦，寒。
功效：清热燥湿，祛风解毒。
禁忌：脾胃虚寒者慎服。

马鞭草

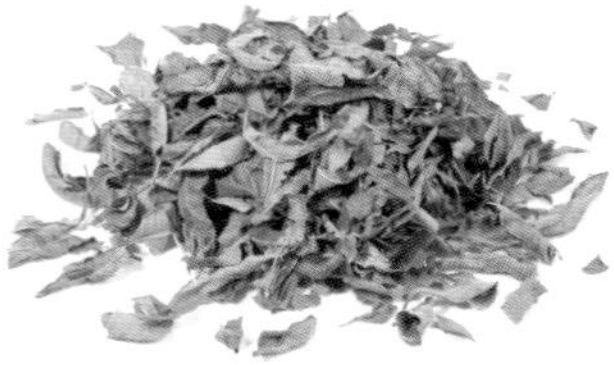

性味：苦，微寒。
功效：清热解毒，活血散瘀。
禁忌：脾胃虚寒、气虚血亏者忌服，孕妇慎服。

连翘

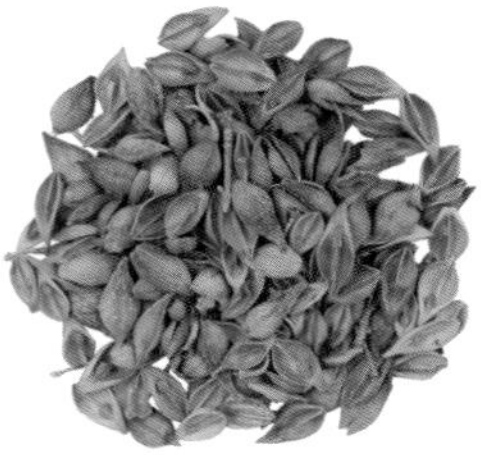

性味：苦，微寒。
功效：清热解毒，疏散风热。
禁忌：脾胃虚寒、气虚脓清者不宜服。

青黛

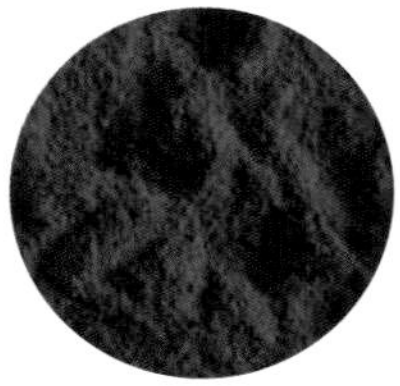

性味：咸，寒。
功效：清热解毒，凉血消斑。
禁忌：胃寒者慎服。

蒲公英

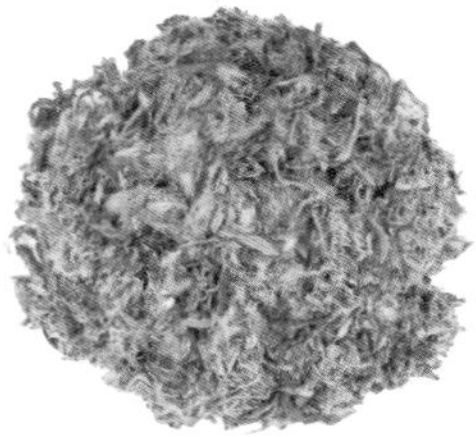

性味：苦、甘，寒。
功效：清热解毒，消肿散结。
禁忌：用量过大可致缓泻。

紫花地丁

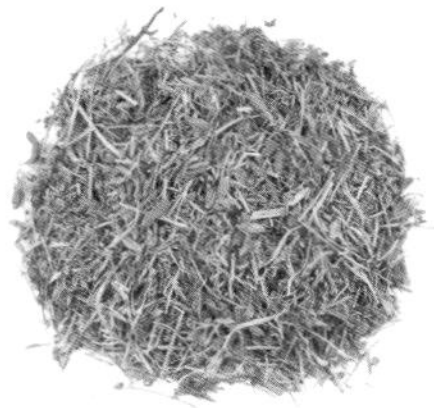

性味：苦、辛，寒。
功效：清热解毒，凉血消肿。
禁忌：阴疽漫肿无头及脾胃虚寒者忌服。

白头翁

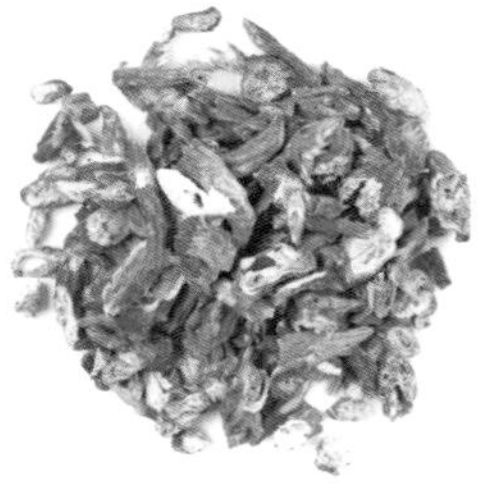

性味：苦，寒。
功效：清热解毒，凉血止痢。
禁忌：虚寒泻痢者忌服。

半边莲

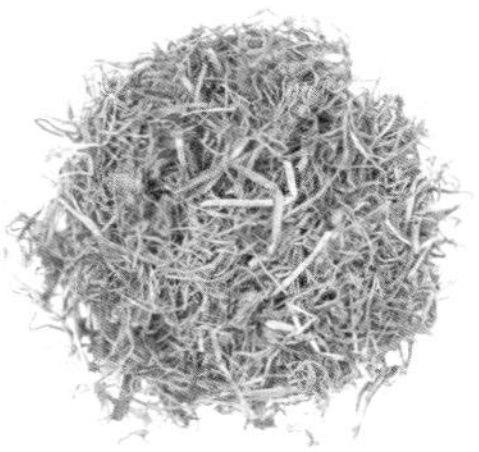

性味：辛，平。
功效：清热解毒，利水消肿。
禁忌：虚证水肿者忌服。

锦灯笼

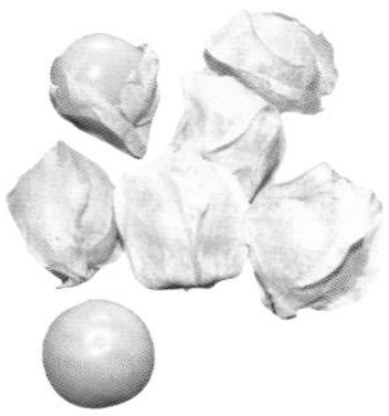

性味：苦，寒。
功效：清热解毒，利尿通淋。
禁忌：脾虚泄泻者及孕妇忌服。

赤芍

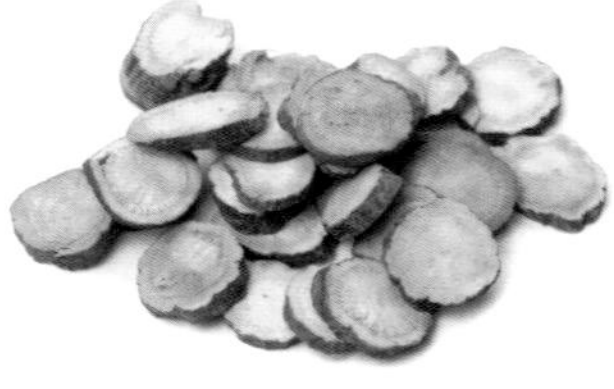

性味：苦，微寒。
功效：清热凉血，活血祛瘀。
禁忌：脾虚泄泻者及孕妇忌服。

紫草

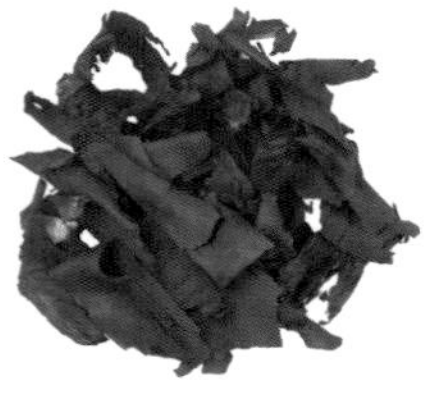

性味：甘、咸，寒。
功效：清热凉血，解毒透疹。
禁忌：脾胃虚弱、大便滑泄者忌服。

青蒿

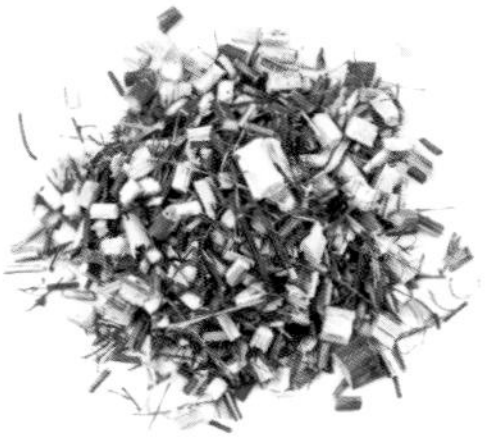

性味：苦、辛，寒。
功效：清透虚热，凉血除蒸。
禁忌：脾胃虚弱、肠滑泄泻者忌服。

第三章

祛风化湿药

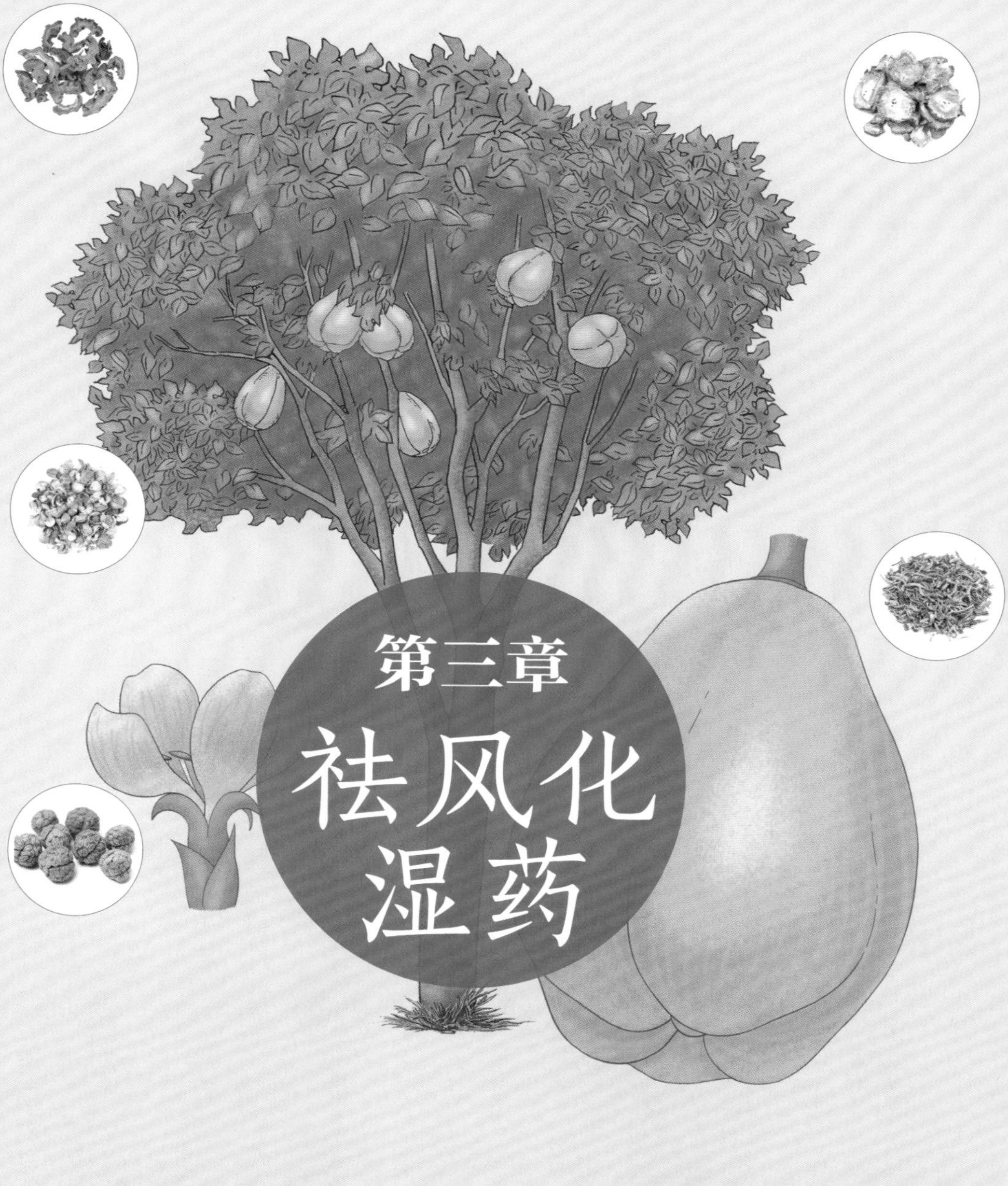

祛风化湿药指以祛除风寒湿邪、治疗风湿痹证为主要作用的中药。多属苦温辛散，所以有祛风、散寒、除湿的功效，主要用于关节疼痛、肌肉麻木等风寒痹证。使用时，要根据痹证的类型、邪犯的部位、病程的新久等，选择药物并做适当的配伍。祛风化湿药根据药性和功效的不同，分为祛风湿散寒药、祛风湿清热药、祛风湿强筋骨药和化湿药四类。常用的药物有独活、秦艽、木瓜、苍术等。

别名：长生草、香独活、大活、山大活、玉活	科目：伞形科	性味归经：苦、辛，微温；归肾、膀胱经

独活

成品选鉴

本品表面粗糙，呈灰棕色，具不规则纵皱纹及横裂纹；质坚硬，断面呈灰黄白色。气香特异，味苦、辛，微麻舌，以条粗壮、油润、香气浓者为佳。

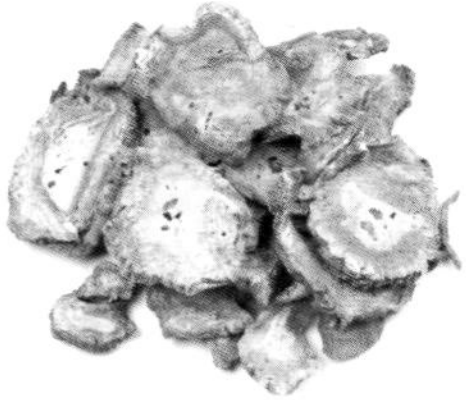

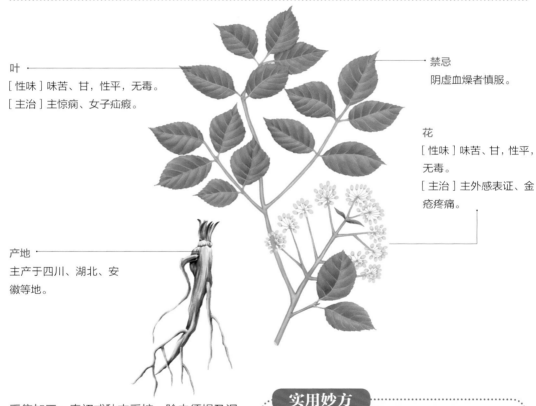

李时珍说，羌活、独活都能祛风湿，利关节，但二者气味有浓淡的差别。《黄帝内经·素问》中说，从下而上者，引而祛之。羌活、独活两药味苦、辛，性微温，为阴中之阳药，所以能引气上升，通达周身而散风胜湿。

叶

[性味] 味苦、甘，性平，无毒。

[主治] 主惊痫、女子疝瘕。

禁忌

阴虚血燥者慎服。

花

[性味] 味苦、甘，性平，无毒。

[主治] 主外感表证、金疮疼痛。

产地

主产于四川、湖北、安徽等地。

采集加工：春初或秋末采挖，除去须根及泥沙后炕至半干，堆置2~3天，发软后再炕至全干，切片生用。

功能主治：祛风湿，止痛，解表；用于风寒湿痹、风寒挟湿表证、少阴头痛等。

用法用量：煎服，3~9g。外用适量，煎汤洗。

实用妙方

独活汤

药方 甘草（炙）6g 羌活 9g 防风 9g 独活 9g 大黄 9g 泽泻 9g 肉桂 9g 当归 15g 连翘 15g 防己 30g 黄檗 30g 桃仁 30 个

制用法 水煎服。

功用 祛风湿，止痹痛。

别名：木瓜实、铁脚梨	科目：蔷薇科	性味归经：酸，温；归肝、脾经

祛风湿散寒药

木瓜

成品选鉴

木瓜呈月牙形，外皮呈红色或棕红色，有密集皱纹。气微香，味酸。以外皮皱缩、肉厚、内外紫红色、质坚实、味酸者为佳。

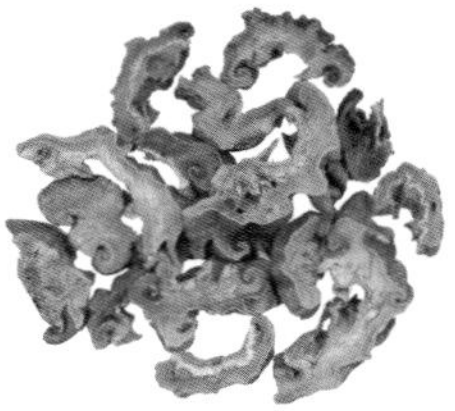

李时珍说，木瓜所主霍乱吐痢，转筋脚气，都是脾胃病，非肝病。肝虽主筋，但转筋由湿热、寒湿之邪伤脾胃所致，故筋转必起于足腓。腓及宗筋都属阳明。木瓜治转筋，并不是益筋，而是理脾伐肝。

产地

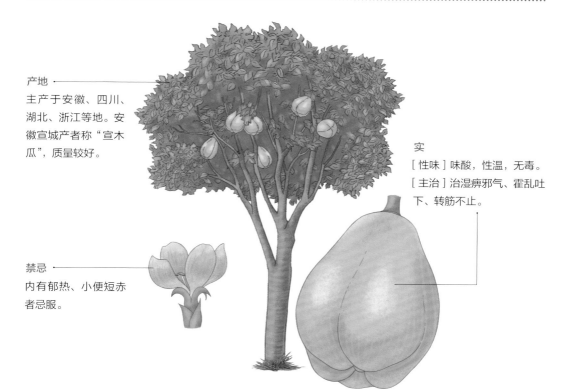

主产于安徽、四川、湖北、浙江等地。安徽宣城产者称“宣木瓜”，质量较好。

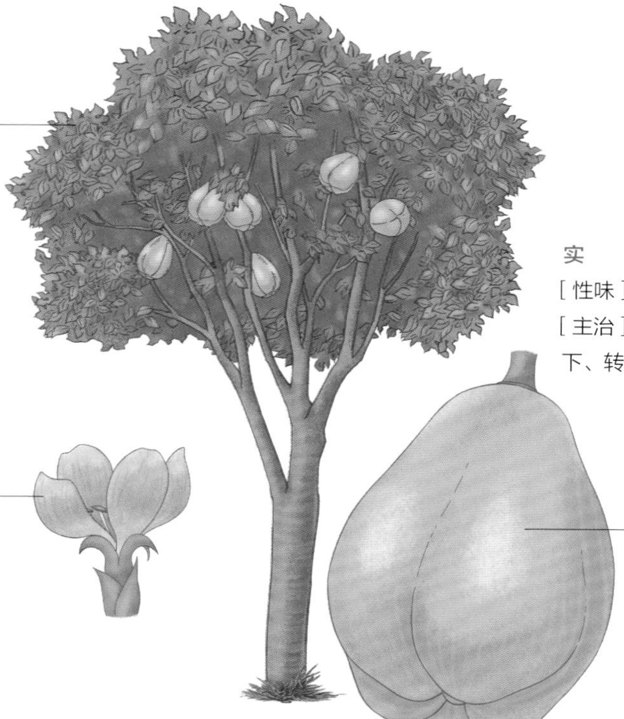

实

［性味］味酸，性温，无毒。

［主治］治湿痹邪气、霍乱吐下、转筋不止。

禁忌

内有郁热、小便短赤者忌服。

采集加工：夏秋两季果实绿黄时采收，置沸水中烫至外皮灰白色，对半纵剖，晒干，切片，干燥。

功能主治：舒筋活络，和胃化湿；用于风湿痹证、筋脉拘挛、脚气水肿、吐泻转筋等。

用法用量：煎服，6～10g；或入丸、散。

实用妙方

木瓜煎

药方 吴茱萸 7.5g　生姜 7.5g　木瓜 45g

制用法 水煎服。

功用 温中暖脾，化湿和胃。

别名：大艽、左宁根、秦纠、秦胶、秦爪	科目：龙胆科	性味归经：辛、苦，平；归胃、肝、胆经

祛风湿清热药

秦艽

成品选鉴

本品表面呈灰黄色至黄棕色，有纵向扭曲的沟纹。皮部呈黄色或黄棕色，木部呈土黄色至黄色，质硬脆，易折断，断面柔润。味辛、苦。

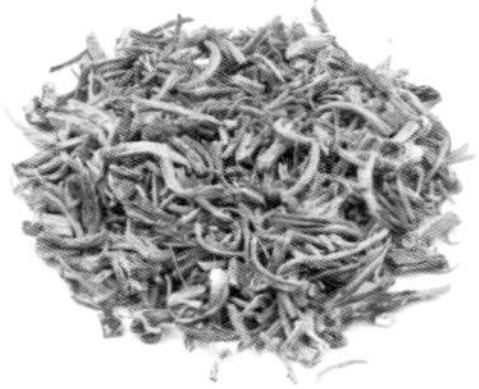

李时珍说，秦艽是手阳明经、足阳明经主药，兼入肝、胆二经，所以手足活动不利、黄疸烦渴之类的病症须用，取其祛阳明湿热的作用。阳明经有湿，则身体酸痛烦热；有热，则出现日晡潮热、骨蒸。

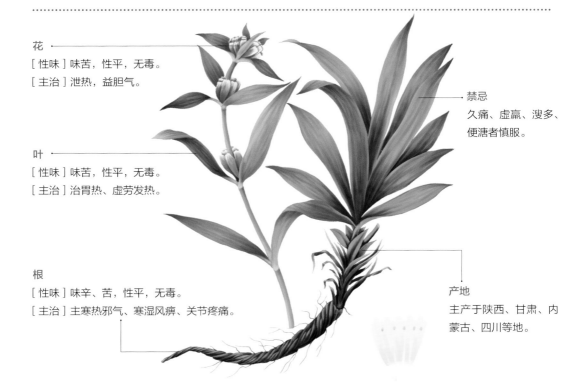

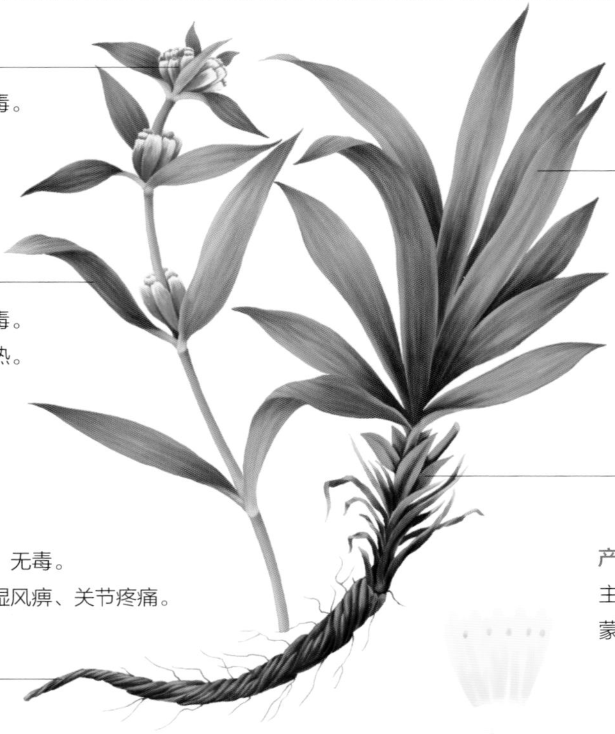

花

[性味] 味苦，性平，无毒。

[主治] 泄热，益胆气。

叶

[性味] 味苦，性平，无毒。

[主治] 治胃热、虚劳发热。

根

[性味] 味辛、苦，性平，无毒。

[主治] 主寒热邪气、寒湿风痹、关节疼痛。

禁忌

久痛、虚羸、溲多、便溏者慎服。

产地

主产于陕西、甘肃、内蒙古、四川等地。

采集加工： 春秋两季采挖，除去泥沙；秦艽及麻花艽晒软，堆置“发汗”至表面呈红黄色或灰黄色时，摊开晒干，或不经“发汗”直接晒干；小秦艽趁鲜时挫去黑皮，晒干，切片生用。

功能主治： 祛风湿，通络止痛，退虚热，清湿热；用于风湿痹证、中风不遂、骨蒸潮热、疳积发热、湿热黄疸等。

用法用量： 煎服，3～9g。

实用妙方

秦艽天麻汤

药方 秦艽 10~15g 天麻 10g 羌活 10g 陈皮 10g 当归 10g 桑枝 10~30g 川芎 10g 生姜 3 片 甘草（炙）5g

制用法 水煎服。

功用 扶正祛邪，通痹止痛。

祛风湿清热药

丝瓜络

成品选鉴

本品由维管束纵横交错而成，多呈长圆形状，略弯，两端稍细，长短不一。表面呈黄白色，粗糙，有数条浅纵沟。体轻，质韧，富弹性。气微，味甘。以个大、完整、筋络清晰、质韧、色淡黄白、无种子者为佳。

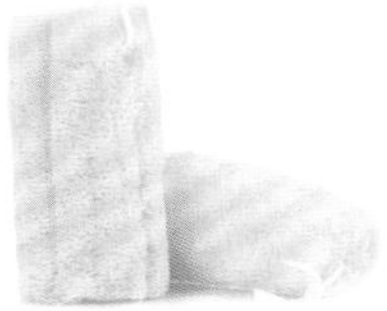

《本草便读》中载，丝瓜络，入经络，解郁热，热除则风祛，络中津液不致结而为痰，变成肿毒诸证，故云解毒耳。

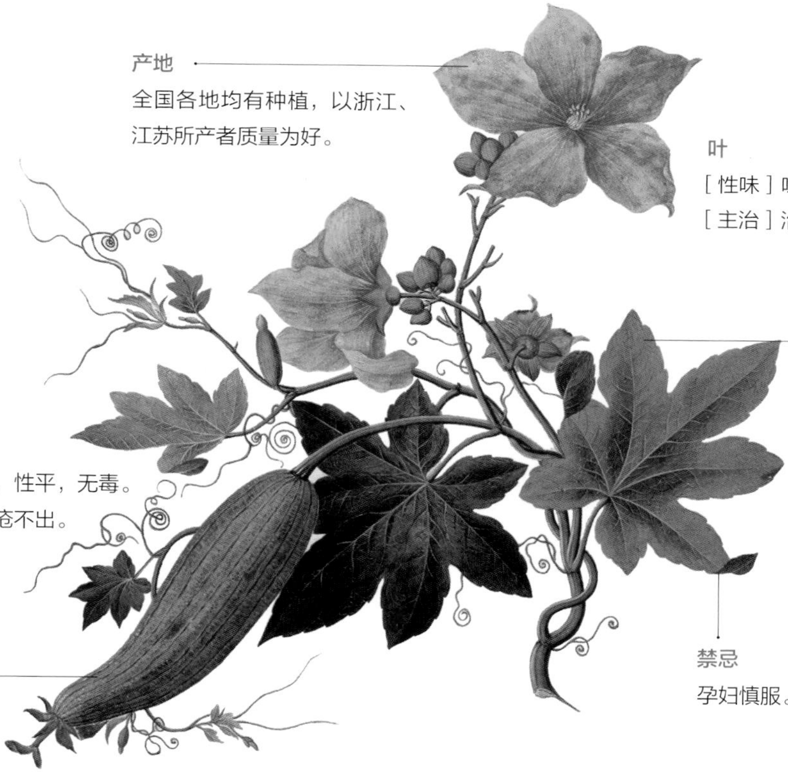
产地
全国各地均有种植，以浙江、江苏所产者质量为好。
叶
[性味] 味甘，性平，无毒。
[主治] 治疗癣疮。
瓜
[性味] 味甘，性平，无毒。
[主治] 治痘疮不出。
禁忌
孕妇慎服。

采集加工： 9~11月果实成熟，内部干枯时采摘，搓去外皮及果肉；或用水浸泡至果皮和果肉腐烂，取出洗净，除去种子，晒干。

功能主治： 通经活络，解毒消肿；用于胸胁疼痛、热痹、筋脉拘挛、乳汁不通、肺热咳嗽、水肿腹水、疮痈肿毒、湿疹等。

用法用量： 煎服，每次4.5~9g。外用适量，煅存性，研末调敷。

实用妙方

丝瓜络饮

药方 丝瓜络 10g 白茯苓 10g 白僵蚕 10g 白菊花 10g 珍珠母 10g 玫瑰花 3g 大枣 10g

制用法 上药用纱布包裹后放锅中，加水适量，连煎 2 次，取汁 2 碗。早、晚各饮 1 碗，或代茶频饮。

功用 清热祛风，养肝美颜。

别名：苟脊、狗青、扶盖、百枝、扶筋 | 科目：蚌壳蕨科 | 性味归经：苦、甘，温；归肝、肾经

祛风湿强筋骨药

狗脊

成品选鉴

生狗脊片呈不规则长条形或圆形，表面呈浅棕色，较平滑；中间浅棕色，满布小点；周边不整齐，偶有金黄色绒毛残留。质脆。

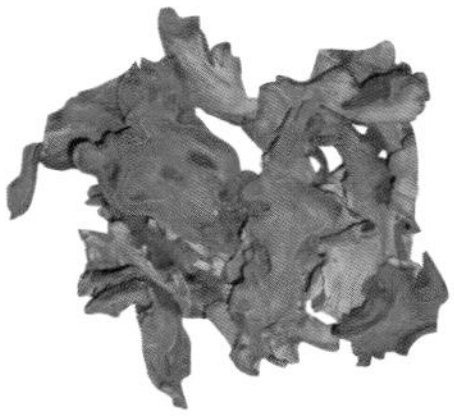

雷敩说，加工时，须用火燎去须，锉细，用酒浸一夜后再蒸，要从上午九时蒸至下午三时，取出后晒干用。

徐之才说，与萆藤相使，恶败酱草、莎草。

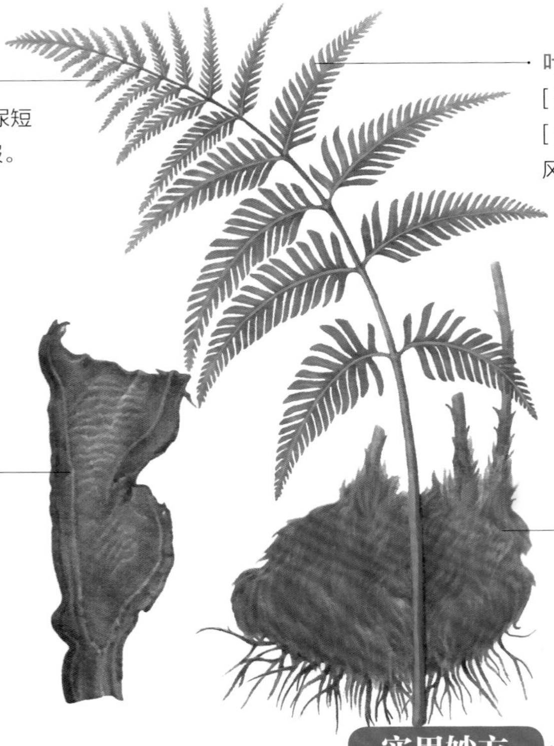

禁忌

肾虚有热、小便不利、尿短涩黄赤、口苦舌干者慎服。

叶

[性味]味苦，性平，无毒。

[主治]补肝肾，强筋骨，治风虚。

根

[性味]味苦、甘，性温，无毒。

[主治]主腰背强直、关节屈伸不利。

产地

主产于云南、广西、浙江、福建等地。

采集加工：秋冬两季采挖，除去泥沙后干燥；也可去硬根、叶柄及金黄色绒毛，切厚片后干燥，为“生狗脊片”；蒸后，晒至六七成干，切厚片，干燥，为“熟狗脊片”。原药或生狗脊片砂烫用。

功能主治：祛风湿，补肝肾，强腰膝；用于风湿痹证、腰膝酸软、下肢无力、白带过多等。

用法用量：煎服，6～12g。

实用妙方

狗脊丸

药方 狗脊 90g 杜仲 90g 川牛膝 90g 木瓜 75g 桑枝 75g 海风藤 45g 秦艽 45g 桂枝 45g 油松节 45g 续断 60g

制用法 共研为末，炼蜜为丸，每丸重9g。口服，每次1丸，每日2次。

功用 通经活络，强筋壮骨。

别名：青术、仙术、赤术	科目：菊科	性味归经：辛、苦，温；归脾、胃、肝经

化湿药

苍术

成品选鉴

本品表面呈灰棕色，有皱纹、横曲纹。质坚实，断面呈黄白色或灰白色，散有多数橙黄色或棕红色油室。气香特异，味辛、苦。

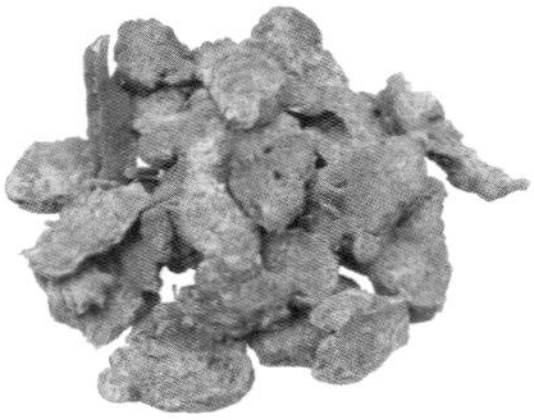

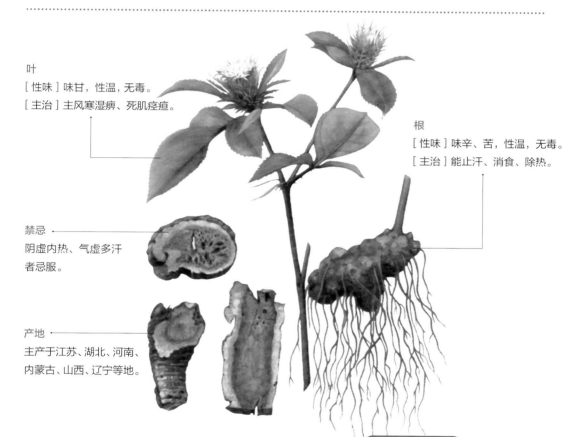

张元素说，苍术与白术的主治相同，但苍术比白术气重而体沉。如果除上湿、发汗，功效最大；如果补中焦、除脾胃湿，药效不如白术。

叶

[性味] 味甘，性温，无毒。

[主治] 主风寒湿痹、死肌痉疸。

根

[性味] 味辛、苦，性温，无毒。

[主治] 能止汗、消食、除热。

禁忌

阴虚内热、气虚多汗者忌服。

产地

主产于江苏、湖北、河南、内蒙古、山西、辽宁等地。

采集加工： 春秋两季采挖，晒干切片，生用、麸炒或米泔水炒用。

功能主治： 健脾燥湿，祛风散寒；用于湿阻中焦证、风湿痹证、风寒挟湿表证等。

用法用量： 煎服，5～10g。

实用妙方

白虎加苍术汤

药方 知母 18g 甘草 6g 石膏 50g 苍术 9g 粳米 9g

制用法 水煎服。

功用 清热祛湿。

别名：白豆蔻、圆豆蔻	科目：姜科	性味归经：辛，温；归肺、脾、胃经

化湿药

豆蔻

成品选鉴

本品为卵形或卵圆形，表面呈灰黄色或灰棕色，有纵行沟纹及不规则的网状沟纹。质坚，富油性，气味浓烈，味辛。

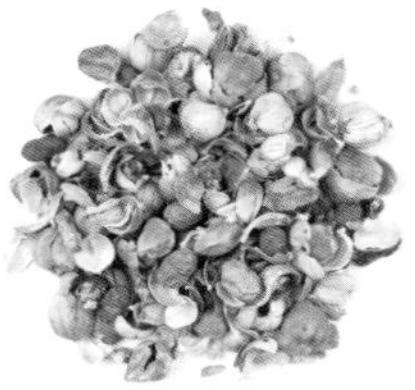

李时珍说，白豆蔻子圆，大小如牵牛子。其壳白厚，仁像缩砂仁，入药时需去皮炒用。

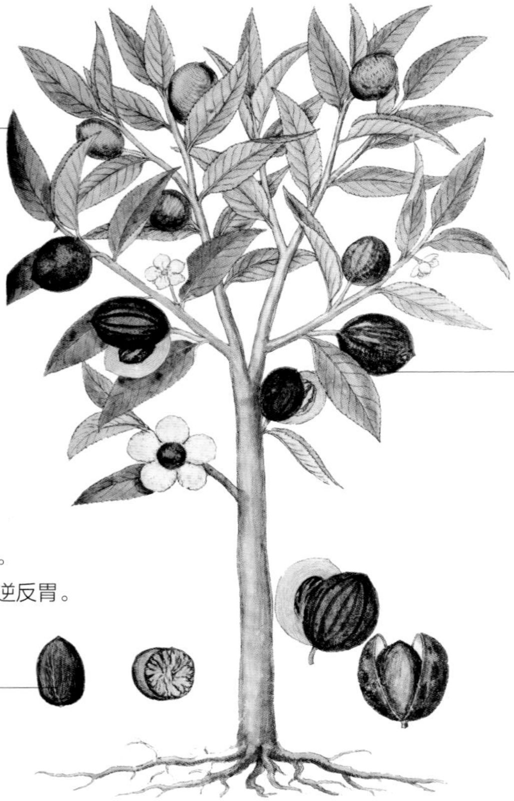

禁忌

阴虚血燥、阴血不足、无寒湿郁滞者及孕妇慎服。

产地

主产于泰国、柬埔寨、越南等地，我国云南、广东、广西等地亦有种植；按产地不同分为“原豆蔻”和“印尼白蔻”。

仁

[性味] 味辛，性温，无毒。

[主治] 主积冷气，能止吐逆反胃。

采集加工： 秋季果实由绿色转成黄绿色时采收，晒干生用，用时捣碎。

功能主治： 化湿行气，温中止呕，开胃消食；用于湿浊中阻、不思饮食、寒湿呕逆、食积不消等。

用法用量： 煎服，3～6g，入汤剂宜后下。宜入丸、散剂。

实用妙方

藿朴夏苓汤

药方 藿香 6g 半夏 4.5g 赤茯苓 9g 杏仁 9g 生薏苡仁 12g 豆蔻 3g 通草 3g 猪苓 9g 淡豆豉 9g 泽泻 4.5g 厚朴 3g

制用法 加生姜、大枣，水煎服，睡前温服。

功用 解表化湿。

别名：草蔻、草果 | 科目：姜科 | 性味归经：辛，温；归脾、胃经

化湿药

草豆蔻

成品选鉴

本品为类球形的种子团，表面呈灰褐色，种子为卵圆状多面体，质硬，气香特异，味辛。

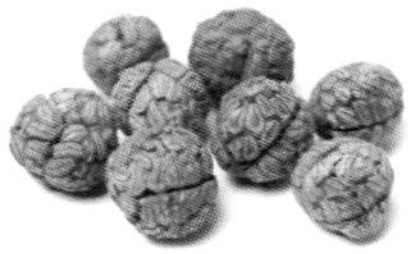

李时珍说，豆蔻治病，取其辛热浮散，能入太阴经、阳明经，有除寒燥湿、开郁消食的作用。南方多潮湿、雾瘴，饮食多酸咸，脾胃易患寒湿瘀滞之病，所以食物中必用豆蔻，这与当地的气候相适应。但过多食用也会助生脾热，伤肺气及损目。

禁忌

阴虚血燥、津液不足者忌服，无寒湿者慎服。

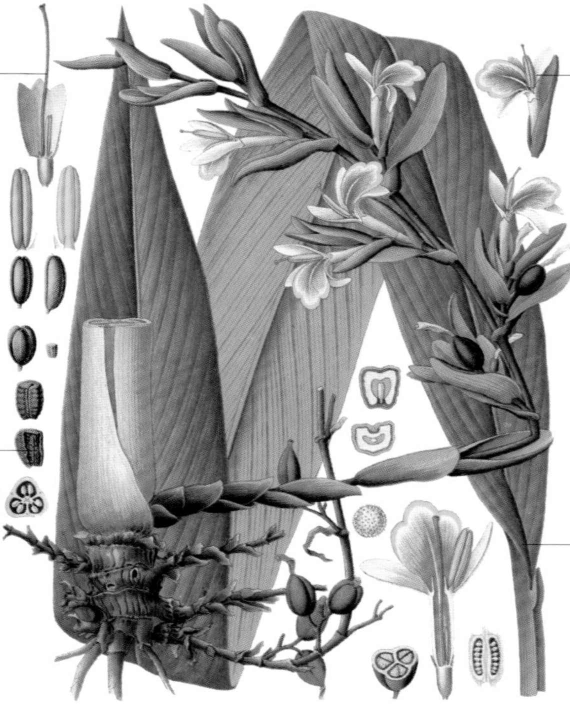

花

［性味］味辛，性热，无毒。

［主治］主降气，止呕逆，补胃气，消酒毒。

仁

［性味］味辛，性温，无毒。

［主治］能温中，治疗心腹痛，止呕吐，除口臭。

产地

主产于广西、广东等地。

采集加工：夏秋两季采收，晒至九成干或用水略焯，晒至半干，除去果皮，取出种子团，晒干。

功能主治：燥湿行气，温中止呕；用于寒湿中阻、寒湿呕吐等。

用法用量：煎服，3～6g；入散剂较佳。入汤剂宜后下。

实用妙方

厚朴温中汤

药方 厚朴 30g 陈皮 30g 甘草 15g 茯苓 15g 木香 15g 干姜 2g 草豆蔻 15g

制用法 根据病情酌定用量，加生姜 3 片，水煎服。

功用 行气除满，温中燥湿。

独活

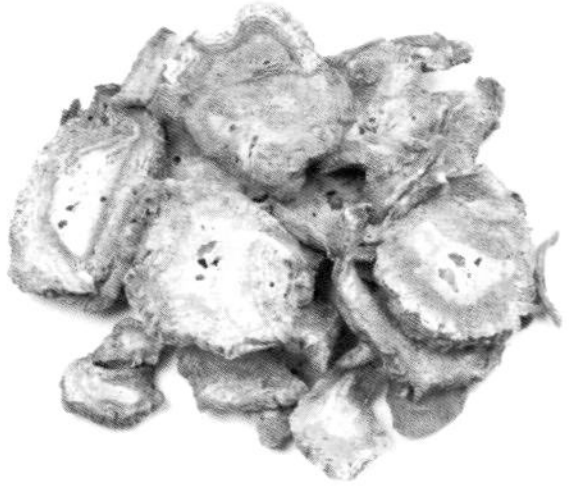

性味:苦、辛，微温。
功效:祛风湿，止痛，解表。
禁忌:阴虚血燥者慎服。

木瓜

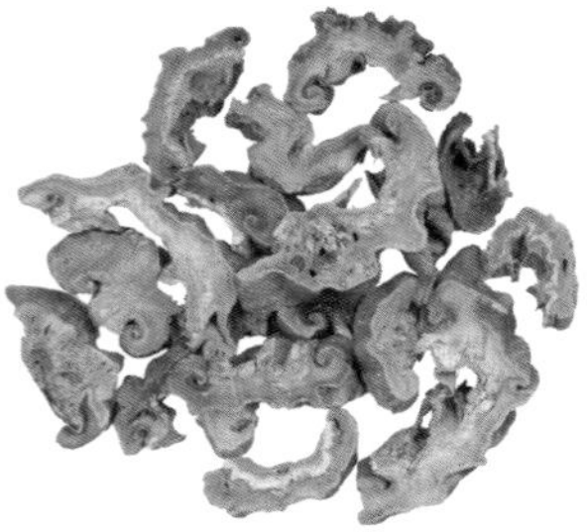

性味:酸，温。
功效:舒筋活络，和胃化湿。
禁忌:内有郁热、小便短赤者忌服。

秦艽

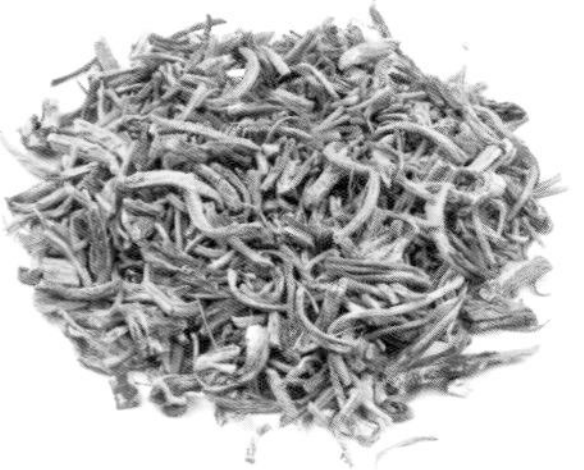

性味:辛、苦，平。
功效:祛风湿，通络止痛，清湿热。
禁忌:久痛、虚羸、溲多、便滑者慎服。

丝瓜络

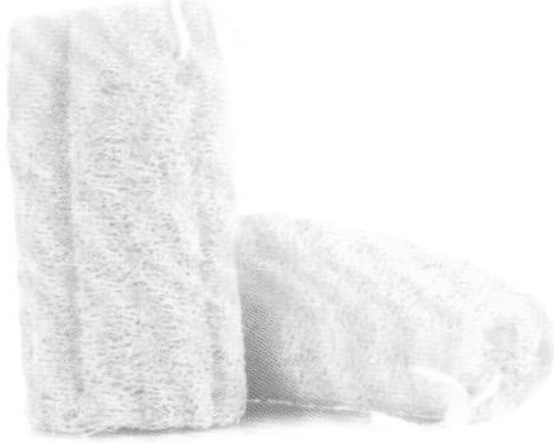

性味:甘，平。
功效:通经活络，解毒消肿。
禁忌:孕妇慎服。

狗脊

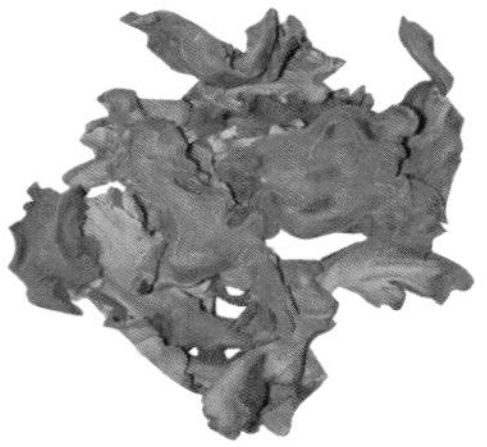

性味:苦、甘，温。
功效:祛风湿，补肝肾，强腰膝。
禁忌:肾虚有热、小便不利、尿短涩黄赤、口苦舌干者慎服。

苍术

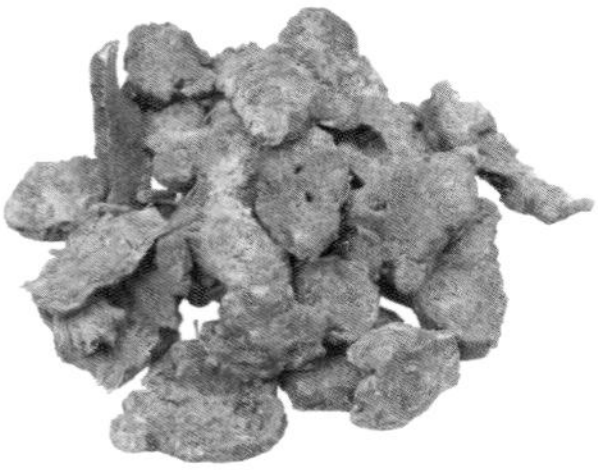

性味:辛、苦，温。
功效:健脾燥湿，祛风散寒。
禁忌:阴虚内热、气虚多汗者忌服。

豆蔻

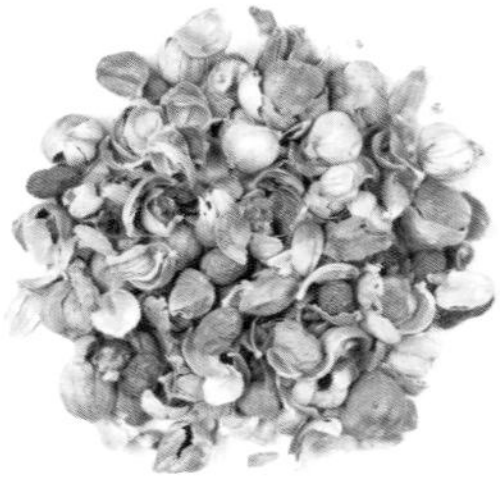

性味:辛，温。
功效:化湿行气，温中止呕。
禁忌:阴虚血燥、阴血不足、无寒湿郁滞者及孕妇慎服。

草豆蔻

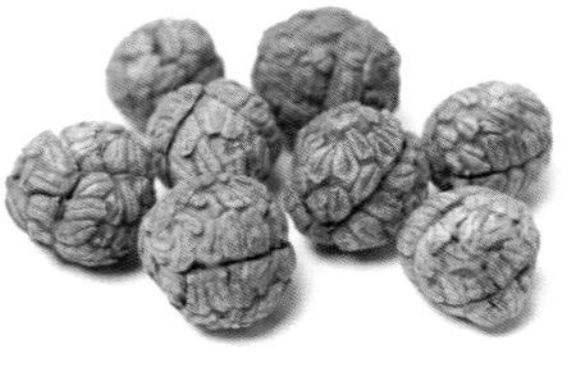

性味:辛，温。
功效:燥湿行气，温中止呕。
禁忌:阴虚血燥、津液不足者忌服，无寒湿者慎服。

厚朴

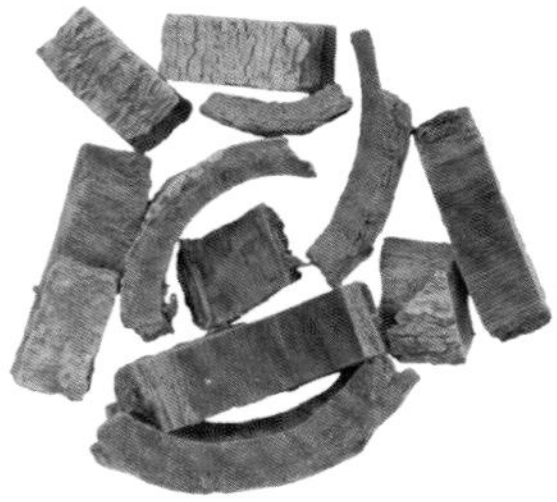

性味:苦、辛，温。
功效:燥湿消痰，下气除满。
禁忌:气虚津亏者及孕妇慎服。

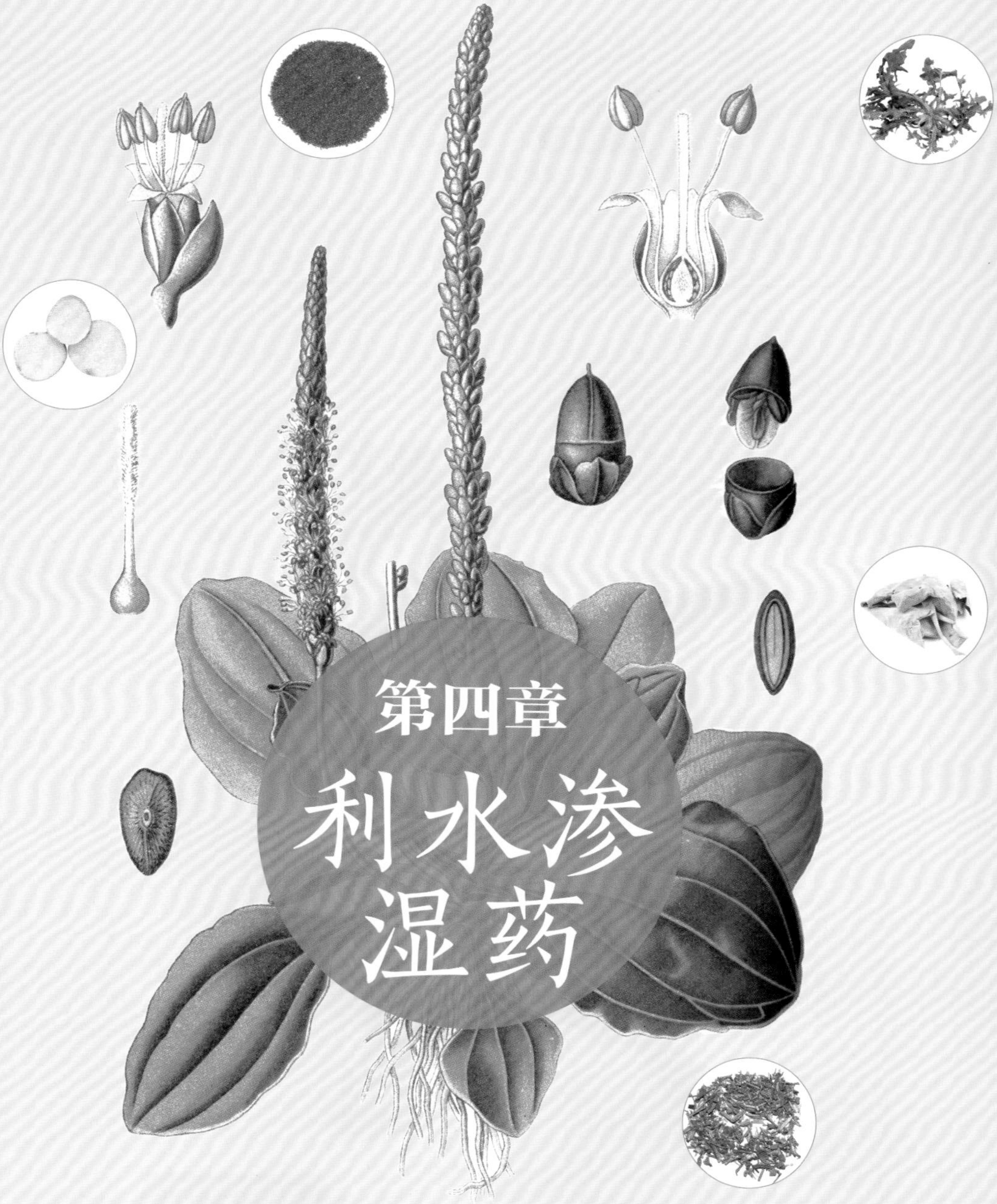

第四章
利水渗湿药

利水渗湿药具有利水消肿、利尿通淋、利湿退黄的功效，是以治疗水湿内停为主要作用的药物，统称为利水渗湿药。根据利水渗湿药的药性特点和功效、主治的不同，将其分为利水消肿药、利尿通淋药进行介绍。常用药材有薏苡仁、泽漆、车前子等。

别名：药玉米、水玉米、晚念珠 | 科目：禾本科 | 性味归经：甘，凉；归脾、胃、肺经

利水消肿药

薏苡仁

成品选鉴

种仁呈宽卵形或长椭圆形，表面乳白色，气微，味微甜。以粒大充实、色白、无皮碎者为佳。

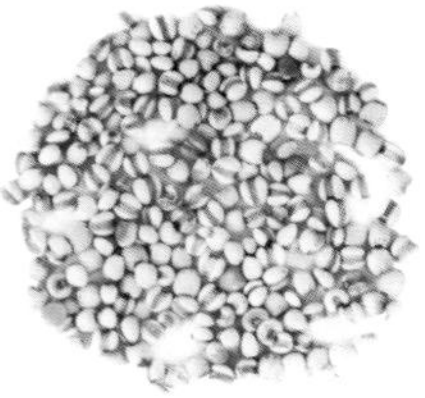

李时珍说，薏苡仁属土，为足阳明经的药物，所以能健脾益胃；虚则补其母，所以肺痿、肺痈用之；筋骨之病，以治阳明为本，所以拘挛风痹用之；土能胜水除湿，所以泻痢水肿用它。

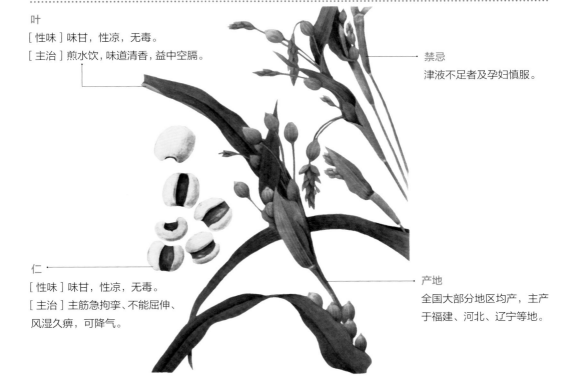

叶

[性味] 味甘，性凉，无毒。

[主治] 煎水饮，味道清香，益中空膈。

禁忌

津液不足者及孕妇慎服。

仁

[性味] 味甘，性凉，无毒。

[主治] 主筋急拘挛、不能屈伸、风湿久痹，可降气。

产地

全国大部分地区均产，主产于福建、河北、辽宁等地。

采集加工：秋季果实成熟时采割植株后晒干，打下果实再次晒干，除去外壳、黄褐色种皮及杂质，收集种仁，生用或炒用。

功能主治：利水消肿，健脾渗湿，除痹，清热排脓；用于水肿、小便不利、脚气、脾虚泄泻、湿痹拘挛、肺痈、肠痈等。

用法用量：煎服，9～30g。清利湿热宜生用，健脾止泻宜炒用。

实用妙方

三仁汤

药方 杏仁15g 飞滑石18g 厚朴6g 半夏15g 薏苡仁18g 豆蔻6g 竹叶6g 通草6g

制用法 水煎服。

功用 宣畅气机，清利湿热。

别名：水泻、芒芋	科目：泽泻科	性味归经：甘，寒；归肾、膀胱经

利水消肿药

泽泻

成品选鉴

本品表面呈黄白色或淡黄棕色，质坚实，断面呈黄白色，有多数细孔。气微，味甘。以块大、黄白色、光滑、质充实、粉性足者为佳。

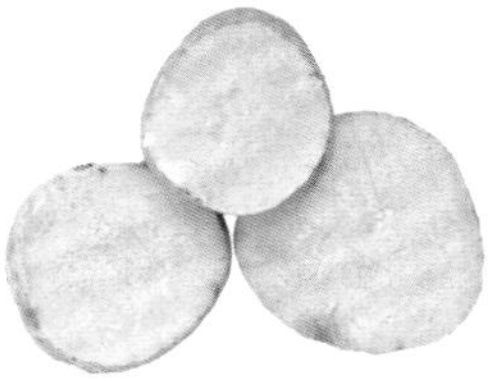

张元素说，泽泻是除湿的圣药，入肾经，治小便淋沥，祛阴部潮湿。无此疾服之，令人目盲。

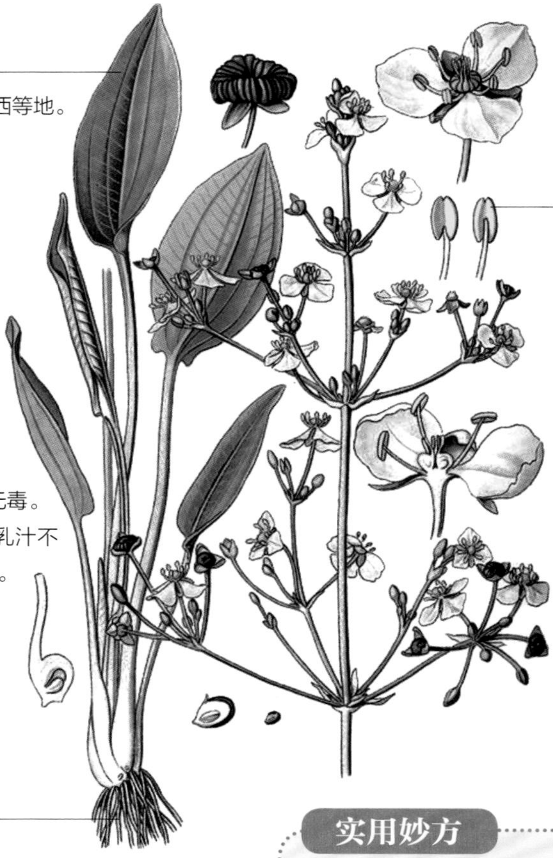

产地

主产于福建、四川、江西等地。

禁忌

肾虚滑精、无湿热者忌服。

根

[性味] 味甘，性寒，无毒。

[主治] 主风寒湿痹、乳汁不通，能养五脏、益气力。

采集加工： 冬季茎叶开始枯萎时采挖，洗净后干燥，除去须根及粗皮，以水润透后切片，晒干。麸炒或盐水炒用。

功能主治： 利水消肿，渗湿，泄热；用于水肿、小便不利、淋证、遗精等。

用法用量： 煎服，5~10g；或入丸、散剂。

实用妙方

六味地黄丸

药方 熟地黄24g 山茱萸12g 干山药12g 泽泻9g 牡丹皮9g 茯苓9g

制用法 共研为末，炼蜜为丸，如梧桐子大，每服1丸；也可水煎服。

功用 滋补肝肾。

别名：白冬瓜、枕瓜皮	科目：葫芦科	性味归经：甘，凉；归脾、小肠经

利水消肿药

冬瓜皮

成品选鉴

外层果皮为不规则碎片，外表面呈灰绿色或黄白色，有的被有白霜，内表面较粗糙。体轻，质脆。无臭，味甘。

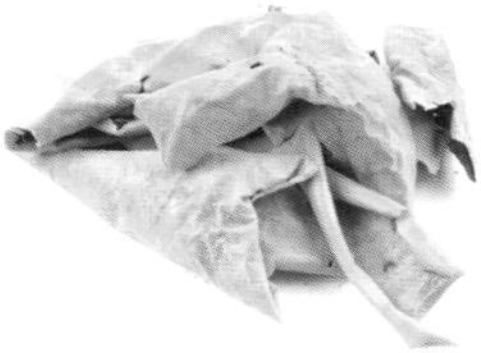

寇宗奭说，凡是患有发背及一切痈疽的人，可以削一大块冬瓜贴在疮上，瓜热时即换，分散热毒的效果好。

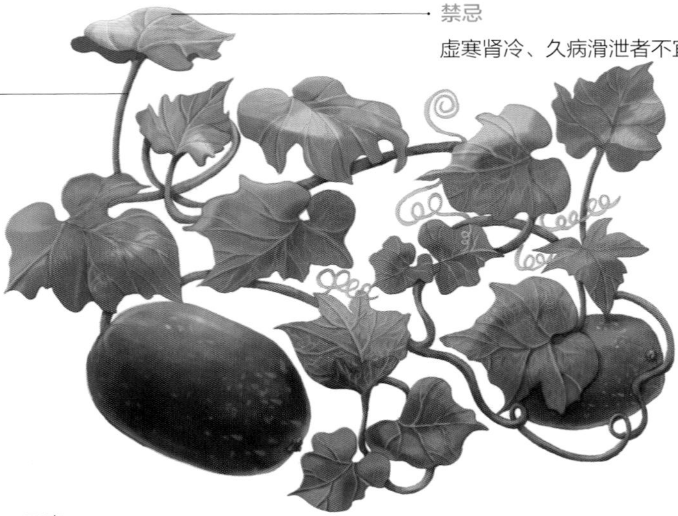

禁忌

虚寒肾冷、久病滑泄者不宜服。

产地

全国大部分地区有产，均为种植。

子

[性味] 味甘，性凉，无毒。

[主治] 除烦闷不乐，治肠痈。

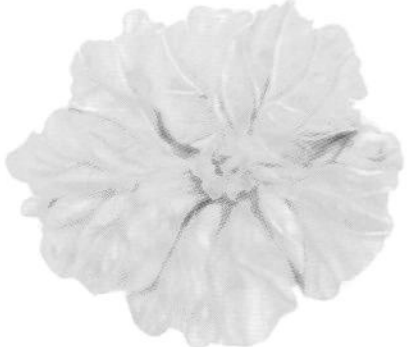

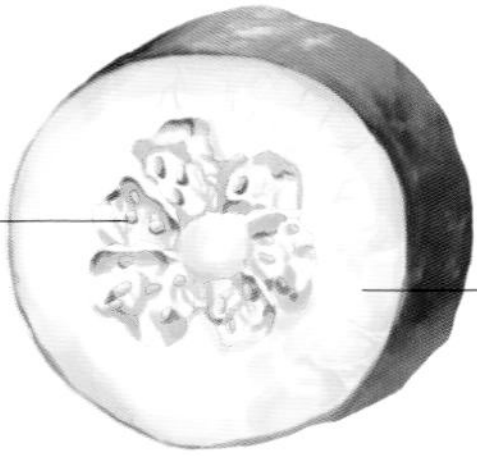

瓤

[性味] 味甘，性凉，无毒。

[主治] 绞汁服，止烦躁热渴，利小肠，治五淋。

采集加工： 夏末初秋果实成熟时采收，食用冬瓜时，洗净后削取外层的果皮，切块或宽丝，晒干，生用。

功能主治： 利水消肿，清热解暑；用于水肿胀满、小便不利、暑热烦渴等。

用法用量： 煎服，15～30g。

实用妙方

冬瓜皮汤

药方 冬瓜皮60~90g

制用法 水煎服。

功用 利水消肿，清热解毒。

别名：玉麦须、苞谷须、棒子毛	科目：禾本科	性味归经：甘，平；归膀胱、肝、胆经

利水消肿药

玉米须

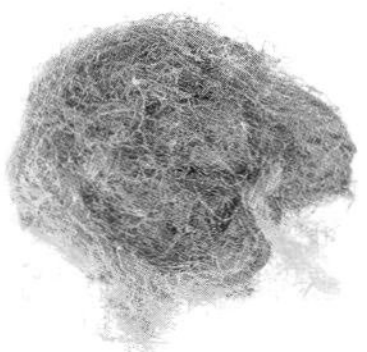

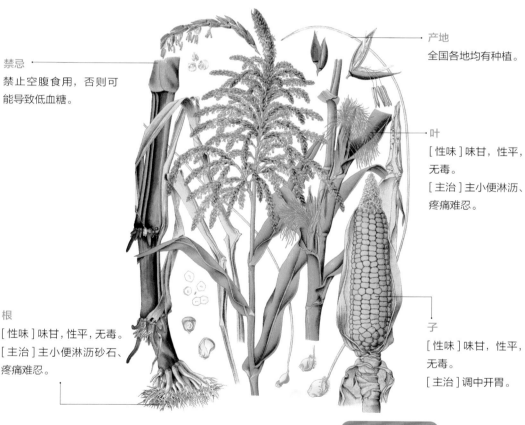

成品选鉴

本品常集结成疏松团簇，花柱呈线形或须状，完整者长至30cm，呈淡绿色、黄绿色至棕红色，有光泽，略透明。质柔软。气微，味甘。

《全国中草药汇编》中记载："玉米须利尿消肿，平肝利胆。治急慢性肾炎、水肿、急慢性肝炎、高血压、糖尿病、慢性副鼻窦炎、尿路结石、胆结石，并预防习惯性流产。"

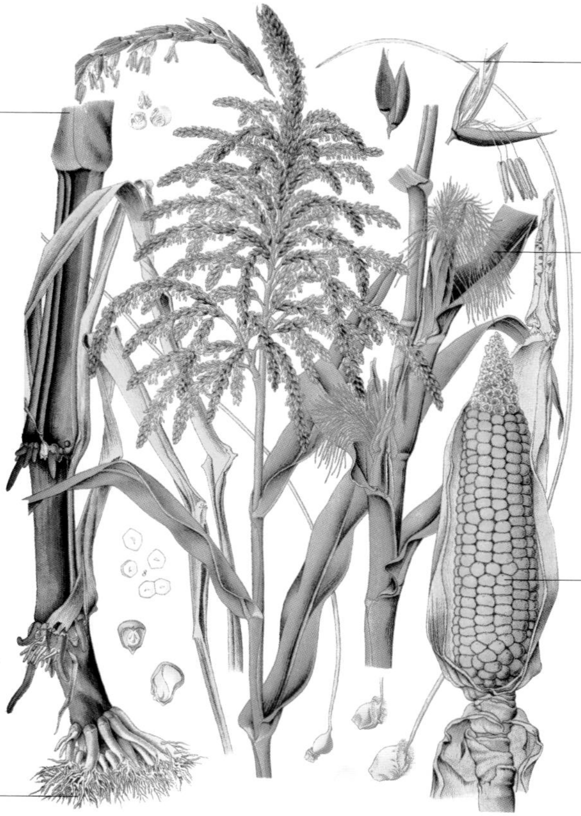

禁忌
禁止空腹食用，否则可能导致低血糖。
根
[性味] 味甘，性平，无毒。
[主治] 主小便淋沥砂石、疼痛难忍。
产地
全国各地均有种植。
叶
[性味] 味甘，性平，无毒。
[主治] 主小便淋沥、疼痛难忍。
子
[性味] 味甘，性平，无毒。
[主治] 调中开胃。

采集加工： 玉米上浆时即可采收，但常在秋后剥取玉米时收集，除去杂质，鲜用或晒干生用。

功能主治： 利水消肿，利湿退黄；用于水肿、黄疸等。

用法用量： 煎服，30～60g；鲜者加倍。

实用妙方

玉米须汤

药方 玉米须适量

制用法 水煎服。

功用 利水消肿。

别名：五朵云、乳浆草、乳草	科目：大戟科	性味归经：辛、苦，微寒；归大肠、小肠、肺经

利水消肿药

泽漆

成品选鉴

本品茎光滑，表面呈黄绿色，基部呈紫红色，具纵纹，质脆。气酸而特异，味辛、苦。以茎粗壮、黄绿色者为佳。

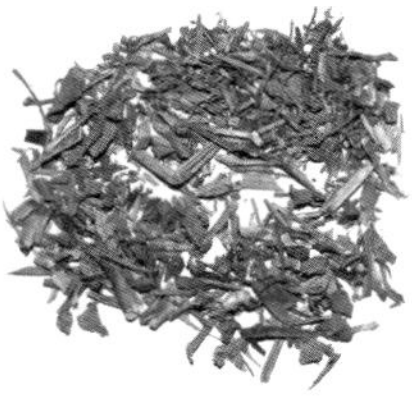

李时珍说，泽漆茎头凡五叶中分，中间抽小茎五枝，每枝开青绿色的细花，还有小叶承之，整齐如一，故又名五凤草、绿叶绿花草。将它的茎掐断，有白色黏液。有人因此认为它是大戟苗，是错误的。泽漆的根为白色，有硬骨。据此，则泽漆是猫儿眼睛草，并不是大戟苗，使用的时候要谨慎。

禁忌

脾胃虚寒者及孕妇慎服。本品有毒，不宜过量或长期使用。

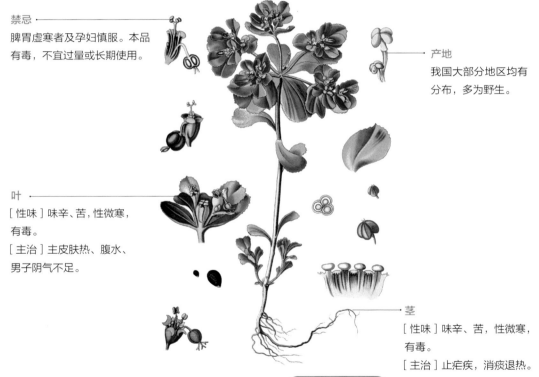

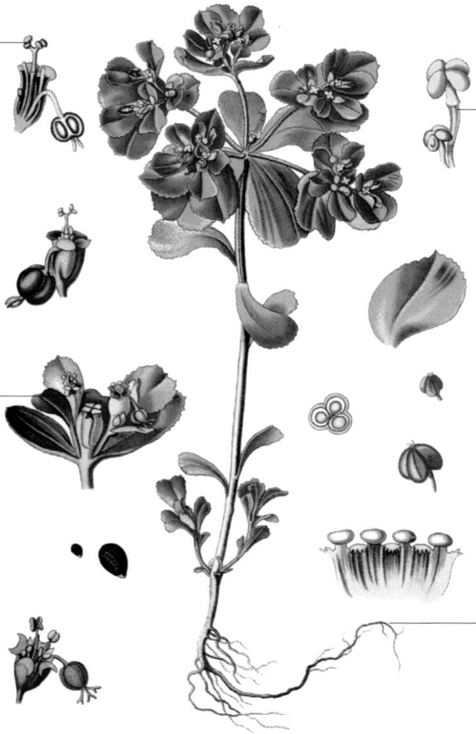

产地

我国大部分地区均有分布，多为野生。

叶

[性味] 味辛、苦，性微寒，有毒。

[主治] 主皮肤热、腹水、男子阴气不足。

茎

[性味] 味辛、苦，性微寒，有毒。

[主治] 止疟疾，消痰退热。

采集加工：4～5月开花时采收，除去根及泥沙后晒干，生用。

功能主治：利水消肿，化痰止咳，解毒杀虫；用于水气肿满、咳喘、瘰疬、癣疮等。

用法用量：煎服，5～10g。外用适量。

实用妙方

泽漆汤

药方 半夏10g 紫参10g 泽漆6g 生姜6g 白前10g 甘草6g 黄芩6g 人参6g 桂枝6g

制用法 水煎服。

功用 逐水通阴，化痰止咳。

别名：香田荠、枕头草、护生草、鸡心菜	科目：十字花科	性味归经：辛，温；归肝、胃经

荠菜

成品选鉴

荠菜根为白色，茎直立，单一或基部分枝，基生叶丛生，顶片特大，叶片有毛茎生，叶狭披针形或披针形，基部箭形，抱茎，边缘有缺刻或锯齿。

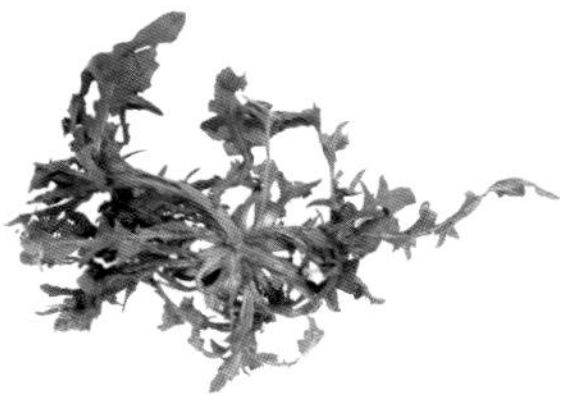

李时珍说，荠生济济，故名荠。出家人取荠菜茎作挑灯棍，能避蚊子和飞蛾，故称它为护生草，意思是能护民众。荠有大、小好几种，小荠叶、花、茎扁，味美，其中最细小的叫沙荠；大荠植株、叶都大，味道没有小荠好。

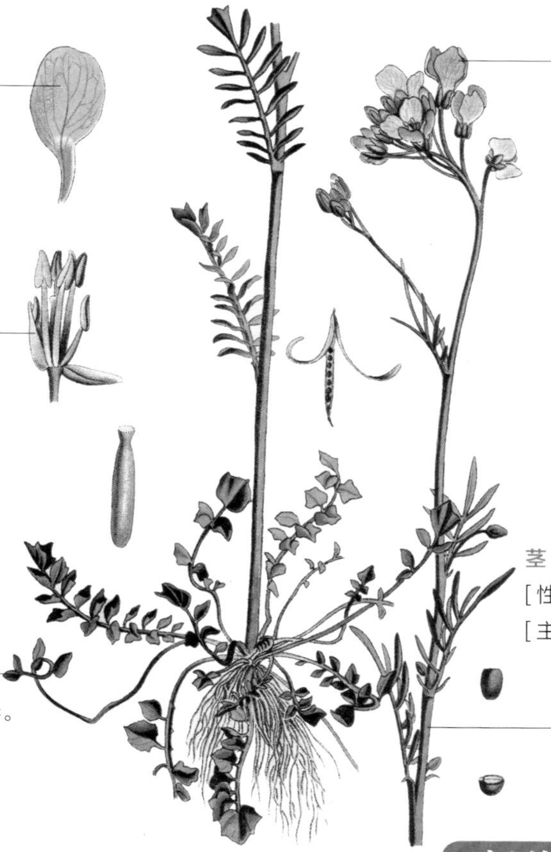

禁忌
便溏者慎服；脾胃虚寒、有实火邪热者忌服。

产地
全国各地均有分布。

叶
[性味]味辛，性温，无毒。
[主治]利肝和中。

花
[性味]味辛，性温，无毒。
[主治]放在床席下面，可驱臭虫。

茎
[性味]味辛，性温，无毒。
[主治]利五脏。

采集加工：3~5月采收，洗净，切段，晒干后生用。

功能主治：利水消肿，明目，止血；用于水肿、肝热目赤、目生翳膜、血热出血、淋证等。

用法用量：煎服，15~30g，鲜品加倍。外用适量，捣汁点眼。

实用妙方

荠菜汤

药方 荠菜50g

制用法 水煎服。

功用 利水渗湿，止泻痢。

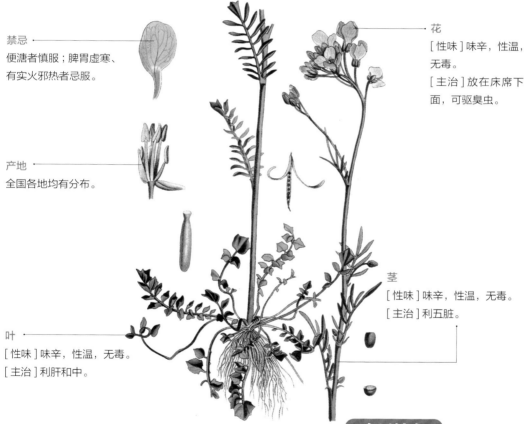

别名：车前实、虾蟆衣子、凤眼前仁 | 科目：车前科 | 性味归经：甘，微寒；归肝、肾、肺、小肠经

利尿通淋药

车前子

成品选鉴

本品呈椭圆形，为不规则长圆形或三角状长圆形而扁的细小种子，表面呈黑褐色或黄棕色，遇水有黏滑感，气微，味甘。

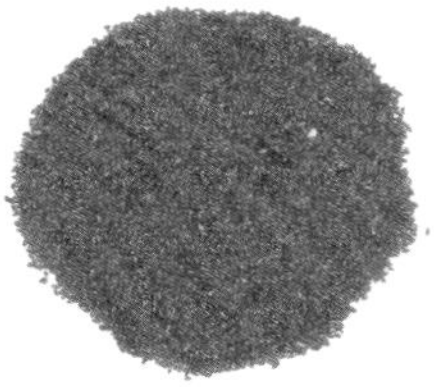

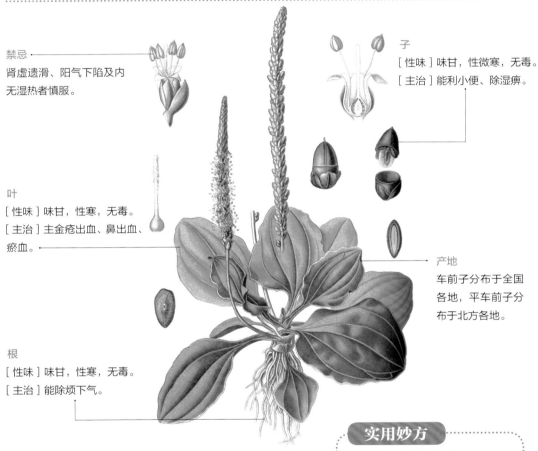

李时珍说，凡用须以水淘去泥沙，晒干。入汤液，炒过用；入丸、散，则用酒浸泡一夜，蒸熟研烂，做成饼晒干，焙后研末。

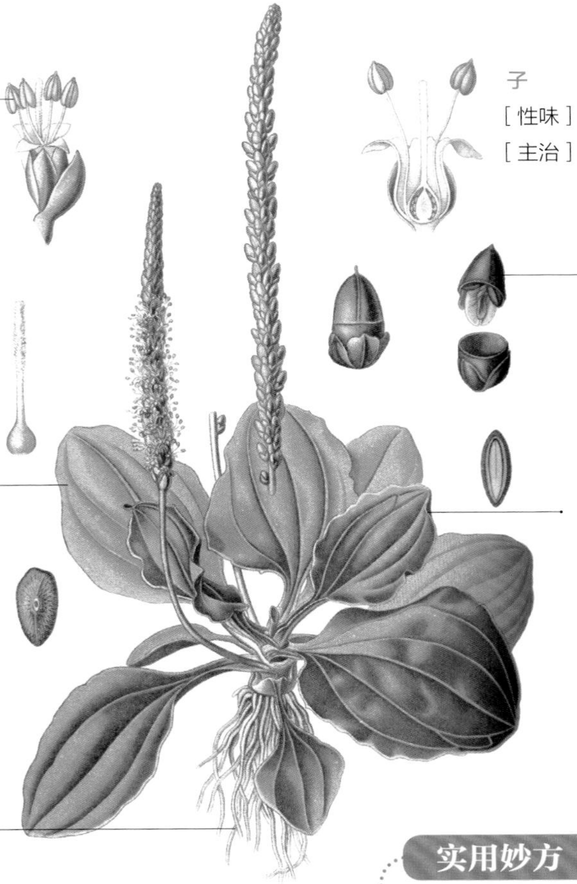

禁忌

肾虚遗滑、阳气下陷及内无湿热者慎服。

子

[性味] 味甘，性微寒，无毒。

[主治] 能利小便、除湿痹。

叶

[性味] 味甘，性寒，无毒。

[主治] 主金疮出血、鼻出血、瘀血。

产地

车前子分布于全国各地，平车前子分布于北方各地。

根

[性味] 味甘，性寒，无毒。

[主治] 能除烦下气。

采集加工：夏秋两季种子成熟时采收果穗，晒干后搓出种子，除去杂质，生用或盐水炙用。

功能主治：利尿通淋，渗湿止泻，明目，祛痰；用于淋证、水肿、泄泻、目赤肿痛、目暗昏花、翳障、痰热咳嗽等。

用法用量：煎服，5～15g，宜包煎；或入丸、散。

实用妙方

易黄汤

药方 山药30g 芡实30g 黄檗6g 白果12g 车前子3g

制用法 水煎服。

功用 固肾止带，清热祛湿。

别名：野麦、石竹、十样景花	科目：石竹科	性味归经：苦，寒；归心、小肠经

利尿通淋药

瞿麦

成品选鉴

本品茎中空，质脆易断。气微，味苦。以青绿色、干燥、无杂草、无根及花未开放者为佳。

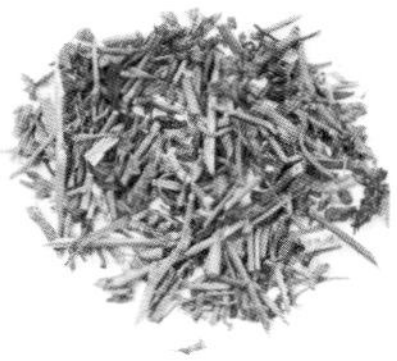

李时珍说，石竹叶像地肤叶而尖小，又像初生的小竹叶而细窄，其茎纤细有节，高一尺多，梢间开花。山中野生的，花大如钱，红紫色。人们栽种的，花稍小而妩媚，有红、白、粉红、紫红、斑斓等色，俗称洛阳花。它结的果实像燕麦，里面有小黑子。

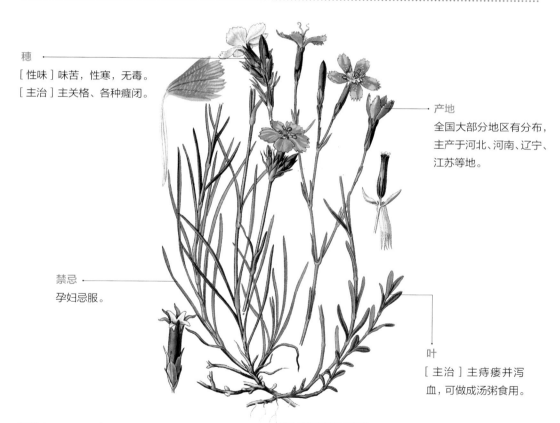

穗

[性味] 味苦，性寒，无毒。

[主治] 主关格、各种癃闭。

产地

全国大部分地区有分布，主产于河北、河南、辽宁、江苏等地。

禁忌

孕妇忌服。

叶

[主治] 主痔瘘并泻血，可做成汤粥食用。

采集加工： 夏秋两季花果期采割，除去杂质后晒干，切段生用。

功能主治： 利尿通淋，破血通经；用于淋证、闭经、月经不调等。

用法用量： 煎服，3～10g；或入丸、散。外用适量，煎汤洗或研末撒于患处。

实用妙方

立效散

药方 山栀子15g 瞿麦穗30g 甘草22g

制用法 上药为末，水冲服。

功用 导热下行，利尿通淋。

别名：水灯芯、曲屎草、老虎须 | 科目：灯芯草科 | 性味归经：甘，微寒；归心、肺、小肠经

灯芯草

成品选鉴

本品为细圆柱形，表面呈白色或淡黄白色。质轻柔软，有弹性，易折断，气微。以条长、粗壮、色白、有弹性者为佳。

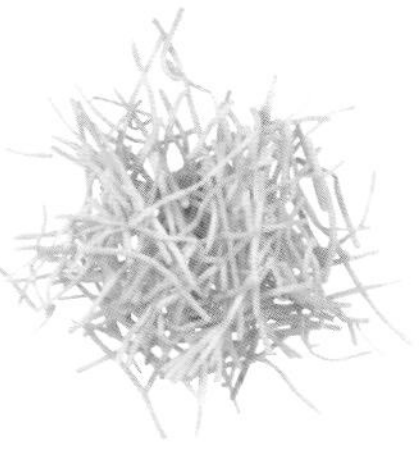

李时珍说，灯芯难研，用粳米粉浆染过，晒干研末，入水洗，浮的是灯芯，晒干用。

禁忌

虚寒者慎服，小便失禁者忌服。

产地

主产于江苏、四川、云南、贵州等地，野生或种植。

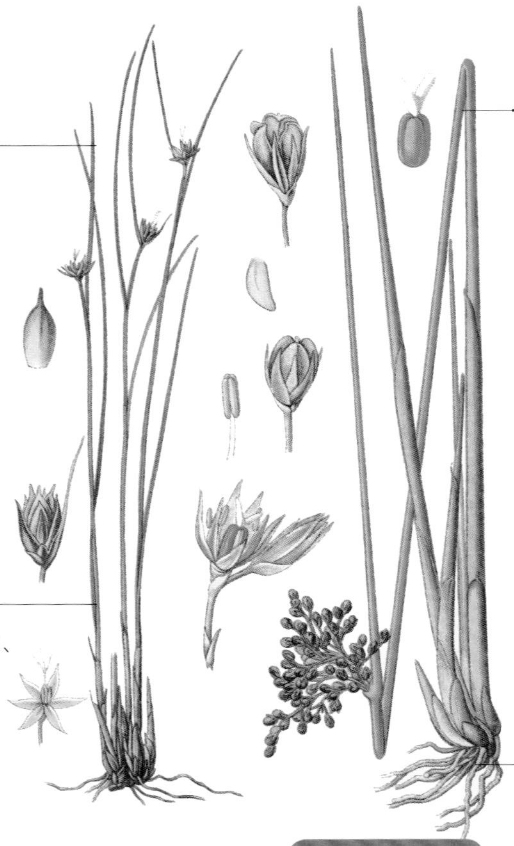

茎

［性味］味甘，性微寒，无毒。

［主治］泻肺，治阴窍阻涩不利。

根

［性味］味甘，性寒，无毒。

［主治］降心火，止血，通气，散肿，止渴。

采集加工：夏末至秋季割取茎，晒干后取出茎髓，剪段晒干，生用或炙用。

功能主治：利尿通淋，清心降火；用于淋证、水肿、小儿夜啼、口舌生疮等。

用法用量：煎服，1～3g。外用适量。

实用妙方

八正散

药方 车前子50g 瞿麦50g 萹蓄50g 滑石50g 甘草50g 大黄50g 木通50g 山栀子50g

制用法 上药研末，每服6~10g，灯芯草煎汤送服。

功用 清热泻火，利尿通淋。

别名：葵子、葵菜子	科目：锦葵科	性味归经：甘，寒；归大肠、小肠、膀胱经

利尿通淋药

冬葵子

成品选鉴

本品呈扁平圆盘状，底部有宿存花萼。表面呈棕褐色，具环向细皱纹。搓去果皮，内含一粒种子，为肾形，黑褐色。气微，破碎后微有香气。

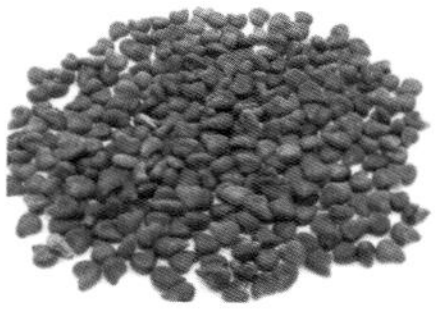

李中梓《雷公炮制药性解》中载，冬葵子性最滑利，能宣积壅，宜入手太阳经、足太阳经，以为催生者，泄肺之金郁，金郁则泄之，解表利小水也。

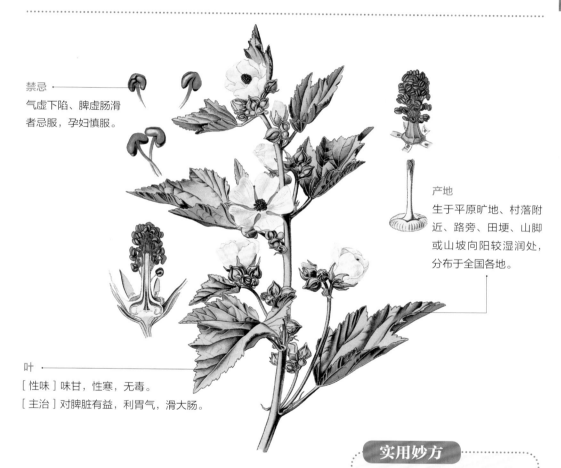

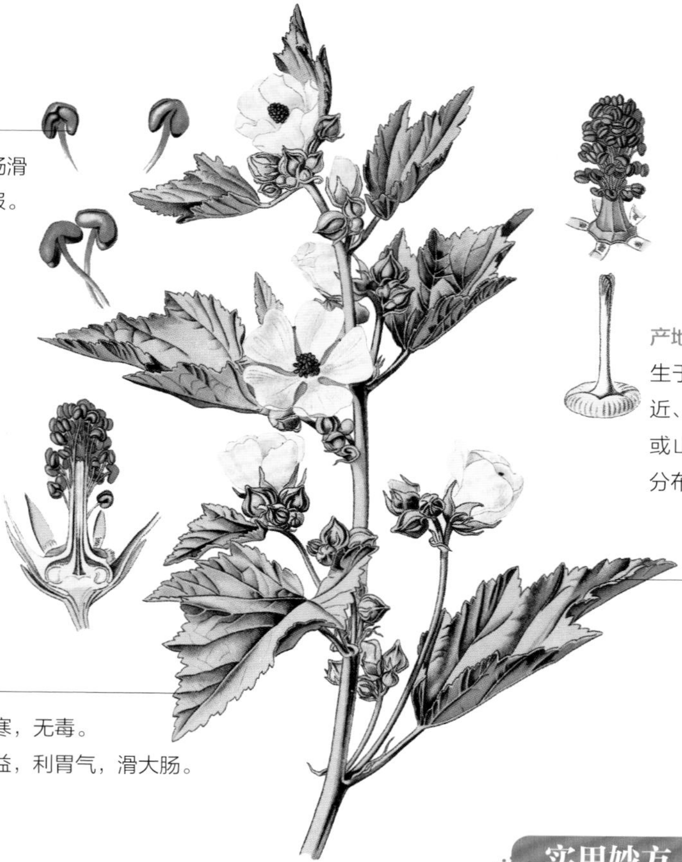

禁忌

气虚下陷、脾虚肠滑者忌服，孕妇慎服。

产地

生于平原旷地、村落附近、路旁、田埂、山脚或山坡向阳较湿润处，分布于全国各地。

叶

[性味] 味甘，性寒，无毒。

[主治] 对脾脏有益，利胃气，滑大肠。

采集加工：7~10月种子成熟时采收。除去杂质，阴干，生用或捣碎用。

功能主治：利水通淋，滑肠通便；用于淋证、水肿、大便不通、乳汁不行等。

用法用量：煎服，6~15g；或入散剂。

实用妙方

冬葵子散

药方 冬葵子25g 滑石25g 海蛤壳25g 蒲黄25g

制用法 上为散。

功用 利尿通淋。

薏苡仁

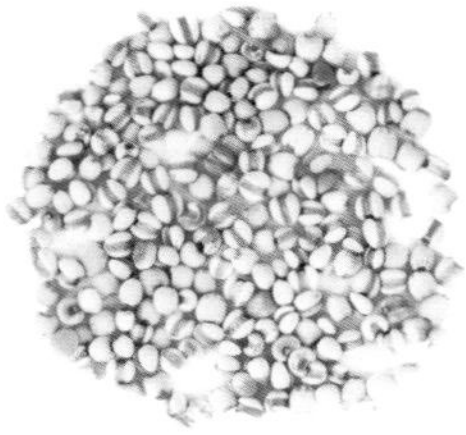

性味:甘，凉。
功效:利水消肿，清热排脓。
禁忌:津液不足者及孕妇慎服。

泽泻

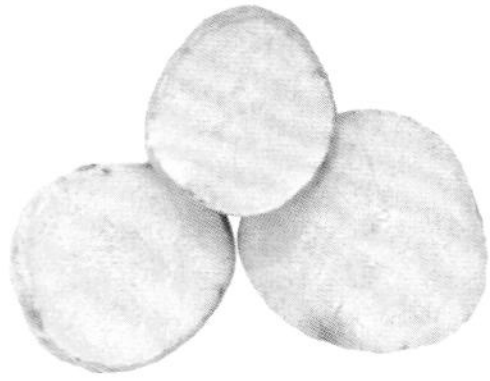

性味:甘，寒。
功效:利水消肿，渗湿，泄热。
禁忌:肾虚滑精、无湿热者忌服。

冬瓜皮

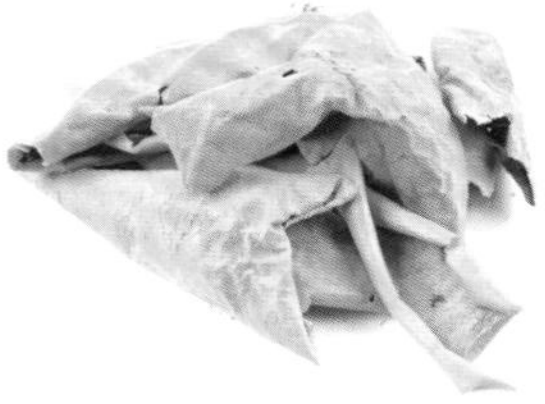

性味:甘，凉。
功效:利水消肿，清热解暑。
禁忌:虚寒肾冷、久病滑泄者不宜服。

玉米须

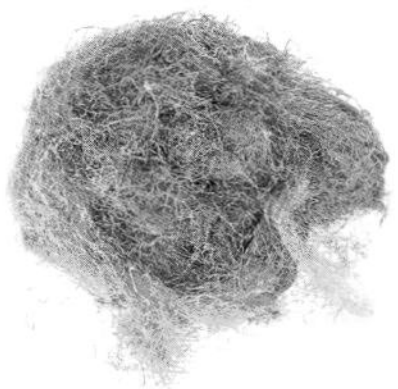

性味:甘，平。
功效:利水消肿，利湿退黄。
禁忌:禁止空腹食用，否则可能导致低血糖。

泽漆

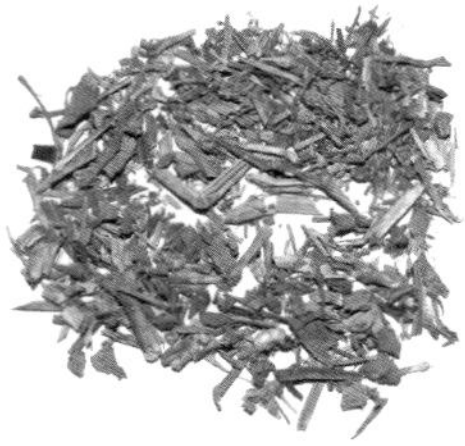

性味:辛、苦，微寒。
功效:利水消肿，化痰止咳。
禁忌:脾胃虚寒者及孕妇慎服。

荠菜

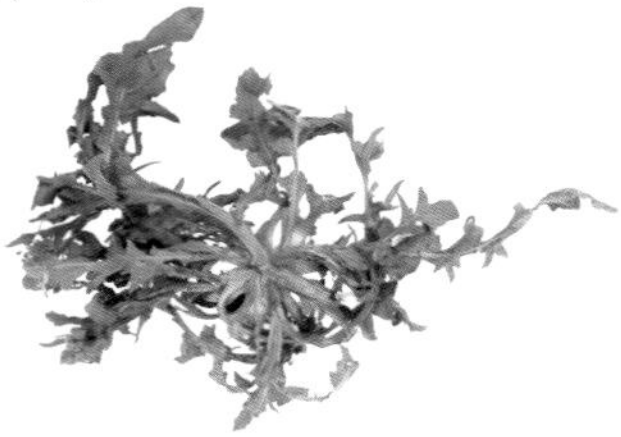

性味:辛，温。
功效:利水消肿，明目，止血。
禁忌:便溏者慎服;脾胃虚寒、有实火邪热者忌服。

车前子

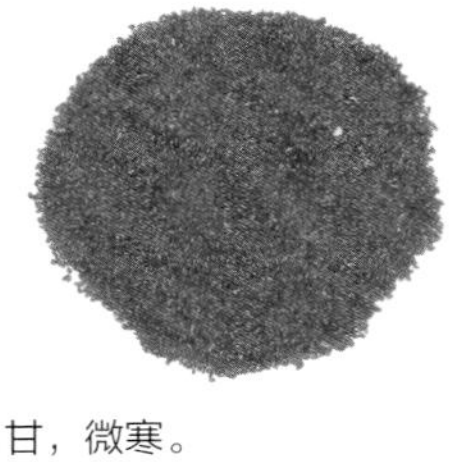

性味:甘，微寒。
功效:利尿通淋，渗湿止泻。
禁忌:肾虚遗滑、阳气下陷及内无湿热者慎服。

瞿麦

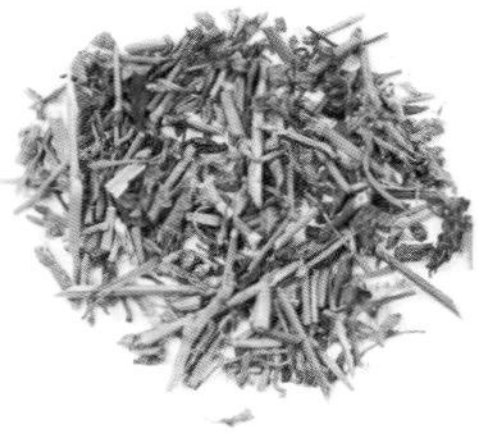

性味:苦，寒。
功效:利尿通淋，破血通经。
禁忌:孕妇忌服。

灯芯草

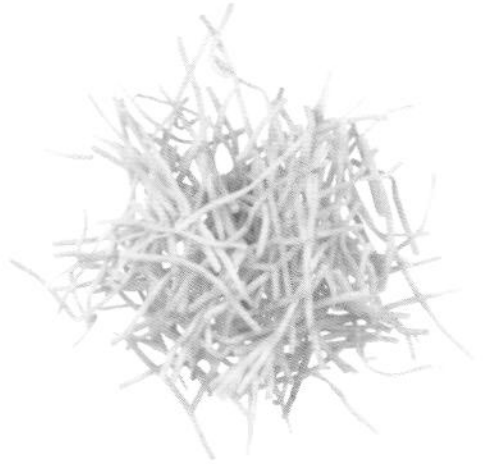

性味:甘，微寒。
功效:利尿通淋，清心降火。
禁忌:虚寒者慎服，小便失禁者忌服。

冬葵子

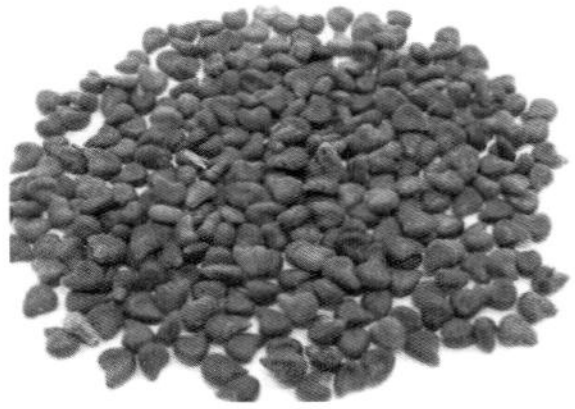

性味:甘，寒。
功效:利水通淋，滑肠通便。
禁忌:气虚下陷、脾虚肠滑者忌服，孕妇慎服。

茯苓

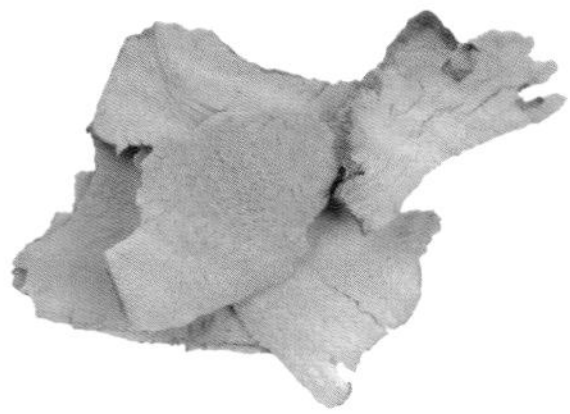

性味:甘、淡，平。
功效:利水消肿，健脾渗湿。
禁忌:阴虚而无湿热、气虚下陷、虚寒精滑者忌服。

滑石

性味:甘、淡，寒。
功效:利尿通淋，清热解暑。
禁忌:脾虚气弱、滑精、热病伤津者及孕妇忌服。

第五章

温里理气药

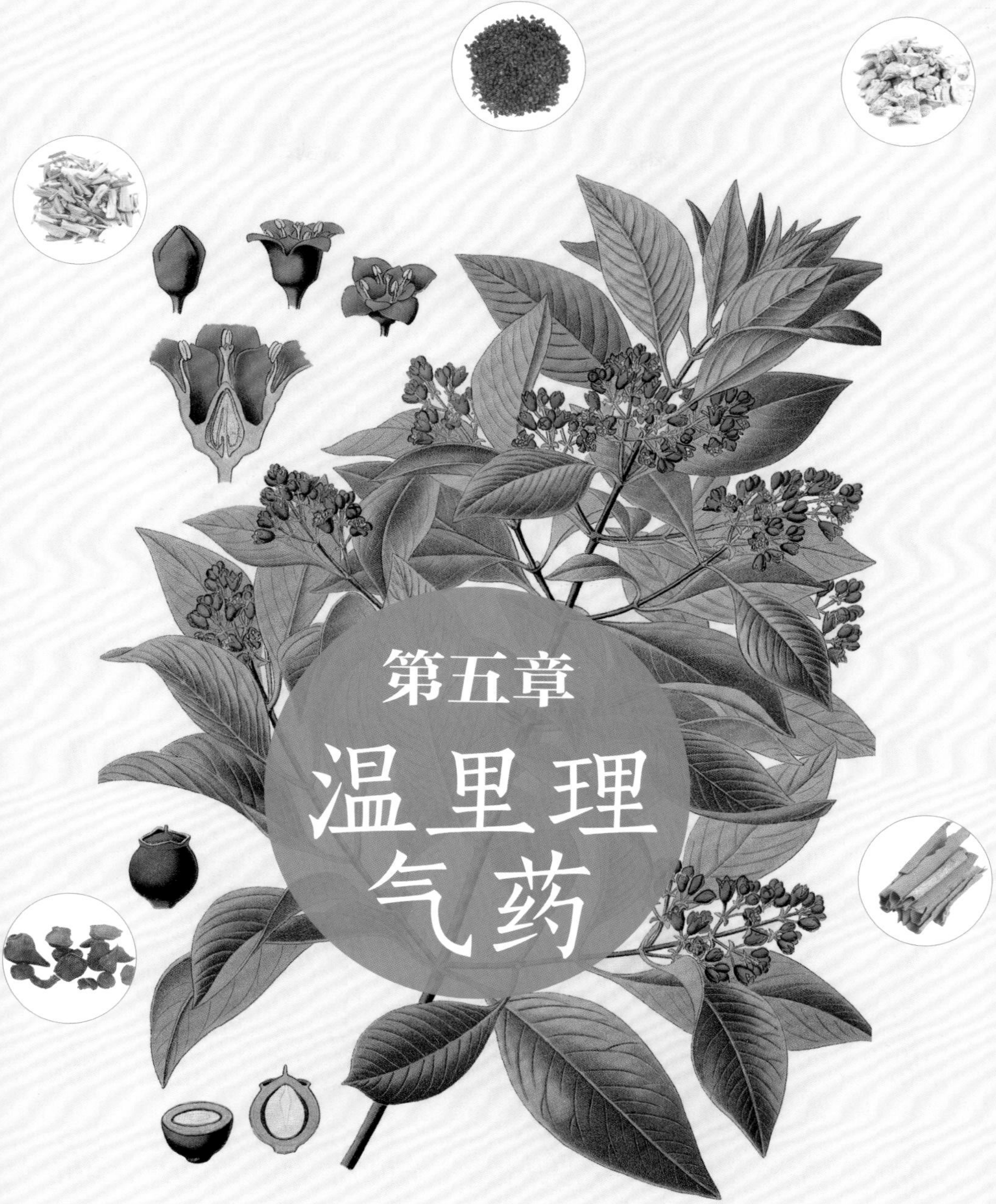

温里药指能温里祛寒、用以治疗里寒证候的药物，又称祛寒药。药性偏温热，代表药物有花椒、胡椒、丁香等。

理气药主要用于治疗由气滞引起的胸腹疼痛等证候，又称行气药。味多辛、苦，性温，气味芳香，代表药物有枳实、木香、刀豆等。

别名：川乌、刀附 | 科目：毛茛科 | 性味归经：辛、甘，大热；归心、肾、脾经

温里药

附子

成品选鉴

黑附子为纵切片，外皮黑褐色，切面暗黄色，油润具光泽，质硬而脆。气微，味辛、甘。白附子为纵切片，无外皮，黄白色，半透明。

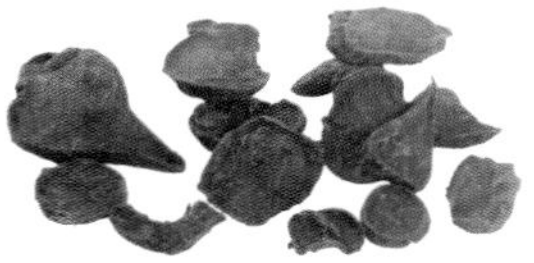

张元素说，附子大辛大热，气厚味薄，可升可降，为阳中之阴，浮中沉，无所不至，是各经的引经药。

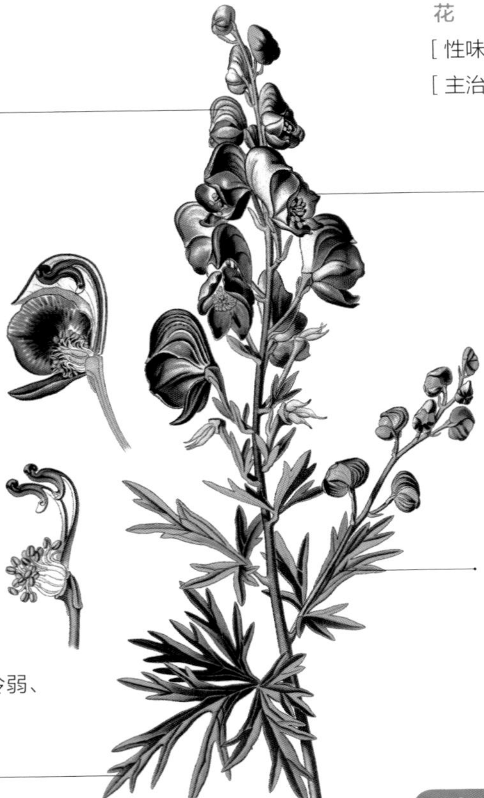

花

[性味] 味苦，性温，有毒。

[主治] 主寒湿痿痹、拘挛膝痛。

禁忌

孕妇及阴虚阳亢者忌服。

产地

主产于四川、湖北、湖南等地。

叶

[性味] 味苦，性温，有毒。

[主治] 治腰脊风寒、脚痛冷弱、心腹冷痛。

采集加工：6月下旬至8月上旬采挖，除去母根、须根及泥沙后，加工炮制成盐附子、黑附子、白附子、淡附子、炮附子。

功能主治：回阳救逆，补火助阳，散寒止痛；用于亡阳证、阳虚证、寒痹证等。

用法用量：煎服，3～15g；本品有毒，宜先煎0.5～1小时，至口尝之无麻舌感为度。

实用妙方

附子理中丸

药方 附子 90g 人参 90g 干姜 90g 甘草 90g 白术 90g

制用法 上药研末，炼蜜为丸，每丸重 6g，每次 1 丸。

功用 温阳祛寒，补气健脾。

别名：白姜、均姜、干生姜 | 科目：姜科 | 性味归经：辛，热；归脾、胃、心、肺经

温里药

干姜

成品选鉴

本品为不规则切片，具指状分枝。外皮呈灰黄色或浅黄棕色，粗糙，具纵皱纹及明显的环节，断面呈灰黄色或灰白色，纤维性。气香、特异，味辛。

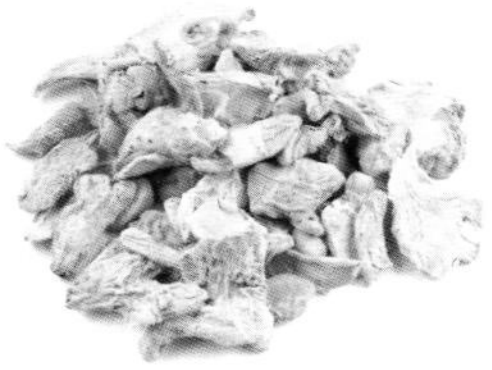

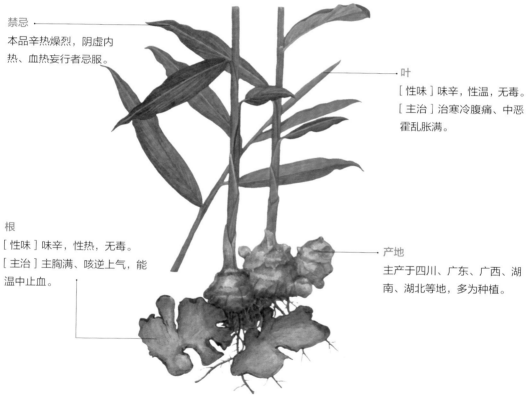

张元素说，干姜功用有四：一通心助阳；二祛脏腑沉寒痼冷；三发诸经之寒气；四治感寒腹痛。肾中无阳，脉气欲绝，以黑附子为引，水煎服，名姜附汤。也治中焦寒邪，寒淫所胜，以辛发散。干姜又能补下焦，所以四逆汤中也用它。干姜本辛，炮之稍苦，故止而不移，所以能治里寒，不像附子行而不止。理中汤中用干姜，则因其能回阳。

禁忌

本品辛热燥烈，阴虚内热、血热妄行者忌服。

叶

［性味］味辛，性温，无毒。

［主治］治寒冷腹痛、中恶霍乱胀满。

根

［性味］味辛，性热，无毒。

［主治］主胸满、咳逆上气，能温中止血。

产地

主产于四川、广东、广西、湖南、湖北等地，多为种植。

采集加工：冬季采挖，洗净后切片晒干或低温烘干生用。

功能主治：温中散寒，回阳通脉，温肺化饮；用于腹痛、呕吐、泄泻、亡阳证、寒饮喘咳等。

用法用量：煎服，3～10g。

实用妙方

理中丸

药方 人参 90g 干姜 90g 甘草 90g 白术 90g

制用法 上药共研末，炼蜜为丸，每丸重 9g，每次 1 丸。

功用 温中祛寒，补气健脾。

别名：玉桂、牡桂、菌桂、筒桂 | 科目：樟科 | 性味归经：辛、甘，大热；归肾、脾、心、肝经

温里药

肉桂

成品选鉴

本品外皮为褐色或棕褐色，粗糙，或有灰棕色花斑，内表面为灰棕色或棕色，断面呈浅棕色或棕色。质硬。香气弱，味辛、甘。

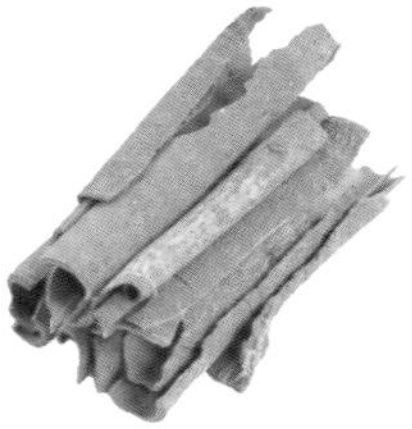

李时珍说，桂有很多种。牡桂，叶长得像枇杷叶，坚硬，有毛和细锯齿，其花白色，其皮多脂；菌桂，叶子像柿叶，尖狭而光净，有三纵纹路而没有锯齿，其花有黄有白，其皮薄而卷曲。现在的商人所卖的都是以上两种。但皮卷的是菌桂，半卷的和不卷的是牡桂。

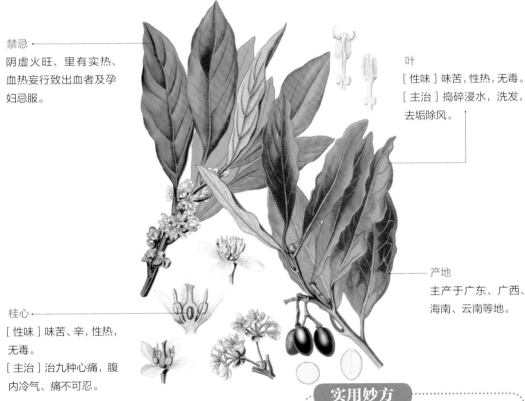

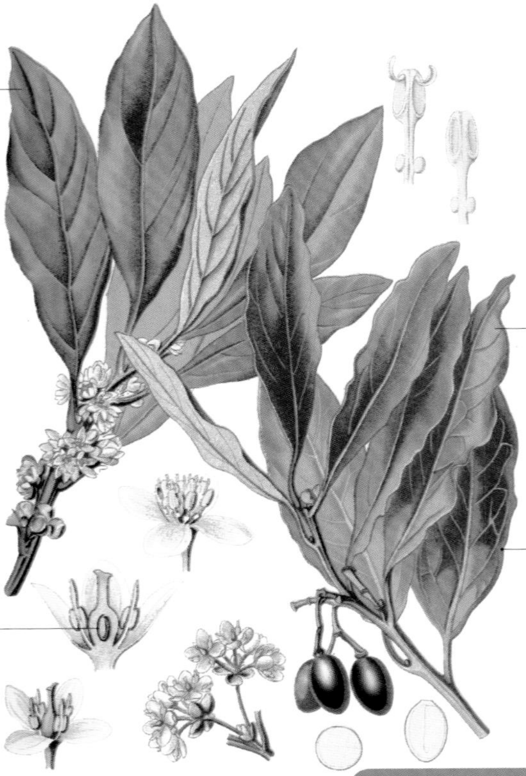

禁忌

阴虚火旺、里有实热、血热妄行致出血者及孕妇忌服。

叶

［性味］味苦，性热，无毒。

［主治］捣碎浸水，洗发，去垢除风。

产地

主产于广东、广西、海南、云南等地。

桂心

［性味］味苦、辛，性热，无毒。

［主治］治九种心痛，腹内冷气、痛不可忍。

采集加工：多于秋季剥取，刮去栓皮后阴干，生用。

功能主治：补火助阳，散寒止痛，温经通脉，引火归元；用于阳痿、宫冷、腹痛、寒疝、腰痛、胸痹、阴疽、闭经、痛经等。

用法用量：煎服，2～5g，宜后下或焗服；研末冲服，0.5～1.5g。

实用妙方

回阳救急汤

药方 熟附子 9g 干姜 6g 人参 6g 甘草 6g 白术 9g 肉桂 3g 陈皮 6g 半夏 9g 茯苓 9g 五味子 3g

制用法 水煎服。

功用 回阳固脱，益气生脉。

别名：吴萸、茶辣、漆辣子	科目：芸香科	性味归经：辛、苦，热；归肝、脾、胃、肾经

吴茱萸

成品选鉴

本品略呈五角状扁球形，表面呈暗黄绿色至褐色，粗糙，内有5颗种子。质硬而脆，气芳香浓郁，味辛辣而苦。

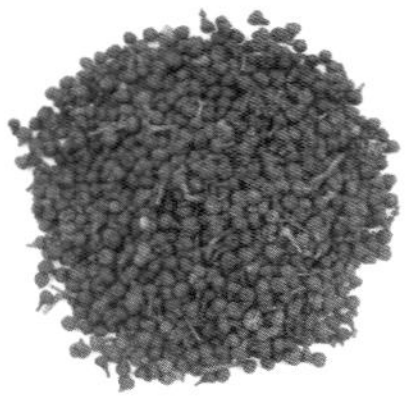

李时珍说，吴茱萸辛热，能散能温；苦热，能燥能坚。所以它所治的病，都是取其能散寒温中、除湿解郁的作用。吴茱萸与白豆蔻相使。

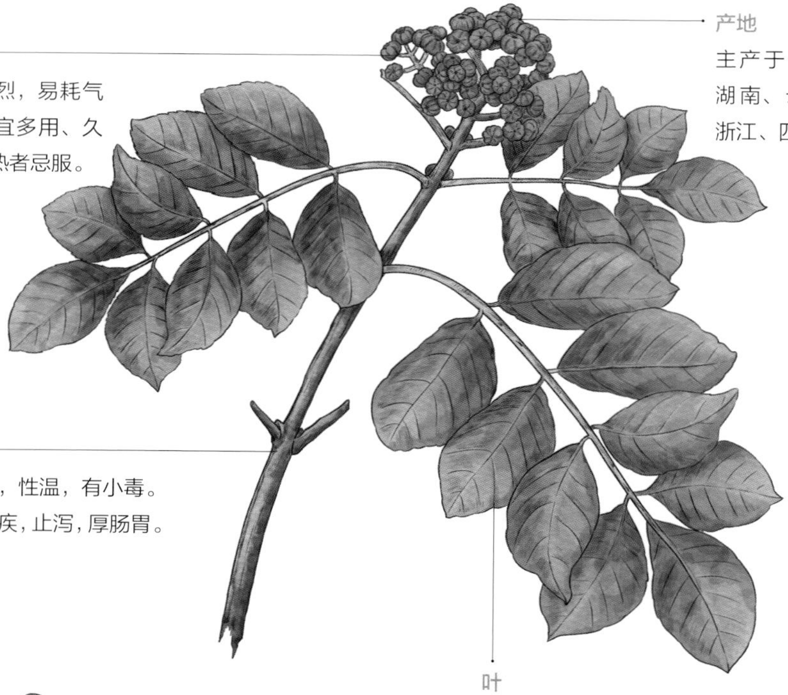

禁忌

本品辛热燥烈，易耗气动火，故不宜多用、久服，阴虚有热者忌服。

产地

主产于贵州、广西、湖南、云南、陕西、浙江、四川等地。

茎

[性味] 味辛，性温，有小毒。

[主治] 主痢疾，止泻，厚肠胃。

叶

[性味] 味辛，性温，有小毒。

[主治] 利五脏，祛痰止咳，除冷气，治饮食不消。

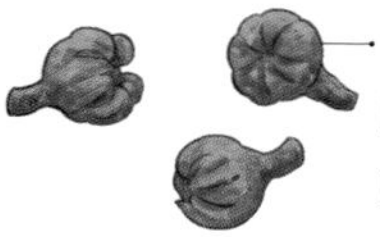

实

[性味] 味辛、苦，性热，有小毒。

[主治] 能温中下气、止痛、除湿痹。

采集加工：8～11月果实尚未开裂时剪下果枝，晒干或低温干燥，除去枝、叶、果梗等杂质。用甘草汤炙过用。

功能主治：散寒止痛，降逆止呕，助阳止泻；用于寒凝疼痛、胃寒呕吐、虚寒泄泻等。

用法用量：煎服，1.5～4.5g。外用适量。

实用妙方

吴茱萸汤

药方 吴茱萸 9g 人参 9g 生姜 18g 大枣 4 枚

制用法 水煎服。

功用 温中补脾，降逆止呕。

别名：香子、小香、小茴香、土茴香	科目：伞形科	性味归经：辛，温；归肝、肾、膀胱、胃经

温里药

茴香

成品选鉴

干燥果实呈长椭圆形，断面呈五边形。气芳香，味辛。以颗粒均匀、饱满、黄绿色、气香浓、味辛者为佳。

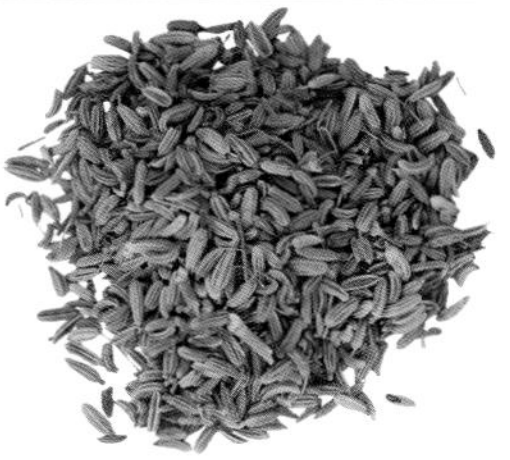

李时珍说，小茴香性平，理气开胃，夏天驱蝇辟臭，食物中适宜使用；大茴香性热，多食伤目发疮，食料中不宜过多使用。

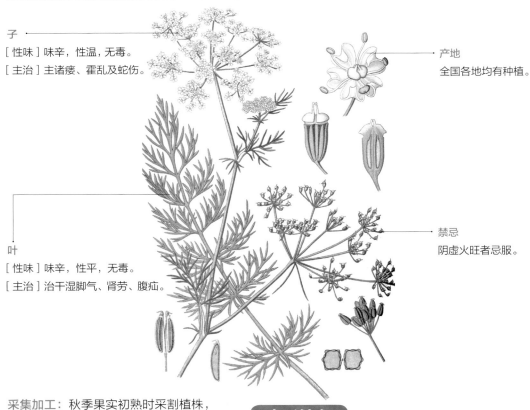

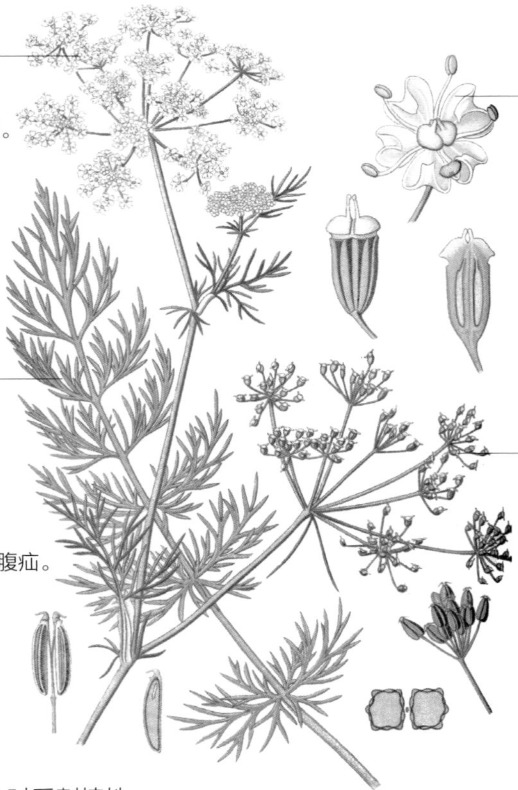

子

[性味] 味辛，性温，无毒。

[主治] 主诸瘘、霍乱及蛇伤。

叶

[性味] 味辛，性平，无毒。

[主治] 治干湿脚气、肾劳、腹疝。

产地

全国各地均有种植。

禁忌

阴虚火旺者忌服。

采集加工： 秋季果实初熟时采割植株，晒干，打下果实，除去杂质，生用或盐水炙用。

功能主治： 散寒止痛，理气和胃；用于寒疝腹痛、睾丸偏坠胀痛、少腹冷痛、痛经、中焦虚寒气滞等。

用法用量： 煎服，3～6g。外用适量，研末调敷。

实用妙方

乌药散

药方 巴豆12g 木香15g 茴香（炒）15g 川楝子12g 槟榔9g 高良姜15g 青皮15g 熟天台乌药15g

制用法 巴豆与川楝子用麸炒黑，去巴豆及麸皮，川楝子和余药共研为末，和匀，每次3g，温酒送服。

功用 行气疏肝，温中散寒。

别名：公丁、公丁香 | 科目：桃金娘科 | 性味归经：辛，温；归脾、胃、肺、肾经

丁香

成品选鉴

本品呈棒状，长1～2cm。花冠圆球形，花瓣棕褐色至褐黄色，搓碎后可见黄色细粒状花粉。质坚实，富油性。气芳香浓烈，味辛。

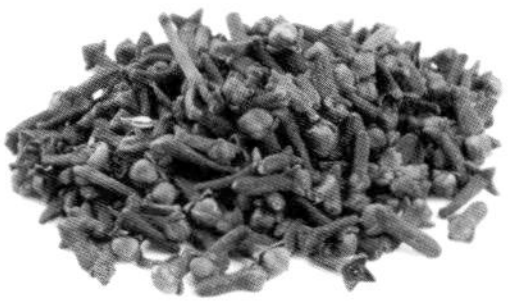

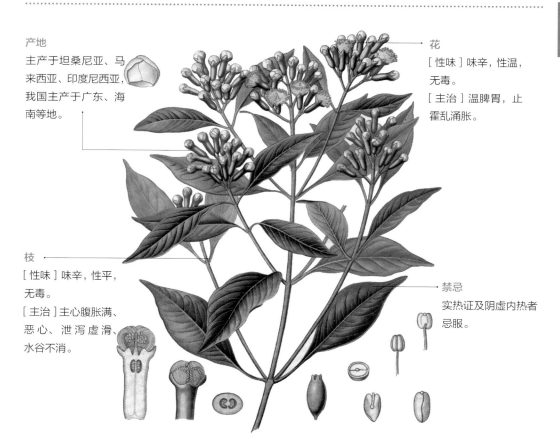

寇宗奭《本草衍义》中载，属火而有金，补泻能走。肺行清令，与脾气相和，唯有润而甘芳自适，焉有所谓口气病者？以丁香含之，扬汤止沸耳。

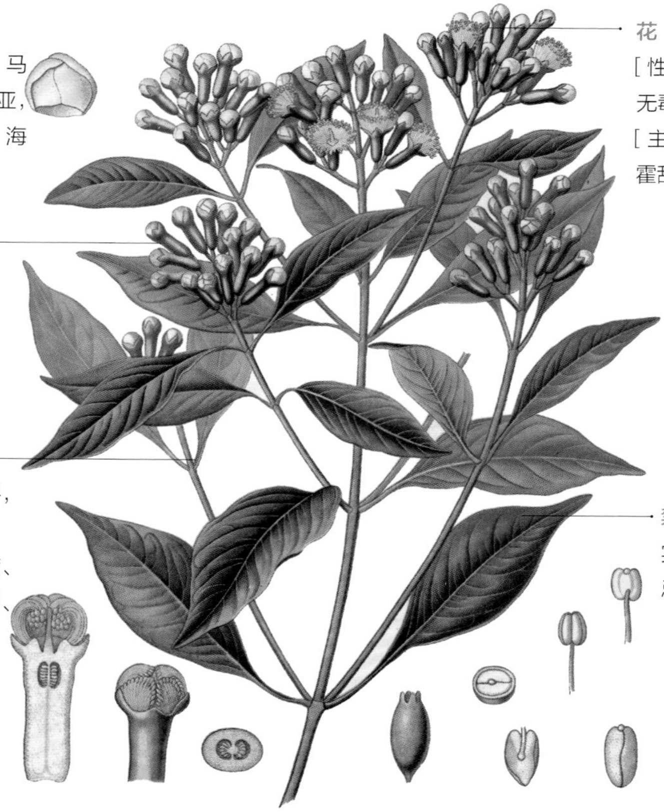

产地

主产于坦桑尼亚、马来西亚、印度尼西亚，我国主产于广东、海南等地。

花

［性味］味辛，性温，无毒。

［主治］温脾胃，止霍乱涌胀。

枝

［性味］味辛，性平，无毒。

［主治］主心腹胀满、恶心、泄泻虚滑、水谷不消。

禁忌

实热证及阴虚内热者忌服。

采集加工： 通常于9月至次年3月，花蕾由绿转红时采摘，晒干后生用。

功能主治： 温中降逆，温肾助阳；用于胃寒呕吐、呃逆、脘腹冷痛、阳痿、宫冷等。

用法用量： 煎服，2～5g。外用适量，研末敷贴。

实用妙方

丁香柿蒂汤

药方 丁香 6g 柿蒂 9g 人参 3g 生姜 6g

制用法 水煎服。

功用 温中散寒，降逆止呕。

别名：浮椒、玉椒	科目：胡椒科	性味归经：辛，热；归胃、大肠经

温里药

胡椒

成品选鉴

果实近圆球形，表面呈暗棕色或白色，有网状皱纹，内果皮呈淡黄色。气芳香，味辛。以粒大、饱满、色黑或白、皮皱、气味浓烈者为佳。

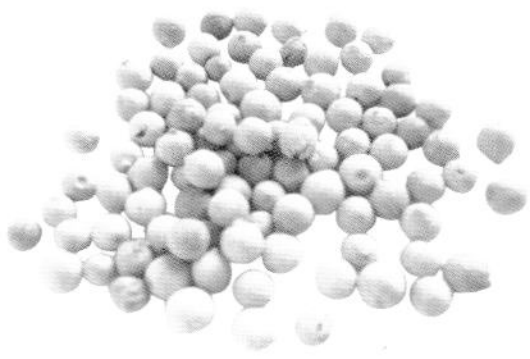

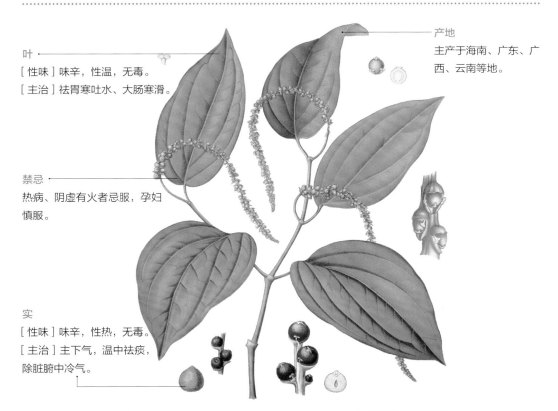

李时珍说，胡椒辛热，为纯阳之物，肠胃寒湿的人适宜吃。有热病的人吃了，动火伤气，深受其害。

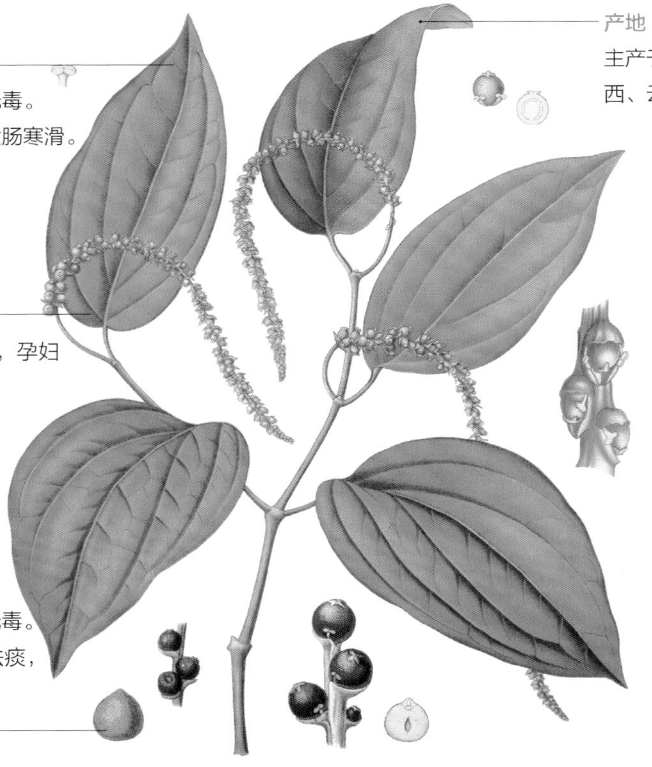

叶

[性味] 味辛，性温，无毒。

[主治] 祛胃寒吐水、大肠寒滑。

产地

主产于海南、广东、广西、云南等地。

禁忌

热病、阴虚有火者忌服，孕妇慎服。

实

[性味] 味辛，性热，无毒。

[主治] 主下气，温中祛痰，除脏腑中冷气。

采集加工： 秋末至次春果实呈暗绿色时采收，晒干后为黑胡椒；果实变红时采收，水浸，去除果肉后晒干，为白胡椒。生用，用时碾碎。

功能主治： 温中散寒，下气消痰；用于胃寒腹痛、呕吐泄泻、风虫牙痛等。

用法用量： 煎服，1～3g；研末服，每次0.6～1.5g。外用适量，研末调敷，或置膏药内外贴。

实用妙方

红枣胡椒丸

药方 大枣（去核）7 枚　白胡椒 7 粒

制用法 蒸 7 次，共捣为丸，如绿豆大。每服 7 丸，温水服下。

功用 益气养血，温中健胃。

花椒

成品选鉴

本品外表面呈紫红色或棕红色，散有多数疣状突起的油点，内表面呈淡黄色。香气浓烈，味辛辣而持久。

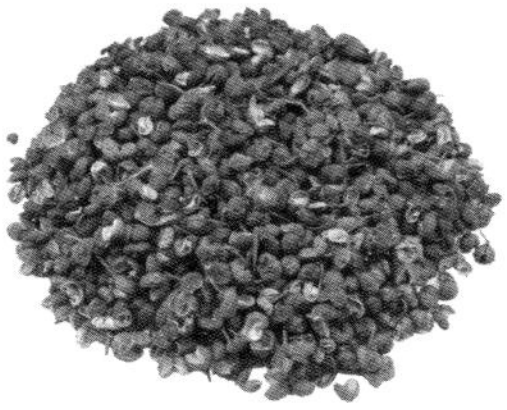

李时珍说，花椒最早出自秦地，现在各地都可种植，很容易繁衍。它的叶是对生的，尖而有刺。四月开小花，五月结子，生时为青色，熟后变成红色，比蜀椒大，但其籽实中的籽粒不如蜀椒的黑亮。

范子计说，蜀椒产自成都，红色的好；秦椒出自天水，粒小的好。

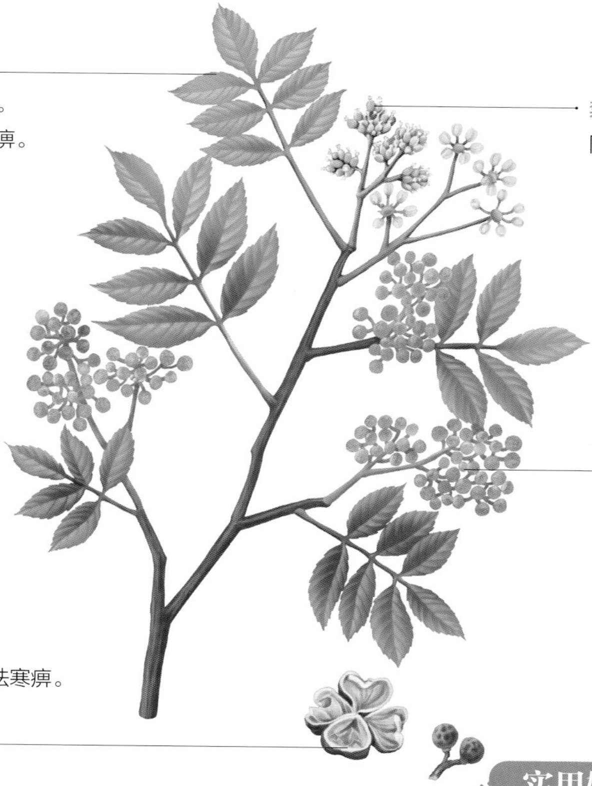

叶

［性味］味辛，性温。

［主治］温中，祛寒痹。

禁忌

阴虚火旺者忌服，孕妇慎服。

产地

我国大部分地区有分布，但以四川产者为佳。

实

［性味］味辛，性温。

［主治］除风邪气，祛寒痹。

采集加工： 秋季采收成熟果实，晒干，除去种子及杂质，生用或炒用。

功能主治： 温中止痛，杀虫止痒；用于中寒腹痛、寒湿吐泻、虫积腹痛、湿疹阴痒等。

用法用量： 煎服，3～6g。外用适量，煎汤熏洗。

实用妙方

大建中汤

药方 花椒 6g 干姜 12g 人参 6g

制用法 水煎服。

功用 温中补虚，降逆止痛。

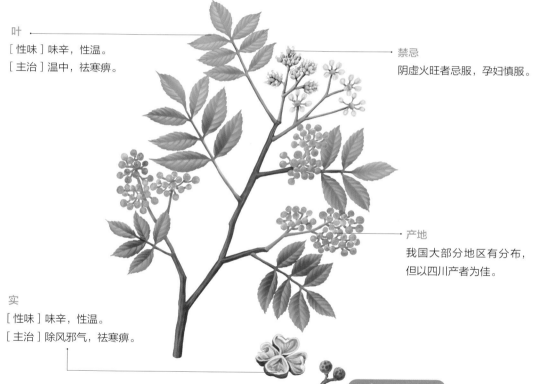

别名：鹅眼枳实	科目：芸香科	性味归经：苦、辛、酸，温；归脾、胃、大肠经

理气药

枳实

成品选鉴

本品呈半球形，外果皮呈暗棕绿色，具颗粒状突起和皱纹，切面中果皮略隆起，黄白色或黄褐色。质坚硬。气清香，味苦、辛、微酸。

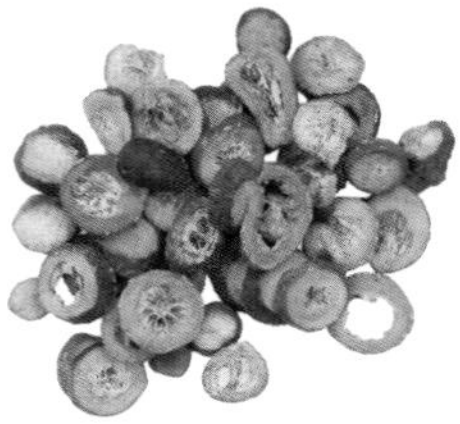

苏颂说，现在洛西、江湖州郡等地皆有，以商州的为最好。树木像橘但稍小，高五七尺。叶如橙、多刺。春天开白花，秋天长成果实，在九、十月采摘的为枳壳。现在的人用汤泡去苦味后蜜渍，当作果品。

禁忌

孕妇及无气滞、脾胃虚弱者慎服。

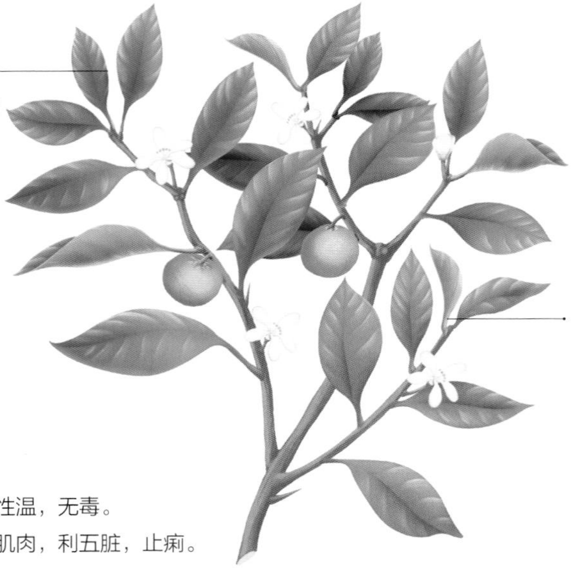

产地

主产于四川、江西、福建、江苏等地。

实

[性味] 味苦、辛、酸，性温，无毒。

[主治] 主除寒热结，长肌肉，利五脏，止痢。

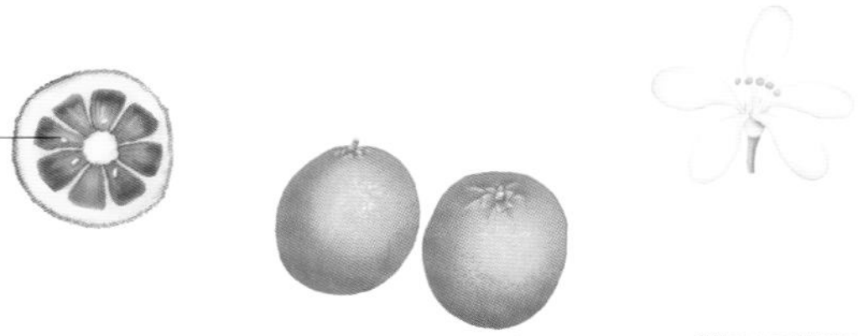

采集加工： 5～6月采集自落的果实，大者自中部横切为两半，晒干或低温干燥，较小者直接晒干或低温干燥。用时洗净、闷透、切薄片，干燥后生用或麸炒用。

功能主治： 破气除痞，化痰消积；用于胃肠积滞、湿热泻痢、胸痹、结胸、气滞所致胸胁疼痛、产后腹痛等。

用法用量： 煎服，3～10g，大量可用至30g。炒后性较平和。

实用妙方

枳实薤白桂枝汤

药方 枳实 12g 厚朴 12g 薤白 9g 桂枝 6g 栝蒌子 12g

制用法 水煎服。

功用 通阳散结，祛痰下气。

别名：蜜香、广木香、五香 | 科目：菊科 | 性味归经：辛、苦，温；归脾、胃、肝、肺经

木香

成品选鉴

本品为类圆形厚片，表面显灰褐色或棕黄色，中间有明显菊花心状的放射纹理，有纵皱纹，质坚。有特异香气，味辛、苦。

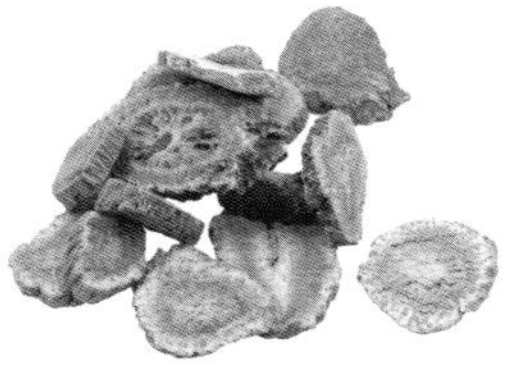

朱震亨说，调气用木香，其味辛，气能上升，如气郁不达者宜之。若阴火冲上者，则反助火邪，当用黄檗、知母，而少以木香佐之。

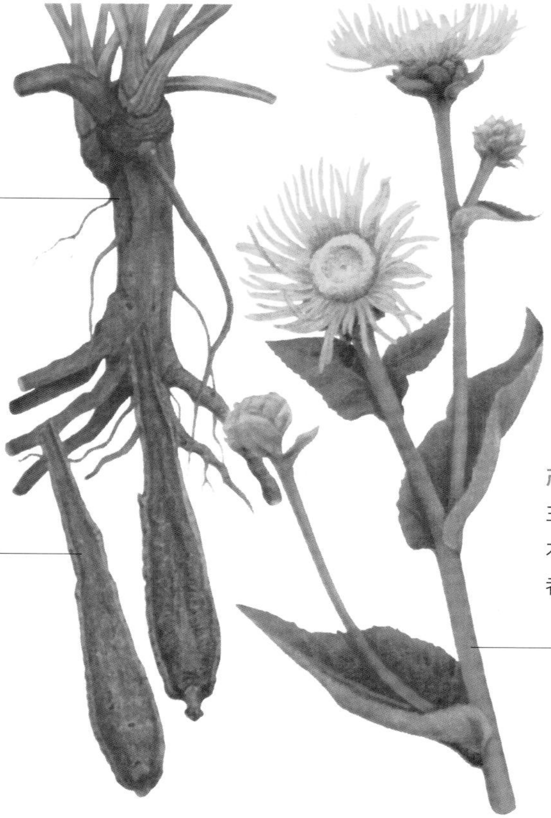

禁忌

脏腑燥热、阴虚津亏者忌服。

根

[性味] 味辛、苦，性温。

[主治] 行肝气，调诸气，健脾消食。

产地

主产于云南、广西者称云木香；主产于四川、西藏者称川木香。

采集加工： 秋冬两季采挖，除去泥沙及须根后切段，大的再纵剖成瓣，干燥后撞去粗皮，生用或煨用。

功能主治： 行气止痛，健脾消食；用于脾胃气滞、泻痢里急后重、腹痛胁痛、黄疸、疝气疼痛、气滞血瘀型胸痹等。

用法用量： 煎服，3~10g；或入丸、散。

实用妙方

阑尾化瘀汤

药方 金银花 15g 木香 9g 大黄 9g 桃仁 9g 牡丹皮 9g 延胡索 9g 川楝子 15g

制用法 水煎服。

功用 活血化瘀，行气止痛。

别名：白檀、白檀木	科目：檀香科	性味归经：辛，温；归脾、胃、心、肺经

理气药

檀香

成品选鉴

药材呈圆柱形，有的略弯曲，表面呈淡灰黄色，光滑细密，有时可见纵裂纹，有刀削痕。横切面棕色，显油迹；纵切面纹理顺直。质坚实，不易折断。气清香，味辛。燃烧时香气浓烈。以体重质坚、显油迹、香气浓郁而持久、烧之气香者为佳。

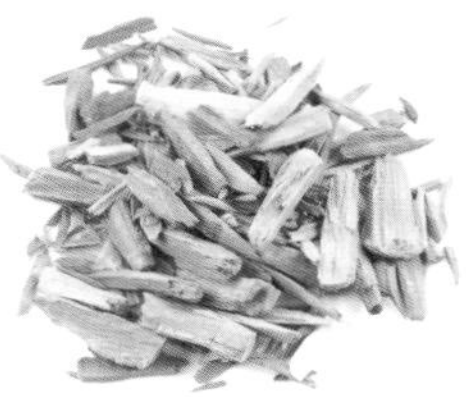

李时珍说，檀香出自广东、云南及占城、真腊、爪哇、渤泥、三佛齐等地， 如今岭南各地皆有。它的树、叶都似荔枝，皮青色而滑泽。其中皮厚而色黄的是黄檀；皮洁而色白的是白檀；皮腐而色紫的是紫檀。它们的树木都坚硬而有清香， 以白檀为最佳。

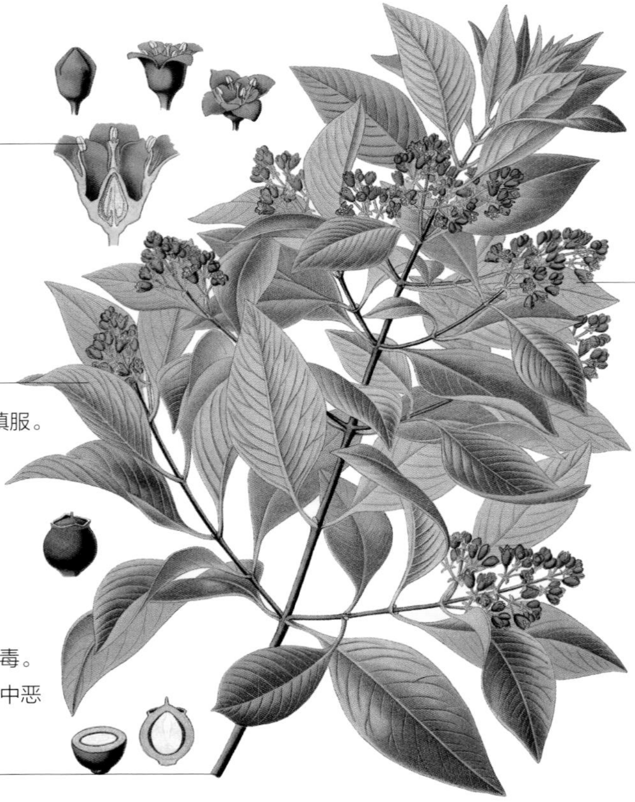

花

[性味] 味辛，性温，无毒。

[主治] 煎服，止心腹痛、霍乱、肾气痛。

禁忌

阴虚火旺、实热吐衄者慎服。

茎

[性味] 味辛，性温，无毒。

[主治] 消风热肿毒，治中恶鬼气，杀虫。

产地

主产于印度、澳大利亚、印度尼西亚，我国海南、广东、云南及台湾等地亦产。

采集加工： 夏季采收为佳。除去边材，镑片或劈碎后入药，生用。

功能主治： 行气止痛，散寒调中；用于胸腹寒凝气滞等。

用法用量： 煎服，3～5g，宜后下；入丸、散，1～3g。

实用妙方

檀香散

药方 檀香适量

制用法 研末，干姜汤泡服。

功用 理气和胃。

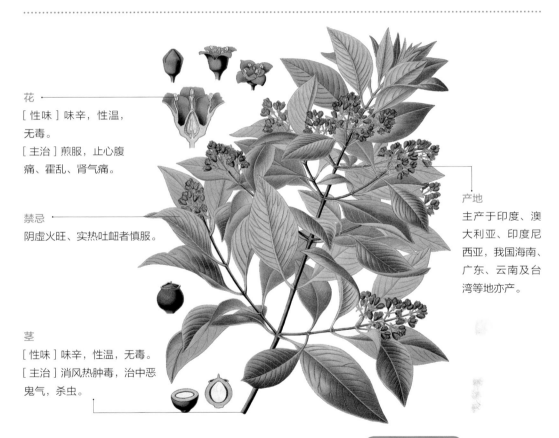

别名：荔核、荔仁 | 科目：无患子科 | 性味归经：辛、微苦，温；归肝、胃经

理气药

荔枝核

成品选鉴

本品呈长圆形或卵圆形，略扁。表面呈棕红色或紫棕色，平滑，有光泽，略有凹陷及波纹，一端有类圆形黄棕色的种脐。质硬。气微。

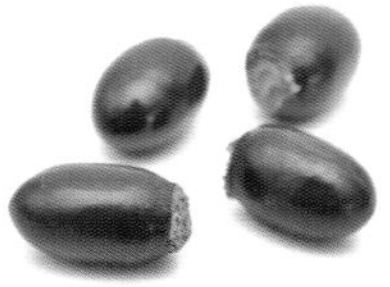

李时珍说，荔枝是热带果实，最怕寒冷。荔枝易种植而根浮，很耐久，有数百年的荔枝树还能结果实。荔枝新鲜时肉色白，晒干后则为红色。日晒火烘，卤浸蜜煎，都能久存。荔枝最忌麝香，若接触到，则花果尽落。

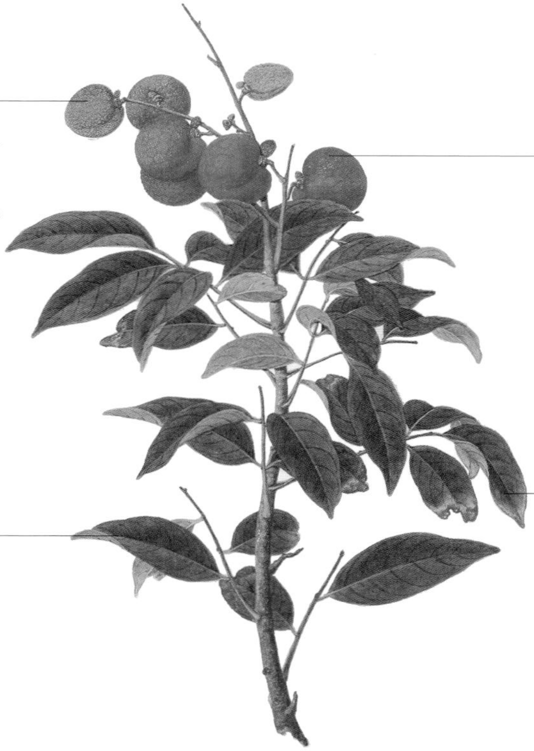

壳

[性味] 味甘、苦，性温，无毒。

[主治] 取荔枝壳煎汤服，主小儿疮痘出不快。

实

[性味] 味甘，性温，无毒。

[主治] 止烦渴，治头晕、心胸烦躁不安、背膊劳闷。

产地

主产于福建、广东、广西等地。

禁忌

阴虚火旺者慎服，无寒湿气滞者勿生服。

采集加工： 夏季采摘成熟果实，除去果皮及肉质假种皮，洗净晒干，生用或盐水炙用，用时打碎。

功能主治： 行气散结，散寒止痛；用于疝气痛、睾丸肿痛、胃脘久痛、痛经、产后腹痛等。

用法用量： 煎服，4.5~9g；或入丸、散。

实用妙方

荔核散

药方 沉香 3g 茴香 6g 食盐 3g 川楝子 6g 青盐 3g 荔枝核 14 枚 木香 3g 八角茴香（炒）3g

制用法 上药共研为末，每服 9g，空腹时热酒调下。

功用 行气，散结，止痛。

理气药

玫瑰花

成品选鉴

本品呈半球形或不规则团状，花托半球形，黄绿色或棕绿色，被有细柔毛；花瓣多皱缩，展平后为宽卵形，呈覆瓦状排列。体轻，质脆。气芳香浓郁。

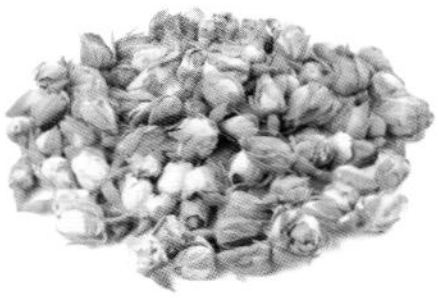

《本草正义》载，玫瑰花“香气最浓，清而不浊，和而不猛，柔肝醒胃，流气活血，宣通窒滞而绝无辛温刚燥之弊，断推气分药之中，最有捷效而驯良者，芳香诸品，殆无其匹”。

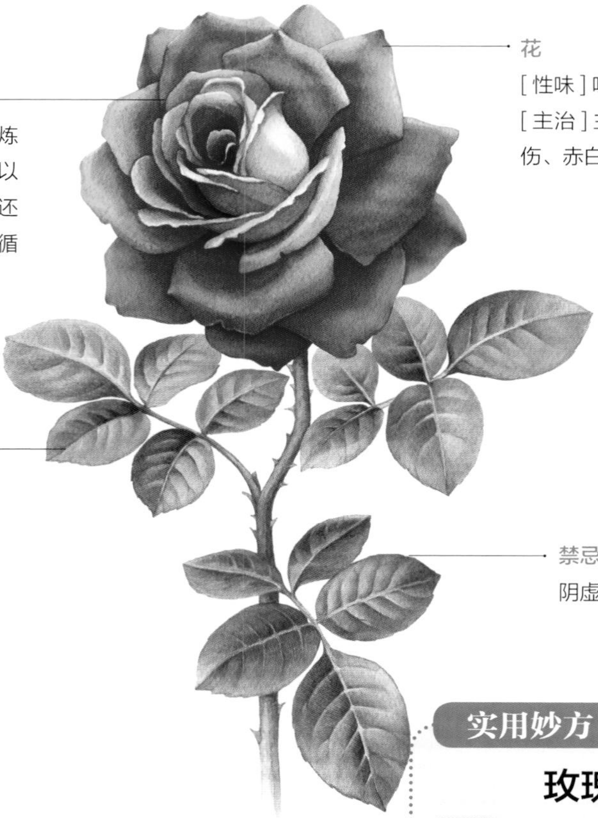

玫瑰露

用玫瑰花瓣以蒸馏法可提炼玫瑰精油（称玫瑰露），可以活化男性雄激素及精子，还可以改善肤质，促进血液循环及新陈代谢。

花

[性味]味甘、微苦，性温。

[主治]主月经不调、跌打损伤、赤白带下。

产地

主产于江苏、浙江、福建、山东、四川等地。

禁忌

阴虚有火者忌服。

采集加工： 春末夏初花将开放时分批采摘，除去花柄及蒂，文火烘干或阴干；或采后装入纸袋，贮存于石灰缸内，封盖，每年梅雨季更换为新石灰。

功能主治： 疏肝解郁，活血止痛；用于肝胃气痛、月经不调、经前乳房胀痛、跌打伤痛等。

用法用量： 煎服，3～10g。可浸酒或泡茶饮。

实用妙方

玫瑰膏

药方 玫瑰花蕊（初开者，去心、蒂）300 朵 冰糖 500g

制用法 新汲水入砂锅内煎取浓汁，滤渣，再加入冰糖收膏，放入瓷瓶密封，早晚开水冲服，每次 15g。

功用 疏解肝郁，调经。

别名：大弋豆、挟剑豆、刀鞘豆、关刀豆 | 科目：豆科 | 性味归经：甘，温；归脾、胃、肾经

刀豆

成品选鉴

干燥种子呈扁卵形，表面淡红色，略有光泽，微皱缩不平。气微，味甘，嚼之具有豆腥味。以个大、饱满，色鲜艳，干燥者为佳。

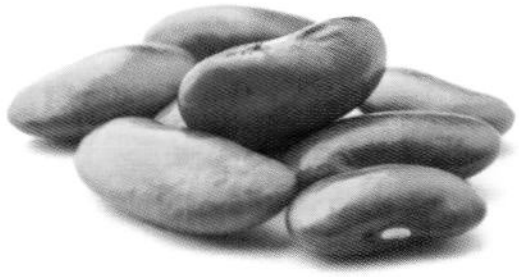

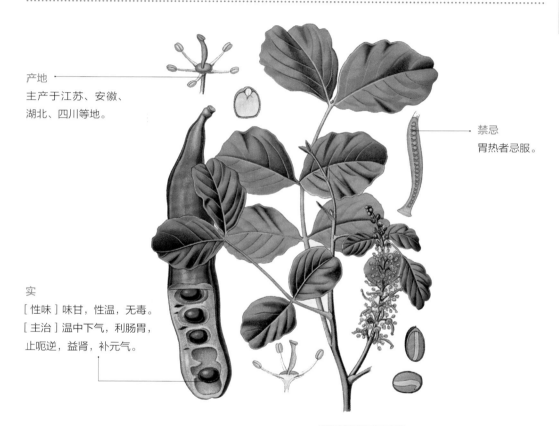

李时珍说，刀豆结的豆荚长约一尺，有点像皂荚，但比皂荚扁而且有剑脊，三个棱很分明。刀豆嫩时可煮来吃，可做酱吃，可用蜂蜜煎来吃，效果都很好。老时则收子，子与大拇指一般大，为淡红色。与猪肉、鸡肉等同煮，味道特别鲜美。

产地

主产于江苏、安徽、湖北、四川等地。

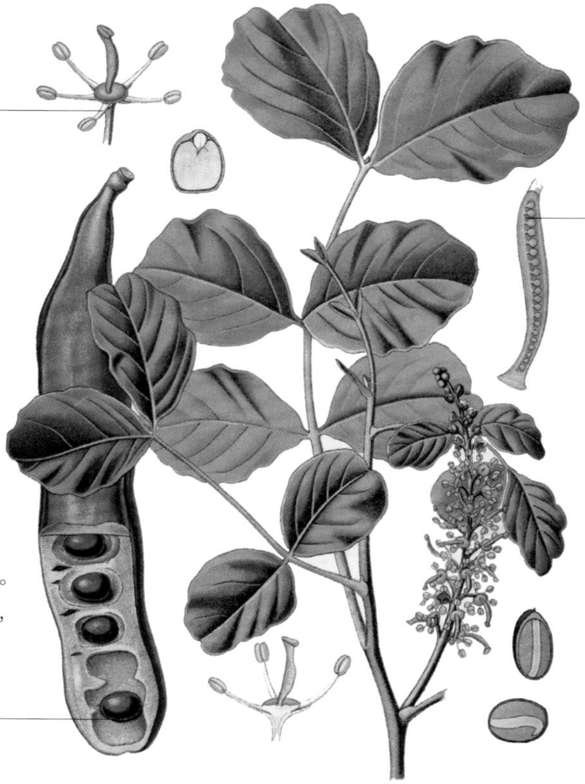

禁忌

胃热者忌服。

实

[性味] 味甘，性温，无毒。

[主治] 温中下气，利肠胃，止呃逆，益肾，补元气。

采集加工： 秋季种子成熟时采收，剥取种子后晒干，生用。

功能主治： 降气止呃，温肾助阳；用于呃逆、呕吐、肾虚腰痛等。

用法用量： 煎服，9～15g；或烧存性研末。

实用妙方

刀豆散

药方 刀豆适量

制用法 研为细末，每服 6~9g，温水送服。

功用 温中，下气，止呃。

别名：红皮、黄橘皮 | 科目：芸香科 | 性味归经：辛、苦，温；归脾、肺经

理气药

陈皮

成品选鉴

本品呈不规则的片状，外表面呈橙红色或红棕色，有细皱纹及凹下的点状油室；内表面呈浅黄白色，粗糙，附黄白色或黄棕色筋络状维管束。质稍硬而脆。气香，味辛、苦。

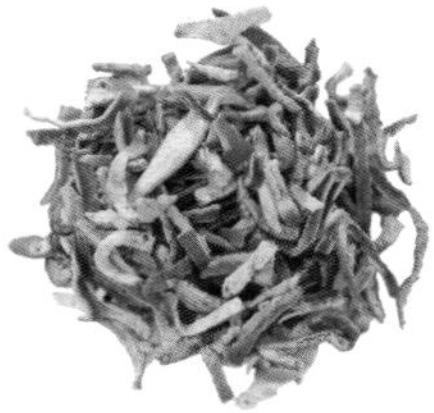

禁忌： 气虚、阴虚燥咳者不宜服，吐血患者、舌赤少津及内有实热者慎服。

产地： 主产于广东、福建、四川、浙江、江西等地。

采集加工： 秋末冬初果实成熟时采收果皮，晒干或低温干燥。以陈久者为佳，故称陈皮。切丝后生用。

功能主治： 理气健脾，燥湿化痰；用于脾胃气滞、呕吐、呃逆、痰湿内盛、寒痰咳嗽、胸痹证等。

用法用量： 煎服，3～10g；或入丸、散。

实用妙方

益黄散

药方 陈皮 50g 青皮 20g 诃子 20g 丁香 10g 甘草 20g

制用法 作汤剂，水煎三分，饭前温服。

功用 健脾理气，温中止泻。

别名：香头草、回头青、雀头香 | 科目：莎草科 | 性味归经：辛、微苦、微甘，平；归肝、脾、三焦经

理气药

香附

成品选鉴

本品表面呈棕褐色或黑褐色，质硬，经蒸煮者断面呈黄棕色，角质样；生晒者断面色白而显粉性，内皮层环纹明显，中柱色较深。气香。

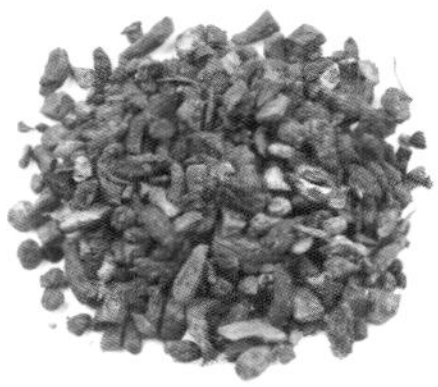

禁忌： 气虚无滞、阴虚、血热者忌服。

产地： 全国大部分地区均产，主产于广东、河南、四川、浙江、山东等地。

采集加工： 秋季采挖，燎去毛须，置沸水中略煮或蒸透后晒干；或燎后直接晒干，生用或醋炙用，用时碾碎。

功能主治： 疏肝解郁，调经止痛，理气调中；用于肝郁气滞所致胁痛、腹痛，月经不调，痛经，乳房胀痛，脾胃气滞所致腹痛等。

用法用量： 煎服，5～10g。醋炙后止痛力增强。

实用妙方

香附散

药方 槐花（炒）30g 香附（炒）30g 大黄 15g

制用法 将上药研为细末。每服 9g，加入白糖少许，食后，冷水调服。

功用 行气疏肝，清热解毒。

别名：蜜甘柑、五指柑、福寿柑 | 科目：芸香科 | 性味归经：辛、苦、酸，温；归肝、脾、胃、肺经

理气药

佛手

成品选鉴

该品为类椭圆形或卵圆形的薄片，常皱缩或卷曲。外皮黄绿色或橙黄色，有皱纹及油点。果肉浅黄白色。质硬而脆，受潮后变柔韧。气香。

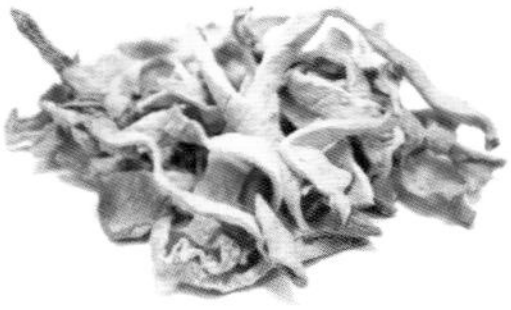

禁忌：阴虚有火、气虚无滞者慎服。

产地：主产于广东、福建、云南、四川等地。

采集加工：秋季果实尚未变黄或刚变黄时采收，纵切成薄片，晒干或低温干燥，生用。

功能主治：疏肝解郁，理气和中，燥湿化痰；用于肝郁胸胁胀痛、气滞脘腹疼痛、久咳痰多、胸闷作痛等。

用法用量：煎服，3～10g。

实用妙方

两和镇痛饮

药方 柴胡 12g 白芍 15g 枳壳 12g 厚朴 12g 香附（炒）15g 佛手 12g 建曲（炒）15g 甘草 4g

制用法 每日 1 剂，水煎 3 次，分早、中、晚服。

功用 疏肝和胃，行滞镇痛。

别名：薤根、野蒜、小独蒜、薤白头 | 科目：百合科 | 性味归经：辛、苦，温；归肺、胃、大肠经

理气药

薤白

成品选鉴

本品呈不规则卵圆形，表面呈黄白色或淡黄棕色，皱缩，半透明。质坚硬，角质样。不易破碎，断面黄白色。微有蒜气，味辛、苦。

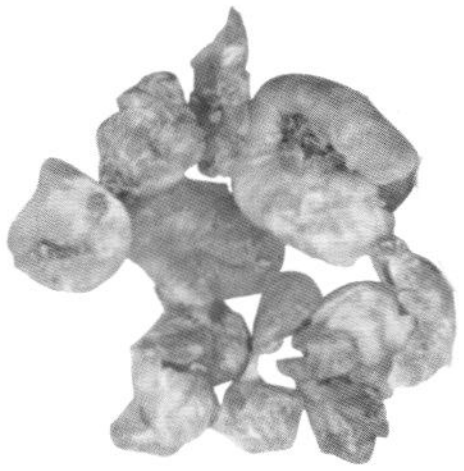

禁忌：气虚、有内热者慎服。

产地：全国各地均有分布，主产于江苏、浙江等地。

采集加工：夏秋两季采挖，洗净后除去须根，蒸透或置沸水中焯透，晒干后生用。

功能主治：通阳散结，行气导滞；用于胸痹、脘腹痞满胀痛、泻痢见里急后重等。

用法用量：煎服，5～10g。

实用妙方

栝楼薤白汤

药方 栝楼子 15g 薤白 10g 白酒 100ml

制用法 三味药同煮，分 2 次服。

功用 通阳散结，行气祛痰。

附子

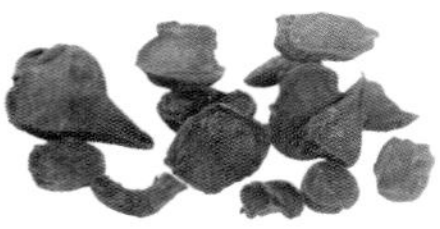

性味：辛、甘，大热。
功效：回阳救逆，补火助阳。
禁忌：孕妇及阴虚阳亢者忌服。

干姜

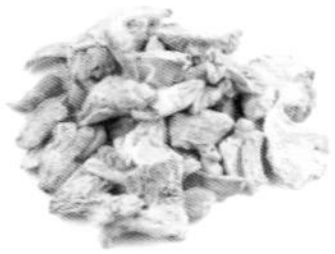

性味：辛，热。
功效：温中散寒，温肺化饮。
禁忌：阴虚内热、血热妄行者忌服。

肉桂

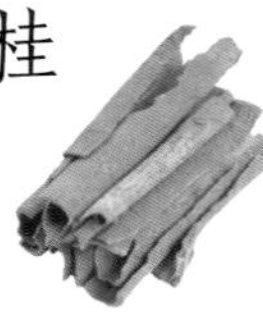

性味：辛、甘，大热。
功效：补火助阳，散寒止痛。
禁忌：阴虚火旺、里有实热、血热妄行致出血者及孕妇忌服。

吴茱萸

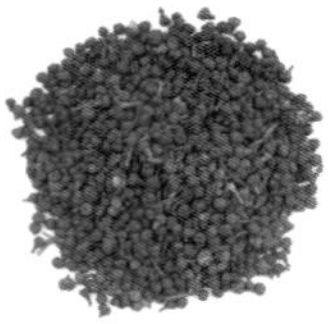

性味：辛、苦，热。
功效：散寒止痛，降逆止呕。
禁忌：阴虚有热者忌服。

茴香

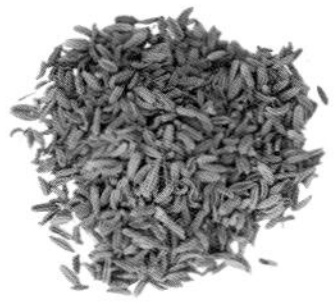

性味：辛，温。
功效：散寒止痛，理气和胃。
禁忌：阴虚火旺者忌服。

丁香

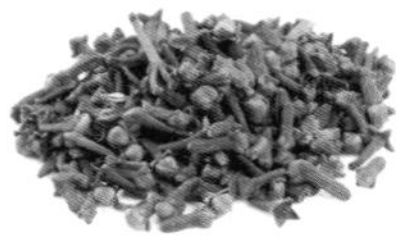

性味：辛，温。
功效：温中降逆，温肾助阳。
禁忌：实热证及阴虚内热者忌服。

胡椒

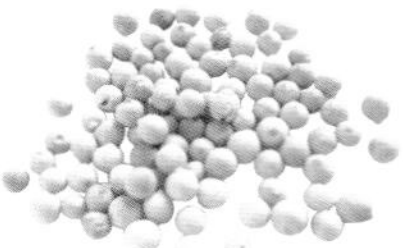

性味：辛，热。
功效：温中散寒，下气消痰。
禁忌：热病、阴虚有火者忌服，孕妇慎服。

花椒

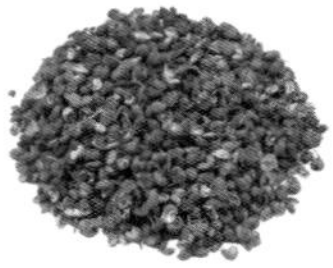

性味：辛，温。
功效：温中止痛，杀虫止痒。
禁忌：阴虚火旺者忌服，孕妇慎服。

枳实

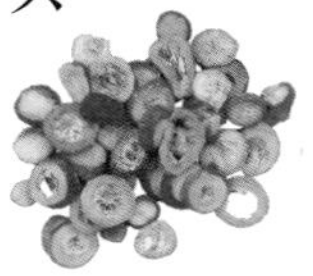

性味：苦、辛、酸，温。
功效：破气除痞，化痰消积。
禁忌：孕妇及无气滞、脾胃虚弱者慎服。

木香

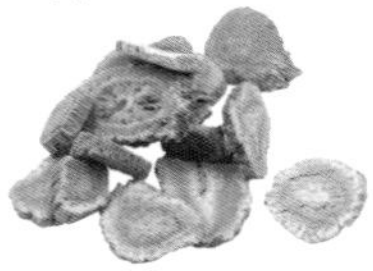

性味：辛、苦，温。
功效：行气止痛，健脾消食。
禁忌：脏腑燥热、阴虚津亏者忌服。

檀香

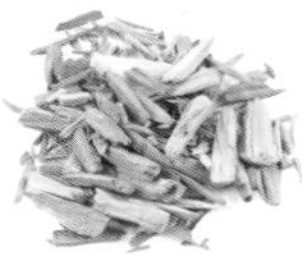

性味：辛，温。
功效：行气止痛，散寒调中。
禁忌：阴虚火旺、实热吐衄者慎服。

荔枝核

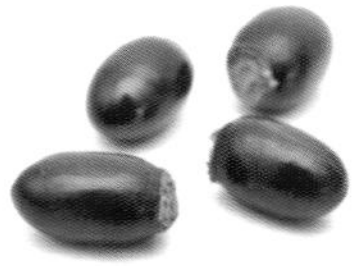

性味：辛、微苦，温。
功效：行气散结，散寒止痛。
禁忌：阴虚火旺者慎服，无寒湿气滞者勿生服。

玫瑰花

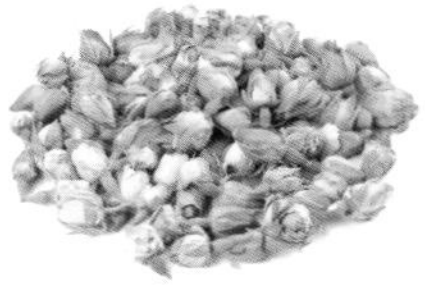

性味：甘、微苦，温。
功效：疏肝解郁，活血止痛。
禁忌：阴虚有火者忌服。

刀豆

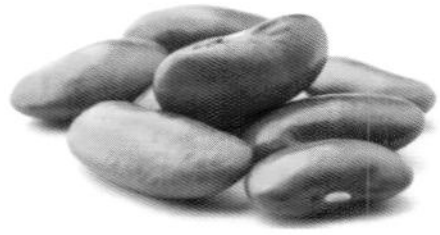

性味：甘，温。
功效：降气止呃，温肾助阳。
禁忌：胃热者忌服。

陈皮

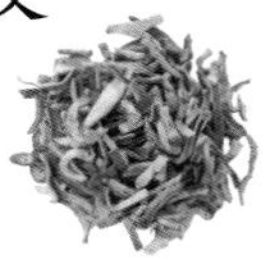

性味：辛、苦，温。
功效：理气健脾，燥湿化痰。
禁忌：气虚、阴虚燥咳者不宜服，吐血患者、舌赤少津及内有实热者慎服。

香附

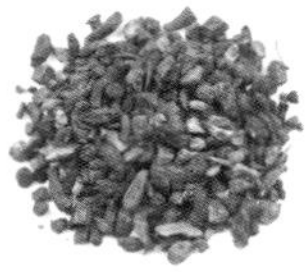

性味：辛、微苦、微甘，平。
功效：疏肝解郁，调经止痛。
禁忌：气虚无滞、阴虚、血热者忌服。

佛手

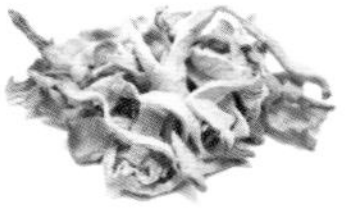

性味：辛、苦、酸，温。
功效：疏肝解郁，理气和中。
禁忌：阴虚有火、气虚无滞者慎服。

薤白

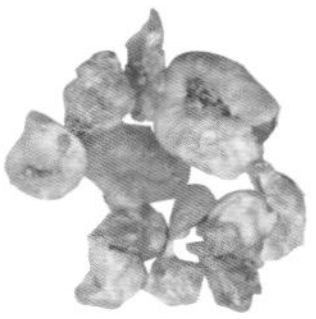

性味：辛、苦，温。
功效：通阳散结，行气导滞。
禁忌：气虚、有内热者慎服。

川楝子

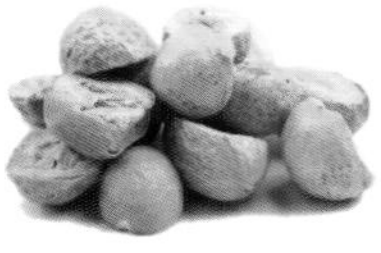

性味：苦，寒。
功效：疏肝泄热，行气止痛。
禁忌：脾胃虚寒、无气滞者禁服。

沉香

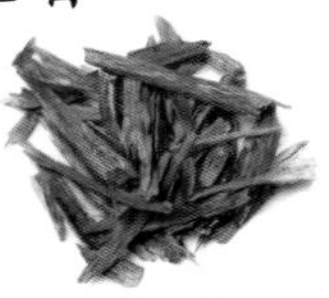

性味：辛、苦，微温。
功效：温中降逆，暖肾纳气。
禁忌：阴虚火旺、气虚下陷者慎服。

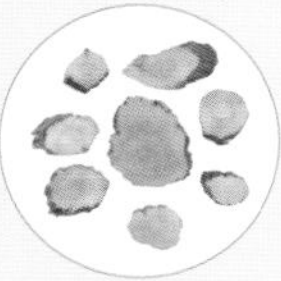
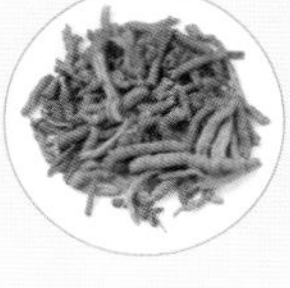
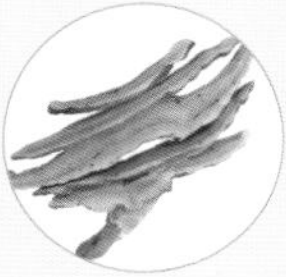
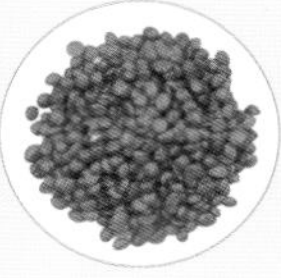
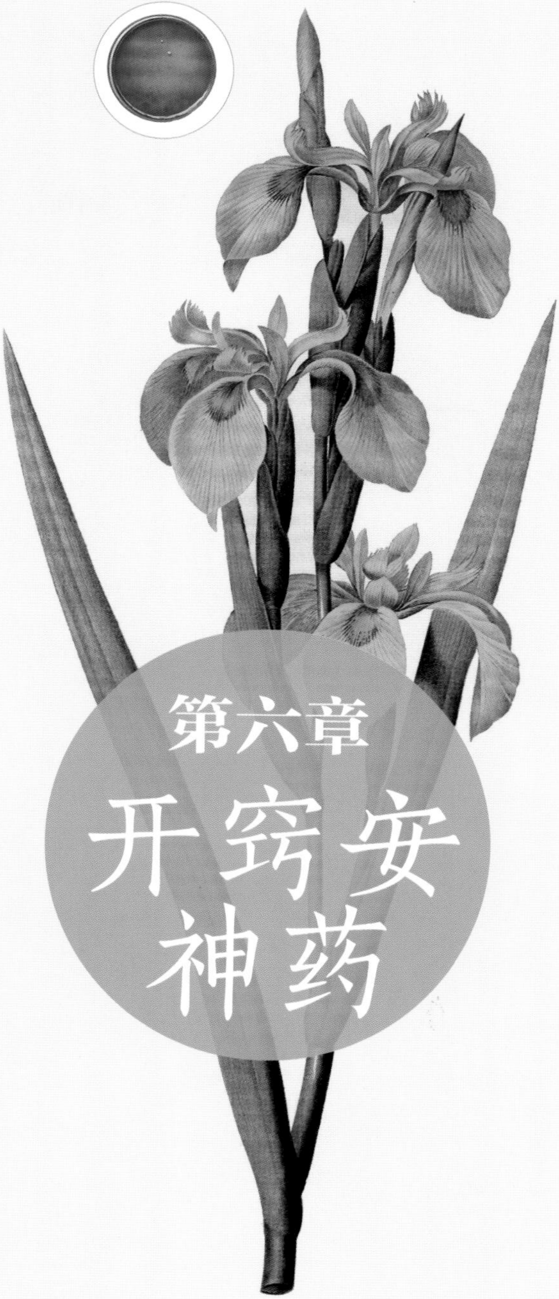

第六章 开窍安神药

开窍药是以通关开窍、苏醒神志为主要作用的一类中药，多属辛香。常用开窍药物有苏合香、石菖蒲等。

安神药指以镇静安神为主要功效的药物，分为重镇安神和养心安神两类。常用的安神药有灵芝、远志等。

别名：苏合油、帝油流、苏合香油	科目：全缕梅科	性味归经：辛，温；归心、脾经

开窍药

苏合香

成品选鉴

本品为半流质的黏稠液体，棕黄色或暗棕色，半透明，不溶于水。有特异的芳香气，味淡，微辛。以质黏稠、含油足、半透明、气香浓者为佳。

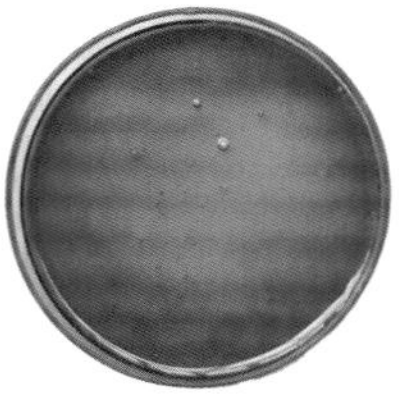

李时珍说，苏合香出于安南、三佛齐诸国。树生膏，可为药，以气味浓烈而无渣滓者为上。沈括《梦溪笔谈》中载，苏合香赤色如坚木，又有苏合油如明胶，人多用它。

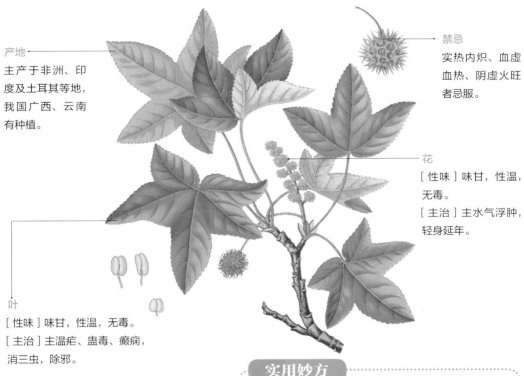

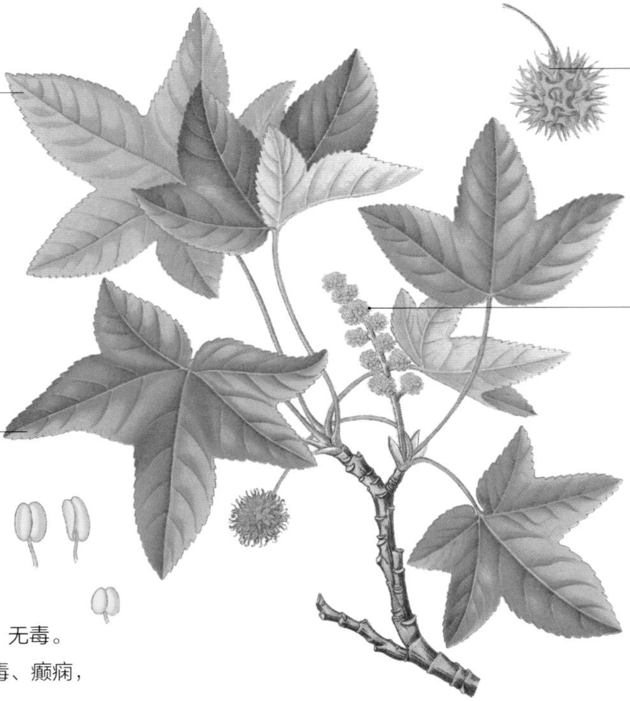

产地

主产于非洲、印度及土耳其等地，我国广西、云南有种植。

禁忌

实热内炽、血虚血热、阴虚火旺者忌服。

花

［性味］味甘，性温，无毒。

［主治］主水气浮肿，轻身延年。

叶

［性味］味甘，性温，无毒。

［主治］主温疟、蛊毒、癫痫，消三虫，除邪。

采集加工：初夏时将树皮击伤或割破深达木部，使香树脂渗入树皮内，秋后剥下树皮，榨取香树脂，即为普通苏合香。

功能主治：开窍醒神，辟秽，止痛；用于寒闭神昏、胸腹冷痛满闷等。

用法用量：入丸、散，0.3～1g。外用适量，溶于乙醇或制成软膏、搽剂，涂敷患处。

实用妙方

苏合香丸

药方 白术30g 光明砂30g 麝香30g 诃黎勒皮30g 香附30g 沉香30g 青木香30g 丁香30g 安息香30g 白檀30g 荜茇30g 熏陆香15g 苏合香15g 龙脑香15g 犀角（水牛角代，先煎）30g

制用法 炼蜜为丸，温开水送服。（本方制作工艺较复杂，不建议个人制作）

功用 芳香开窍，行气止痛。

别名：山菖蒲、药菖蒲、金钱蒲 | 科目：天南星科 | 性味归经：辛、苦，温；归心、胃经

石菖蒲

成品选鉴

本品表面类白色至棕红色，有细纵纹。质硬，折断面呈海绵样，类白色或淡棕色。气较浓烈而特异，味辛、苦。

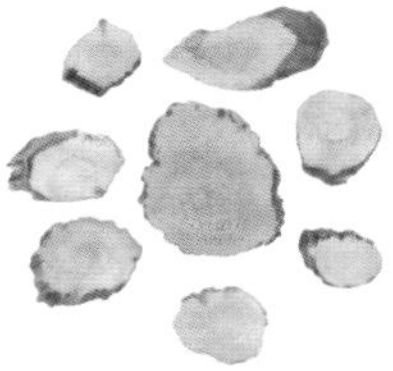

李时珍说，开国之初，周颠仙见太高祖皇帝经常嚼食菖蒲喝水，便问其中的原因。高祖皇帝说吃了不会有腹痛的毛病。这在高祖皇帝的御制碑中有记载。菖蒲性温，味辛、苦，入手少阴、足厥阴经。心气不足的人用它，是取虚则补其母之意。

禁忌

阴虚阳亢、烦躁汗多、咳嗽、吐血、滑精者慎服。

产地

长江流域以南各省区市均有分布，主产于四川、浙江、江苏等地。

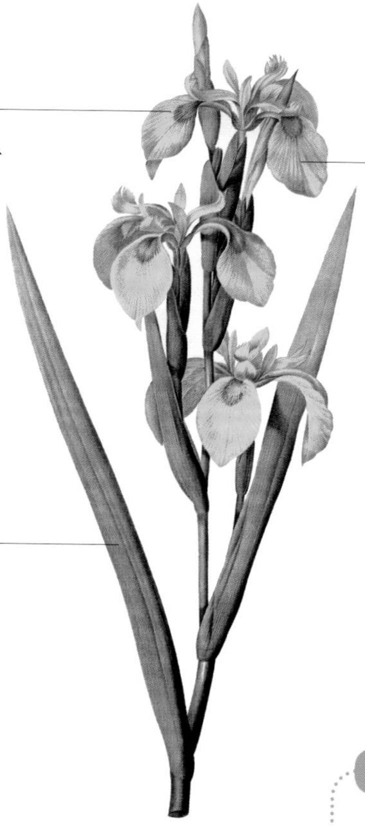

叶

[性味] 味辛、苦，性温，无毒。

[主治] 外洗，治疥疮、大风疥。

采集加工： 秋冬两季采挖，除去须根及泥沙，晒干后生用。

功能主治： 开窍醒神，化湿和胃，宁神益志；用于痰蒙清窍，神志昏迷，湿阻中焦，脘腹痞满、胀闷疼痛，噤口痢，健忘，失眠，耳鸣，耳聋等。

用法用量： 煎服，3～9g，鲜品加倍。

实用妙方

连朴饮

药方 厚朴（制）6g 黄连 3g 芦根 60g 半夏（制）3g 香豉 9g 焦栀子 9g 石菖蒲 3g

制用法 水煎温服。

功用 清热化湿，理气和中。

别名：葽绕、蕀葿、棘菀、细草 | 科目：远志科 | 性味归经：苦、辛，温；归心、肾、肺经

远志

成品选鉴

本品表面呈灰黄色至灰棕色，有皱纹及裂纹。质硬而脆，易折断，断面皮部呈棕黄色，木部呈黄白色。气微，味苦、辛，嚼之有刺喉感。

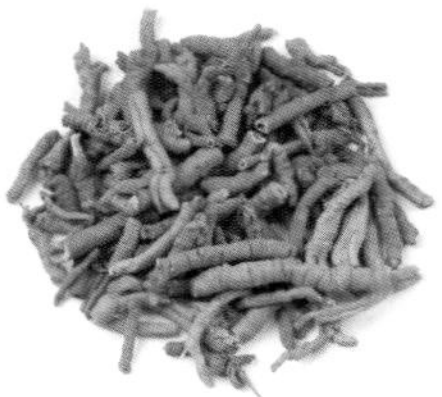

李时珍说，远志入足少阴肾经，不是心经药。它的作用主要是安神、定志、益精，治健忘。精与志都是肾经所藏。肾精不足， 则志气衰，不能上通于心，所以使人迷惑、健忘。

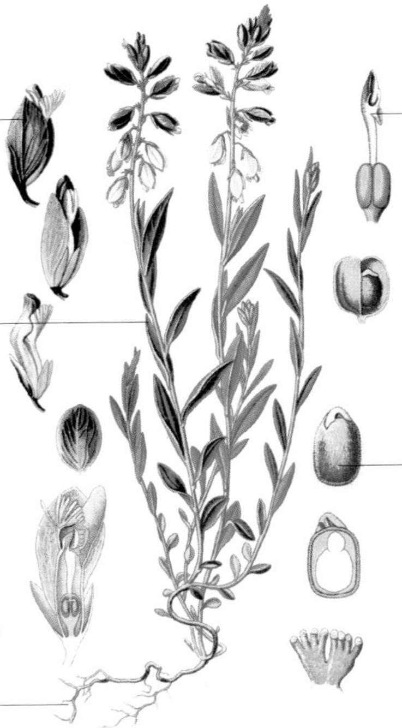

花

[性味] 味苦，性温，无毒。

[主治] 治肾积、奔豚气。

叶

[性味] 味苦，性温，无毒。

[主治] 能益精，补阴气，止虚损梦泄。

根

[性味] 味苦、辛，性温，无毒。

[主治] 主咳逆伤中，补虚，除邪气。

产地

主产于山西、陕西、吉林、河南、河北等地。

禁忌

实热或痰火内盛者，以及有胃溃疡或胃炎者慎服。

采集加工： 春季出苗前或秋季地上部分枯萎后挖取根部，除去须根及泥沙后晒干，生用或炙用。

功能主治： 安神益智，祛痰开窍，消散痈肿；用于失眠多梦、心悸怔忡、健忘、癫痫惊狂、咳嗽痰多、痈疽疮毒、乳房肿痛、喉痹等。

用法用量： 煎服，3～10g。外用适量。化痰止咳宜炙用。

实用妙方

远志丸

药方 远志 180g 山药 180g 熟地黄 180g 天冬 180g 龙齿 180g 麦冬 150g 五味子 150g 车前子 150g 白茯苓 150g 茯神 150g 地骨皮 150g 桂心 150g

制用法 上药研为末，炼蜜为丸，如梧桐子大。每服 30 ～ 50 丸，空腹时温服，用酒或米汤送下。

功用 交通心肾，安神益智。

别名：芝、三秀	科目：菌科	性味归经：甘，平；归心、肺、肝、肾经

养心安神药

灵芝

成品选鉴

本品外形呈伞状，皮壳坚硬，呈黄褐色至红褐色，有光泽，具环状棱纹和辐射状皱纹。边缘常稍内卷，菌肉白色至淡棕色。气微香，味甘。

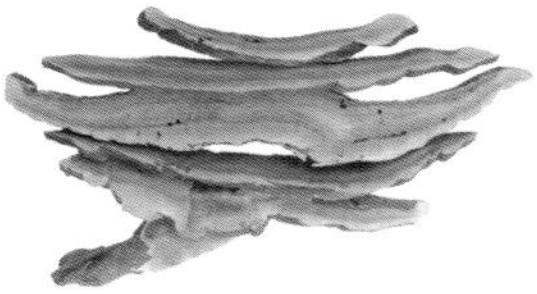

禁忌：实证、外感初起及过敏体质者慎服。

产地：主产于四川、浙江、江西、湖南等地。除野生外，现多为人工培育品种。

采集加工：全年可采收，除去杂质，剪除附有朽木、泥沙或培养基的下端菌柄，阴干或以40～50℃烘干。

功能主治：补气安神，止咳平喘；用于心神不宁、失眠、惊悸、咳喘痰多、虚劳等。

用法用量：煎服，6～12g；研末吞服，1.5～3g。

实用妙方

灵芝散

药方 灵芝适量

制用法 将其焙干研粉，每次1.5~3g，温开水送服，每日2次。

功用 益气强壮，补肺益肝。

别名：酸枣核、枣仁、山枣核	科目：鼠李科	性味归经：甘、酸，平；归心、肝、胆经

养心安神药

酸枣仁

成品选鉴

本品呈扁圆形或扁椭圆形，表面紫红色或紫褐色，平滑、有光泽，有的有裂纹。种皮较脆，胚乳白色，富油性。气微，味甘、酸。

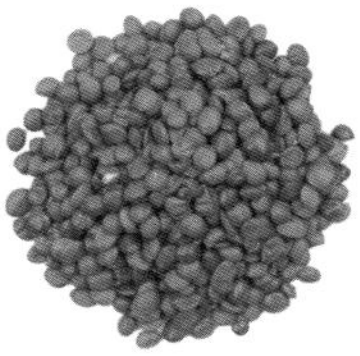

禁忌：大便滑泄、外感表证、有实邪郁火者及孕妇慎服。

产地：主产于河北、陕西、辽宁、河南、山西、山东、甘肃等地。

采集加工：秋末冬初采收成熟果实，除去果肉及核壳，收集种子后晒干。生用或炒用，用时捣碎。

功能主治：养心益肝，安神，敛汗；用于心悸失眠、自汗、盗汗等。

用法用量：煎服，6～15g。研末吞服，每次3～5g。本品炒后质脆易碎，便于煎出有效成分，可增强疗效。

实用妙方

酸枣仁汤

药方 酸枣仁30g 甘草3g 知母9g 茯苓6g 川芎6g

制用法 水煎服。

功用 养血安神，清热除烦。

苏合香

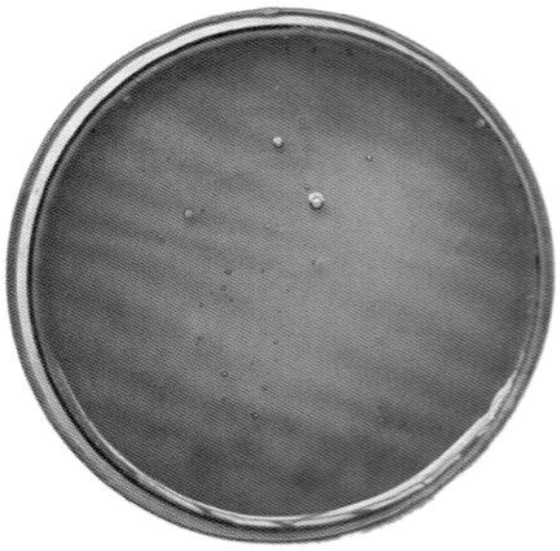

性味：辛，温。
功效：开窍醒神，止痛。
禁忌：实热内炽、血虚血热、阴虚火旺者忌服。

石菖蒲

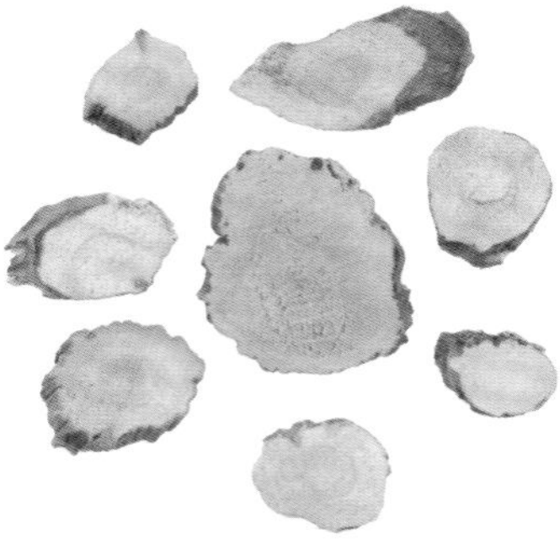

性味：辛、苦，温。
功效：开窍醒神，化湿和胃。
禁忌：阴虚阳亢、烦躁汗多、咳嗽、吐血、滑精者慎服。

远志

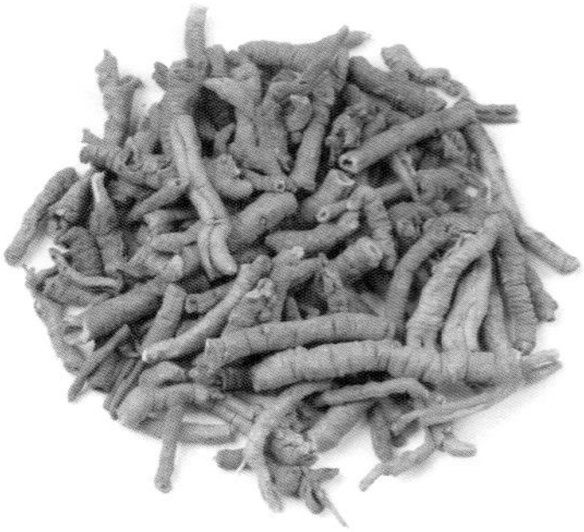

性味：苦、辛，温。
功效：安神益智，祛痰消肿。
禁忌：实热或痰火内盛者，以及有胃溃疡或胃炎者慎服。

灵芝

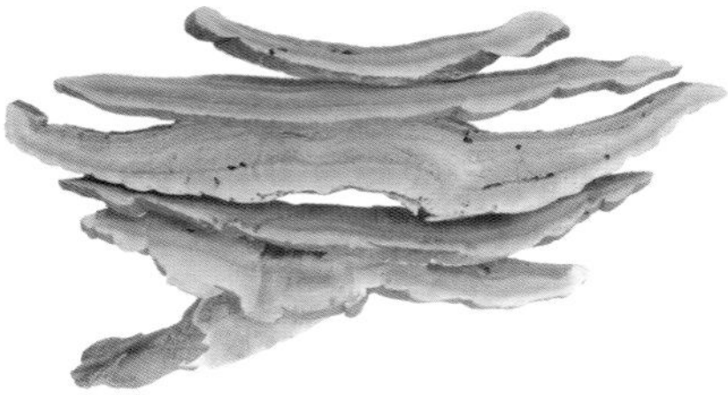

性味：甘，平。
功效：补气安神，止咳平喘。
禁忌：实证、外感初起及过敏体质者慎服。

酸枣仁

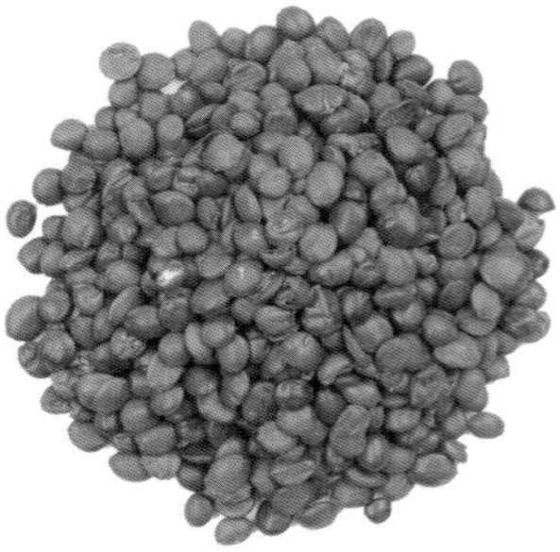

性味：甘、酸，平。
功效：养心益肝，安神。
禁忌：大便滑泄、外感表证、有实邪郁火者及孕妇慎服。

柏子仁

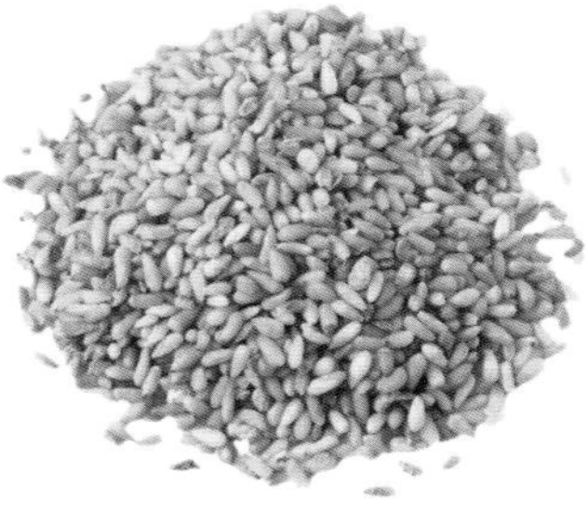

性味：甘，平。
功效：养心安神，润肠通便。
禁忌：便溏、痰多者慎服。

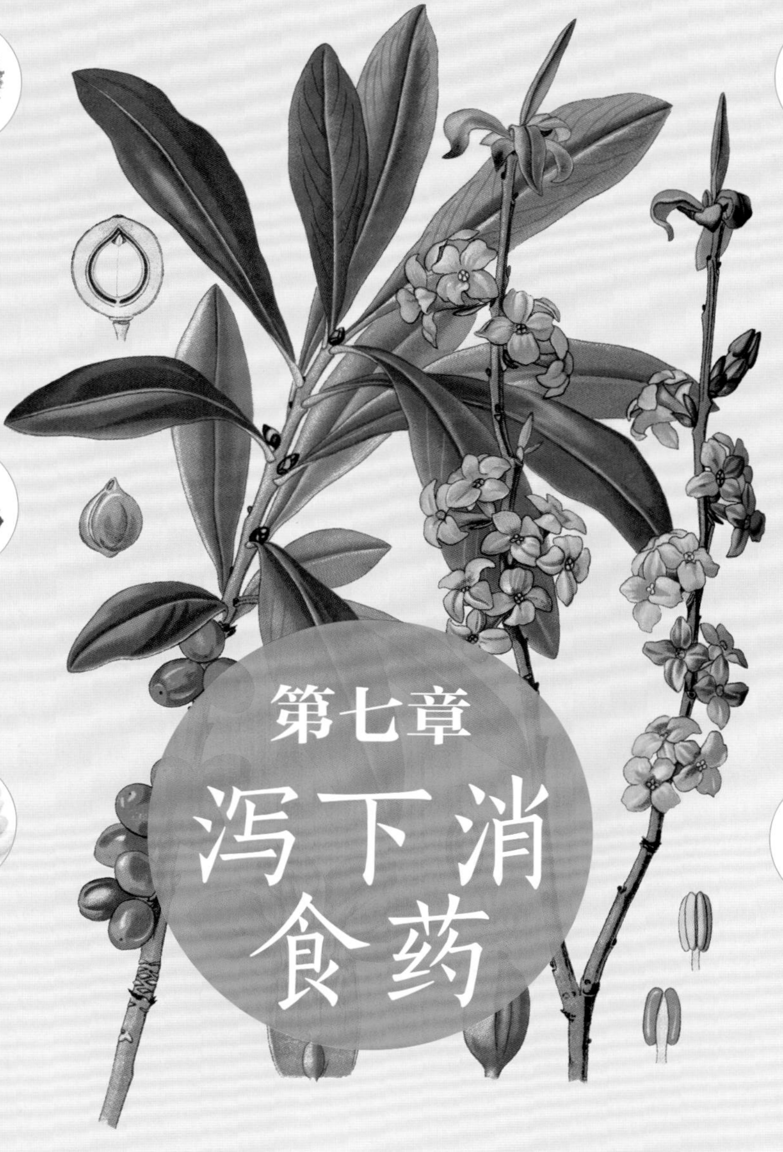

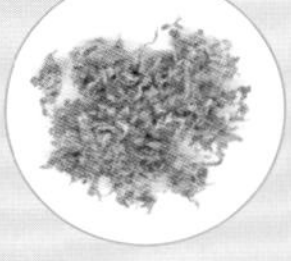

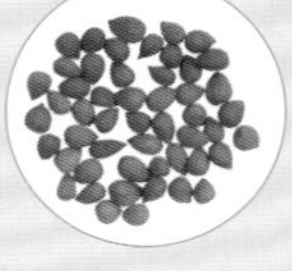

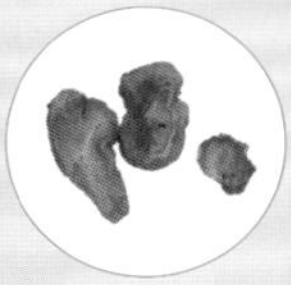

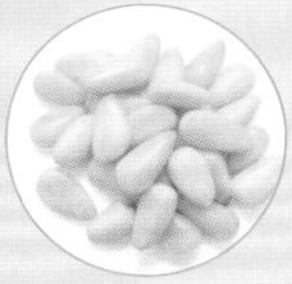

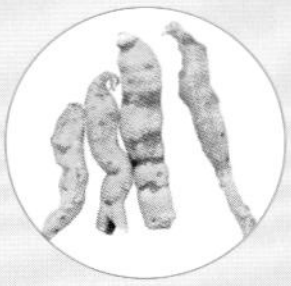

第七章

泻下消食药

泻下药指能攻积、逐水，引起腹泻，或润滑大肠、促进排便的药物。主要适用于大便秘结、胃肠积滞、实热内结、水肿停饮等症。按作用强弱不同，一般可分攻下药、润下药和峻下逐水药三类。代表药材有大黄、松子仁、芫花、牵牛子、甘遂等。

消食药指以消食化积为主要作用，主治饮食积滞的药物，又称消导药或助消化药。主要适用于食积停滞所致的脘腹胀满、嗳气泛酸、恶心呕吐、不思饮食、脾胃虚弱、消化不良等症。代表药材有山楂、稻芽等。

别名：将军、黄良、火参、肤如	科目：蓼科	性味归经：苦，寒；归脾、胃、大肠、肝、心包经

攻下药

大黄

成品选鉴

本品表面呈黄棕色，质坚实，有的中心稍松软，断面呈淡红棕色或黄棕色，显颗粒性。气清香，味苦。嚼之黏牙，有砂粒感。

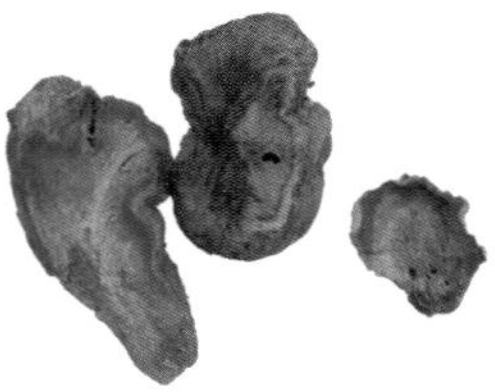

李时珍说，大黄是足太阴经、手阳明经、足阳明经、手厥阴经、足阙阴经五经之血分药。凡病在五经血分者，适宜使用。如果病在气分而用大黄，是诛伐无过。

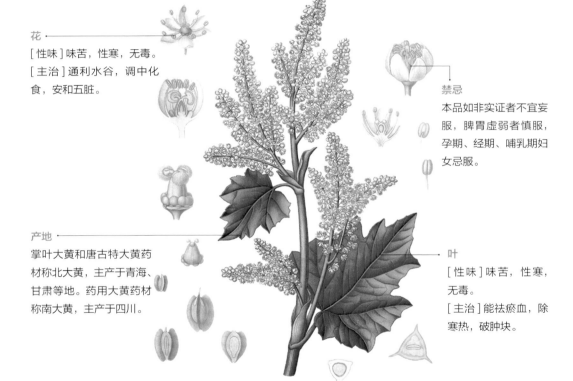

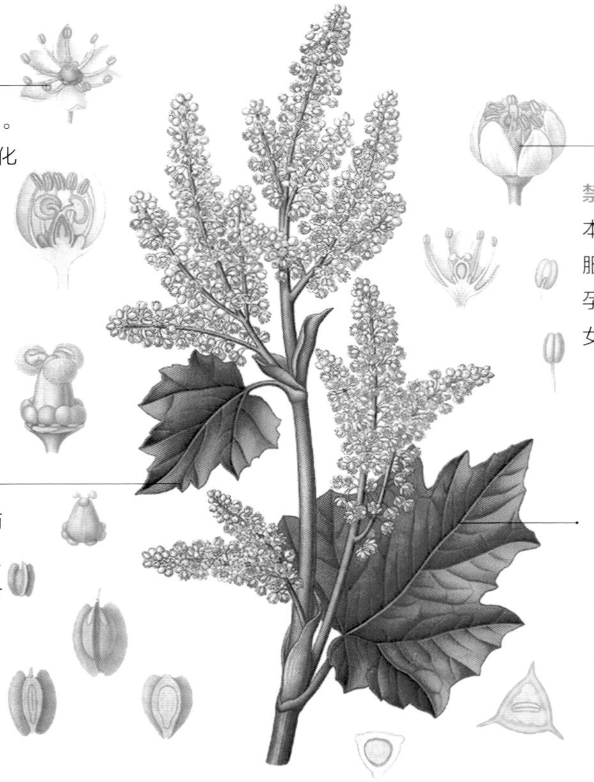

花

[性味]味苦，性寒，无毒。

[主治]通利水谷，调中化食，安和五脏。

产地

掌叶大黄和唐古特大黄药材称北大黄，主产于青海、甘肃等地。药用大黄药材称南大黄，主产于四川。

禁忌

本品如非实证者不宜妄服，脾胃虚弱者慎服，孕期、经期、哺乳期妇女忌服。

叶

[性味]味苦，性寒，无毒。

[主治]能祛瘀血，除寒热，破肿块。

采集加工：秋末茎叶枯萎或次春发芽前采挖。除去须根，刮去外皮，切块干燥，生用，或酒炒、酒蒸、炒炭用。

功能主治：泻下攻积，清热泻火，凉血解毒，逐瘀通经；用于积滞便秘、血热吐衄、目赤咽肿、热毒疮疡、烧烫伤、瘀血作痛、湿热痢疾、黄疸、淋证等。

用法用量：煎服，3～12g；入汤剂应后下，或用开水泡服。外用适量，研末调敷或煎水洗、涂。

实用妙方

大承气汤

药方 大黄12g 厚朴24g 枳实12g 芒硝9g

制用法 水煎服。

功用 峻下热结。

别名：郁里仁、郁子、小李仁	科目：蔷薇科	性味归经：辛、苦、甘，平；归脾、大肠、小肠经

润下药

郁李仁

成品选鉴

种子呈卵形或圆球形，种皮呈淡黄白色至浅棕色。先端尖，基部钝圆。气微。

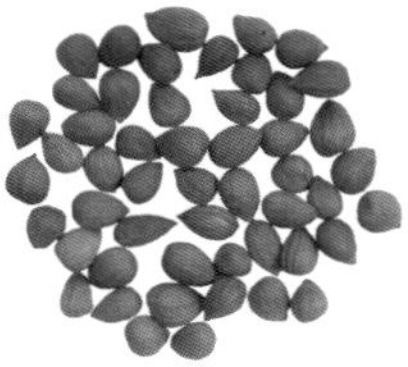

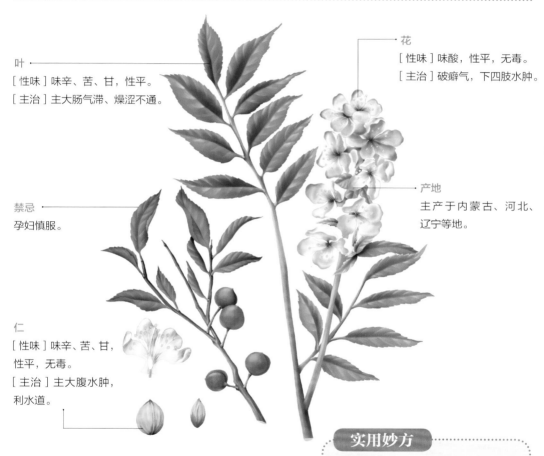

李时珍说，郁李仁甘苦而润，性主降，能下气利水。

叶

[性味] 味辛、苦、甘，性平。

[主治] 主大肠气滞、燥涩不通。

禁忌

孕妇慎服。

仁

[性味] 味辛、苦、甘，性平，无毒。

[主治] 主大腹水肿，利水道。

花

[性味] 味酸，性平，无毒。

[主治] 破癖气，下四肢水肿。

产地

主产于内蒙古、河北、辽宁等地。

采集加工： 夏秋两季采收成熟果实，除去果肉及核壳，取出种子，干燥。生用，去皮捣碎用。

功能主治： 润肠通便，利水消肿；用于肠燥便秘、腹部水肿胀满及脚气水肿等。

用法用量： 煎服，3～10g；或入丸、散。

实用妙方

郁李仁汤

药方 郁李仁 150g　桑白皮 150g　赤小豆 150g　陈皮 100g　紫苏 75g　茅根 200g

制用法 水煎服，用量随病情酌定。

功用 利水消肿。

别名：松、海松子、罗松子、红松果子	科目：松科	性味归经：甘，温；归肺、肝、大肠经

松子仁

成品选鉴

松子仁以颗粒丰满、大而均匀、色泽光亮、干燥者为佳。闻起来无油脂腐败的异味，而有干果的香甜味。

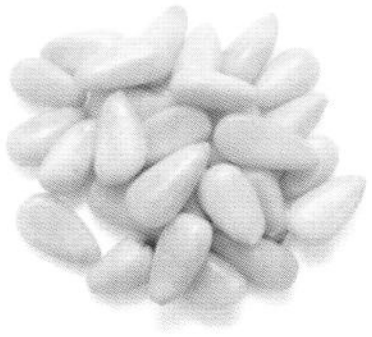

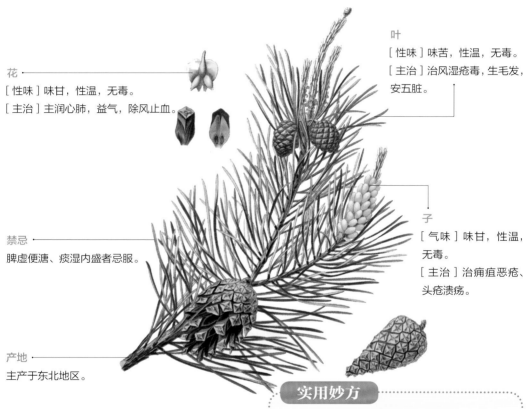

李时珍说，海松子出自辽东，其树与中原松树相同，只是五叶一丛，球内结子，大如巴豆而有三棱，一头尖。久存也有油。中原松子大如柏子，也可以入药，但不能当果食用。

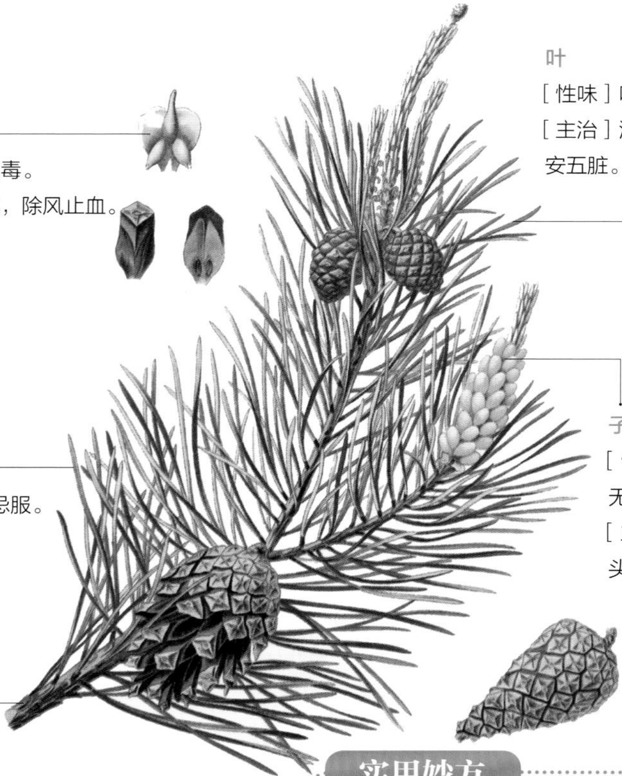

花

［性味］味甘，性温，无毒。

［主治］主润心肺，益气，除风止血。

叶

［性味］味苦，性温，无毒。

［主治］治风湿疮毒，生毛发，安五脏。

子

［气味］味甘，性温，无毒。

［主治］治痈疽恶疮、头疮溃疡。

禁忌

脾虚便溏、痰湿内盛者忌服。

产地

主产于东北地区。

采集加工：果实成熟后采收，晒干，去硬壳，取出种子。

功能主治：润肠通便，润肺止咳；用于肠燥便秘、肺燥干咳等。

用法用量：煎服，5～10g；或入膏、丸。

实用妙方

五仁丸

药方 桃仁 30g 杏仁 30g 松子仁 15g 柏子仁 15g 郁李仁 3g

制用法 五仁研末为膏，加陈皮为末，炼蜜为丸，如梧桐子大，每服 9g，每日 1~2 次，温开水送服。

功用 润肠通便。

别名：猫儿眼、化骨丹、重泽 | 科目：大戟科 | 性味归经：苦，寒；归肺、肾、大肠经

峻下逐水药

甘遂

成品选鉴

本品质脆，易折断，断面粉性，皮部类白色，木部淡黄色，有放射状纹理。以肥大、类白色、粉性足者为佳。

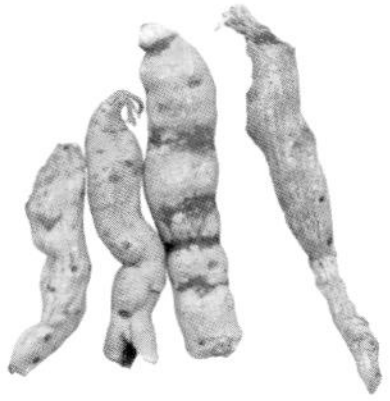

李时珍说，肾主水，凝则为痰饮，溢则为肿胀。甘遂能泄肾经湿气，为治痰之本，但不能过量服用，中病则止。

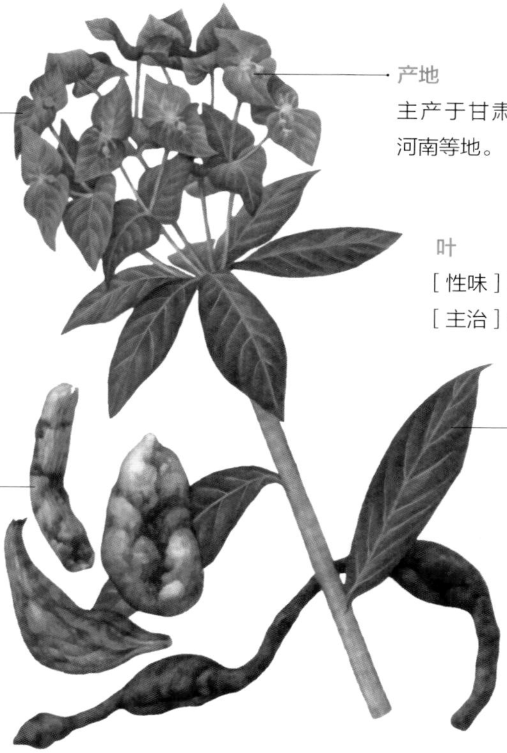

禁忌

气虚阴伤、脾胃虚弱者及孕妇忌服。不宜与甘草同用。

产地

主产于甘肃、山西、陕西、宁夏、河南等地。

叶

[性味] 味苦，性微寒，有毒。

[主治] 能泻十二种水疾，祛痰水。

根

[性味] 味苦，性寒，有毒。

[主治] 能破症坚积聚，利水谷道。

采集加工： 春季开花前或秋末茎叶枯萎后采挖，除去外皮，晒干。生用或醋炙用。

功能主治： 泻水逐饮，消肿散结；用于水肿、臌胀，胸胁停饮，风痰癫痫，疮痈肿毒等。

用法用量： 入丸、散服，每次0.5～1g。外用适量，生用。内服宜用炮制品，以降低毒性。

实用妙方

大陷胸汤

药方 大黄（去皮）10g 芒硝10g 甘遂末 1g

制用法 大黄水煎，溶化芒硝，冲甘遂末服。

功用 泻热逐水。

别名：大戟、龙虎草、将军草、震天雷 | 科目：大戟科 | 性味归经：苦，寒；归肺、脾、肾经

峻下逐水药

京大戟

成品选鉴

本品为不规则长圆形或圆形厚片，表面呈棕黄色或类白色，具纤维性，周边为灰棕色或棕黑色，质坚硬。气微，味苦。

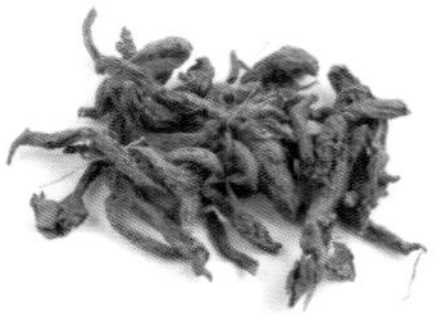

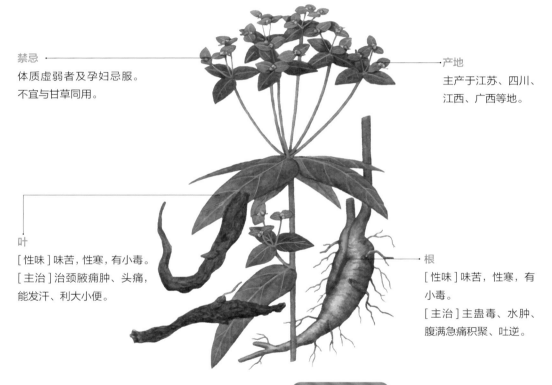

李时珍说，痰涎随气升降，无处不到。大戟能泄脏腑水湿，甘遂能行经隧水湿，白芥子能散皮里膜外的痰气，只要善用，就能收到奇特的功效。

禁忌

体质虚弱者及孕妇忌服。不宜与甘草同用。

产地

主产于江苏、四川、江西、广西等地。

叶

[性味]味苦，性寒，有小毒。

[主治]治颈腋痈肿、头痛，能发汗、利大小便。

根

[性味]味苦，性寒，有小毒。

[主治]主蛊毒、水肿、腹满急痛积聚、吐逆。

采集加工： 秋冬两季采挖，洗净，晒干。生用或醋炙用。

功能主治： 泻水逐饮，消肿散结；用于水肿、臌胀，胸胁停饮，疮痈肿毒，瘰疬痰核等。

用法用量： 煎服，0.5～3g；或入丸、散，每次1g。外用适量，研末或熬膏外敷。内服醋炙用，以降低毒性。

实用妙方

舟车丸

药方 大黄 200g 陈皮 100g 木香 50g 轻粉 10g 牵牛子（炒）400g 甘遂（醋炙）100g 红大戟（醋炙）100g 芫花（醋炙）100g 青皮（醋炙）100g

制用法 上药为末，炼蜜为丸，每服 3g。

功用 利气行水。

别名：芫花、头痛花、闷头花、老鼠花	科目：瑞香科	性味归经：苦、辛，温；归肺、脾、肾经

芫花

成品选鉴

单朵呈棒槌状，多弯曲，花被筒表面呈淡紫色，密被短柔毛，先端4裂，裂片呈淡紫色或黄棕色。质软。气微，味苦、微辛。

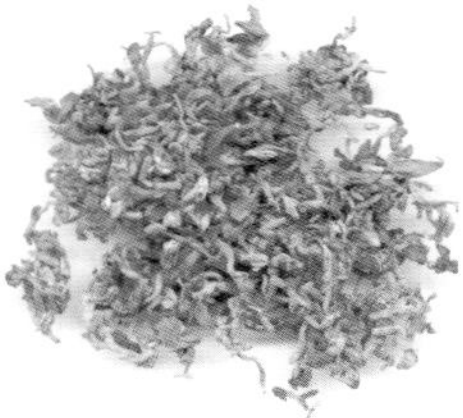

李时珍说，芫花以留数年陈久的为好。杨士瀛《仁斋直指方》上载，破癖须用芫花，行水后便养胃。

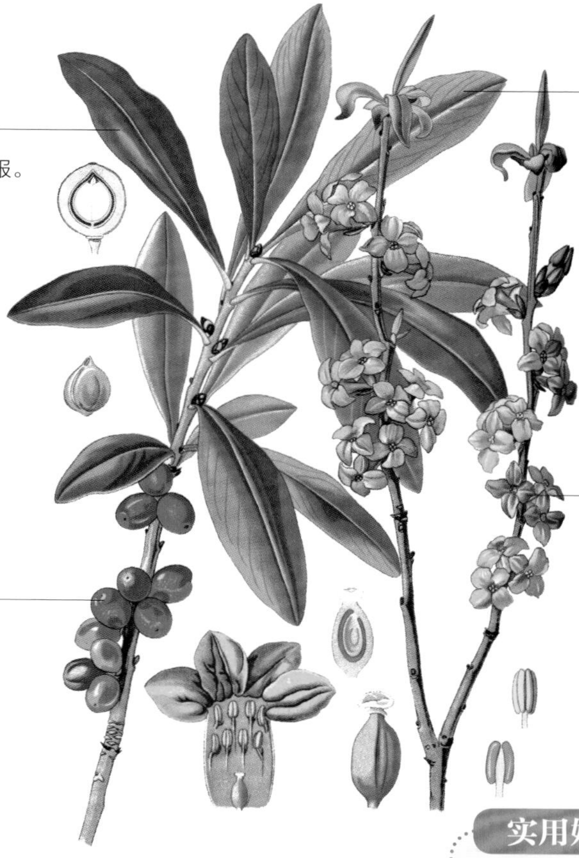

禁忌

体质虚弱者及孕妇忌服。不宜与甘草同用。

产地

主产于安徽、江苏、浙江、四川、山东等地。

花

[性味] 味苦、辛，性温，有小毒。

[主治] 主咳逆上气、喉鸣喘咳、咽肿气短。

子

[性味] 味辛，性温，有小毒。

[主治] 治心腹胀满，祛水气寒痰。

采集加工： 春季花未开放前采摘，晒干。生用或醋炙用。

功能主治： 泻水逐饮，祛痰止咳，杀虫疗疮；用于胸胁停饮，水肿、臌胀，咳嗽痰喘，头疮，白秃，顽癣及痈肿等。

用法用量： 煎服，1.5～3g；入丸、散服，每次0.6～1g。外用适量，研末调敷或煎水洗。内服醋炙用，以降低毒性。

实用妙方

十枣汤

药方 芫花 甘遂 大戟

制用法 上药各等份为末，每服1.5~1g，每日 1 次，以大枣 10 枚煎汤，清晨空腹服。

功用 攻逐水饮。

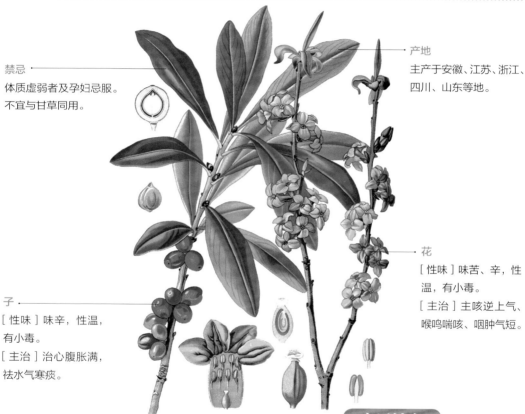

别名：黑丑、白丑、二丑 | 科目：旋花科 | 性味归经：苦，寒；归肺、肾、大肠经

峻下逐水药

牵牛子

成品选鉴

种子似橘瓣状，略3棱，表面呈灰黑色或淡黄白色。质坚硬。以颗粒饱满、无果皮等杂质者为佳。

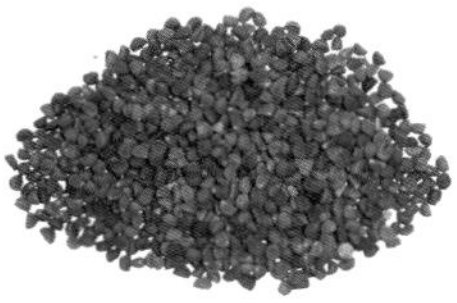

李时珍《本草纲目》中载，牵牛治水气在肺，喘满肿胀，下焦郁遏，腰背胀肿，大肠风秘气秘，卓有殊功。但病在血分及脾胃虚弱而痞满者，则不可取快一时及常服，暗伤元气也。盖牵牛能走气分，通三焦。

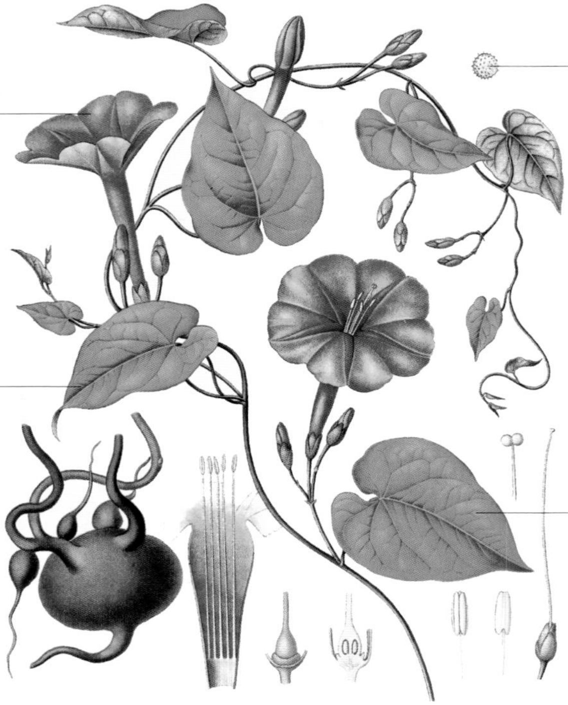

禁忌

孕妇忌服。不宜与巴豆、巴豆霜同用。

产地

全国大部分地区均产。

子

［性味］味苦，性寒，有毒。

［主治］主下气，疗脚满水肿除风毒，利小便。

叶

［性味］味苦，性寒，有毒。

［主治］治腹部肿块气结，利大小便，除虚肿，落胎。

采集加工：秋末果实成熟、果壳未开裂时采收，晒干。生用或炒用，用时捣碎。

功能主治：泻下逐水，祛积杀虫；用于水肿、臌胀，痰饮喘咳，虫积腹痛等。

用法用量：煎服，3～9g；入丸、散服，每次1.5～3g。本品炒用，药性较缓。

实用妙方

禹功散

药方 牵牛子 12g 茴香 30g

制用法 上药研为细末，3 ～ 6g生姜捣汁调服，睡前服。

功用 行气消肿，逐水通便。

别名：山里红果、映山红果、山梨 | 科目：蔷薇科 | 性味归经：酸、甘，微温；归脾、胃、肝经

消食药

山楂

成品选鉴

本品为圆形片，皱缩不平。外皮红色，具皱纹，有灰白色小斑点。果肉呈深黄色至浅棕色。气微清香，味酸、甘。

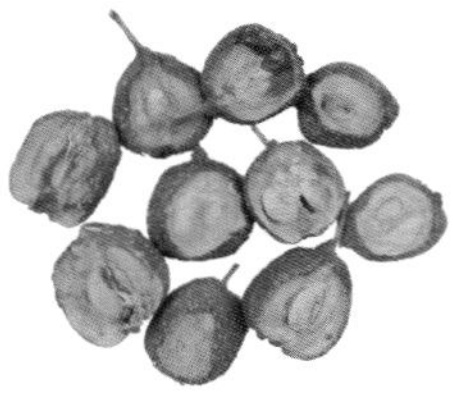

朱震亨说，山楂能消化饮食。如果胃中没有食积，而是因脾虚不能运化而导致没有食欲者，多吃山楂，反而会克伐脾胃生发之气。

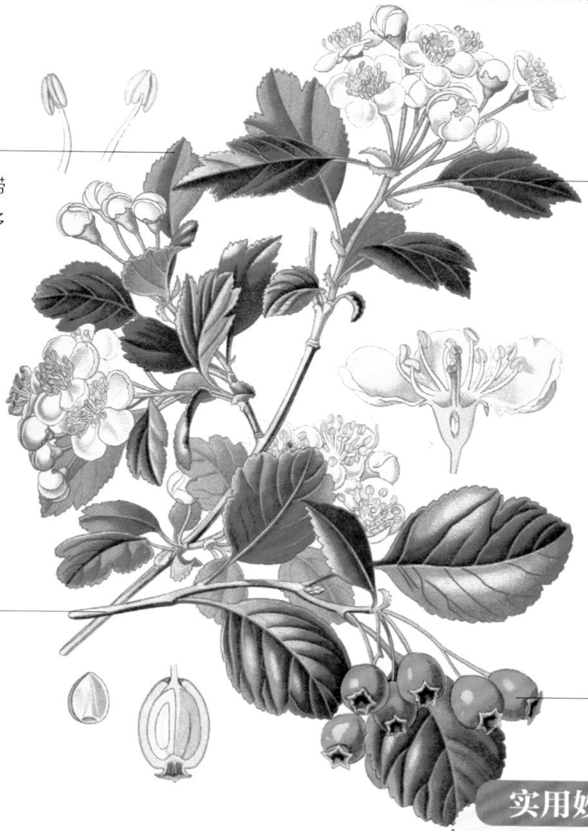

禁忌

脾胃虚弱而无积滞者、胃酸分泌过多者均慎服。

叶

［性味］味酸，性微温，无毒。

［主治］化血块气块，活血。

实

［性味］味酸、甘，性微温，无毒。

［主治］煮汁服，止水痢，活血化瘀。

产地

主产于河南、山东、河北等地，以山东产量大、质量佳，多为种植品。

采集加工： 秋季果实成熟时采收。切片，干燥。生用或炒用。

功能主治： 消食化积，行气散瘀；用于饮食积滞、泻痢腹痛、疝气痛、瘀阻所致胸腹痛、痛经等。

用法用量： 煎服，10～15g，大剂量用至30g。生山楂、炒山楂多用于消食散瘀，焦山楂、山楂炭多用于止泻痢。

实用妙方

保和丸

药方 山楂 180g 神曲 60g 半夏 90g 茯苓 90g 陈皮 30g 连翘 30g 莱菔子 30g

制用法 上药共研为末，炼蜜为丸，每丸重 9g，每服 1~2 丸，每日 2 次。

功用 消食和胃。

别名：谷芽、稻糵、糵米 | 科目：禾本科 | 性味归经：甘，温；归脾、胃经

消食药

稻芽

成品选鉴

本品呈扁长椭圆形，两端略尖，有白色细茸毛，质硬，断面白色，粉性。气微，味甘。

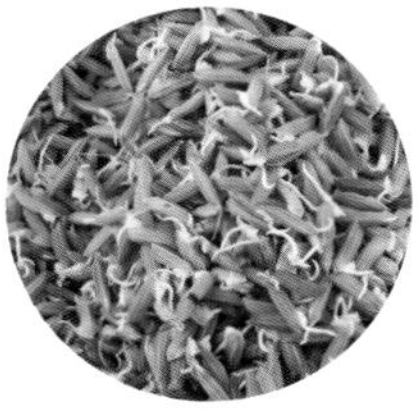

始载于《名医别录》，原名糵米。由禾本科植物稻的成熟果实经发芽干燥而成。

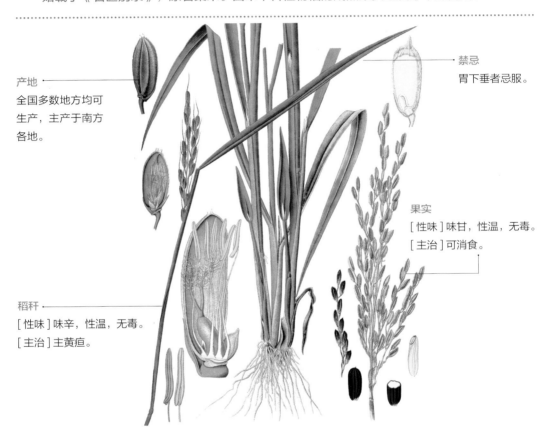

产地

全国多数地方均可生产，主产于南方各地。

禁忌

胃下垂者忌服。

果实

[性味]味甘，性温，无毒。

[主治]可消食。

稻秆

[性味]味辛，性温，无毒。

[主治]主黄疸。

采制：将稻谷用水浸泡后，保持适宜的温度、湿度，待须根长至约1cm时，干燥。生用或炒用。

功能主治：消食和中，健脾开胃；用于食积不消、腹胀口臭、脾胃虚弱、不饥食少等。

用法用量：煎服，9～15g。生用长于和中；炒用偏于消食。

实用妙方

谷神丸

药方 人参 缩砂仁 香附 三棱 莪术 青皮 陈皮 神曲 麦芽 枳壳

制用法 上药各等份为末，粳米糊丸，如梧桐子大，每服30丸，空腹时用米汤送服。

功用 健运脾胃，消食导滞。

别名：巴菽、巴果、红子仁、銮豆、芒子	科目：大戟科	性味归经：辛，热；归胃、大肠、肺经

峻下逐水药

巴豆

成品选鉴

本品呈椭圆形或卵形，略扁，表面呈灰棕色至棕色，平滑而少光泽。气无，味微涩，而后有持久的辛辣感。以个大、饱满、种仁色白者为佳。

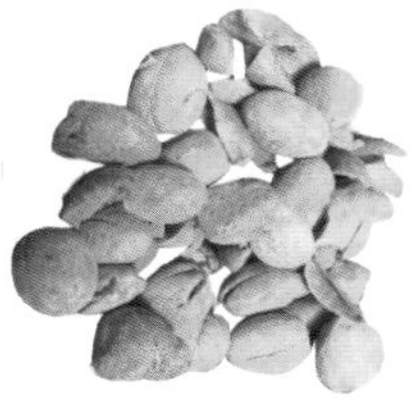

禁忌：孕妇及体弱者忌服。不宜与牵牛子同用。

产地：主产于四川、广西、云南、贵州等地。

采集加工：秋季果实成熟时采收。用仁或制霜。

功能主治：峻下冷积，逐水消肿，祛痰利咽，外用蚀疮；用于寒积便秘、腹水臌胀、喉痹痰阻、痈肿脓成未溃、疥癣恶疮等。

用法用量：入丸、散服，每次0.1～0.3g。大多数制成巴豆霜用，以降低毒性。外用适量，捣膏涂，或用纱包擦患处。

实用妙方

巴豆散

药方 巴豆 1g 大黄 2g 沉香 2g 莱菔子 30g

制用法 将前 3 味共研为末，再将莱菔子煮汁以调和药末，敷于脐孔，外用塑料薄膜覆盖，胶布固定。每日 1 剂。

功用 泻下消食，止痛。

别名：卢会、讷会、象胆、奴会	科目：百合科	性味归经：苦，寒；归肝、胃、大肠经

攻下药

芦荟

成品选鉴

本品呈不规则块状，大小不一。老芦荟质坚硬，不易破碎，断面蜡样，无光泽，遇热不易溶化。新芦荟有光泽，黏性大，遇热易溶化；质松脆，易破碎；有显著的酸气，味极苦。

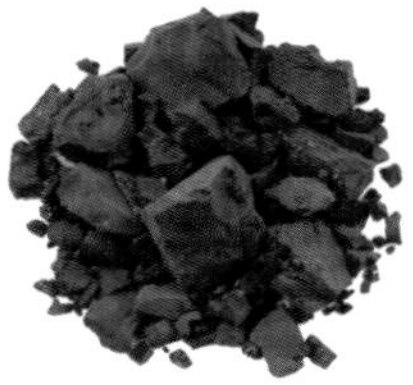

禁忌：脾胃虚弱、食少便溏者及孕妇忌服。

产地：主产于非洲及南美洲的西印度群岛，我国云南、广东、广西等地有种植。

采集加工：全年可采，割取植物的叶片，收集流出的液质，置锅内熬成稠膏，倾入容器，冷却凝固，即得。

功能主治：泻下通便，清肝，杀虫；用于热结便秘、烦躁惊痫、小儿疳积等。

用法用量：入丸、散服，每次0.6～1.5g。外用适量，研末敷。

实用妙方

芦荟散

药方 芦荟 3g

制用法 研末，温开水送服。

功用 清肝泻火，通便。

大黄

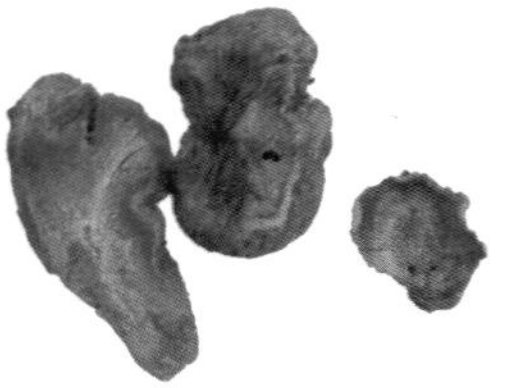

性味:苦，寒。
功效:泻下攻积，清热泻火。
禁忌:非实证者不宜妄服，脾胃虚弱者慎服，孕期、经期、哺乳期妇女忌服。

郁李仁

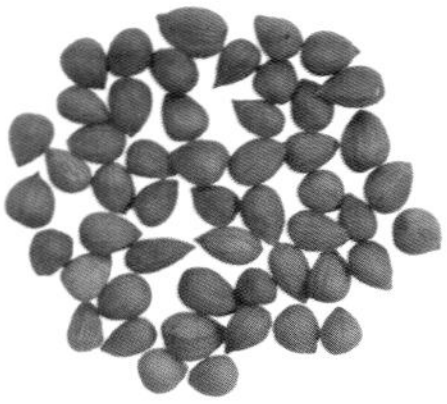

性味:辛、苦、甘，平。
功效:润肠通便，利水消肿。
禁忌:孕妇慎服。

松子仁

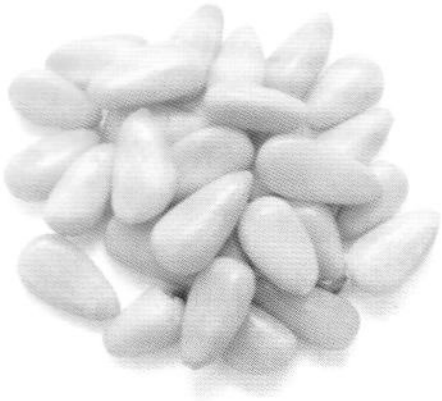

性味:甘，温。
功效:润肠通便，润肺止咳。
禁忌:脾虚便溏、痰湿内盛者忌服。

甘遂

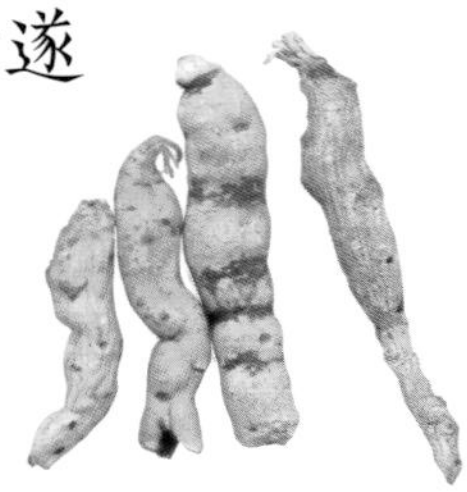

性味:苦，寒。
功效:泻水逐饮，消肿散结。
禁忌:气虚阴伤、脾胃虚弱者及孕妇忌服。

京大戟

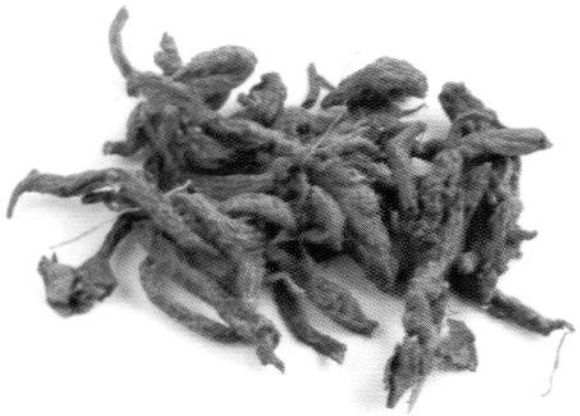

性味:苦，寒。
功效:泻水逐饮，消肿散结。
禁忌:体质虚弱者及孕妇忌服。

芫花

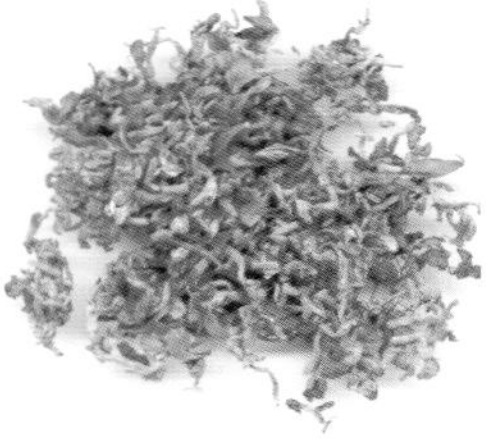

性味:苦、辛，温。
功效:泻水逐饮，祛痰止咳。
禁忌:体质虚弱者及孕妇忌服。

牵牛子

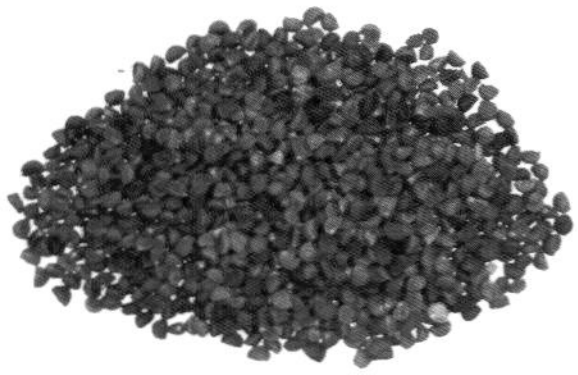

性味:苦，寒。
功效:泻下逐水，祛积杀虫。
禁忌:孕妇忌服。

山楂

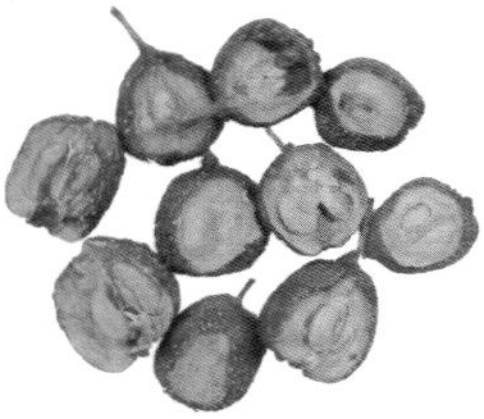

性味:酸、甘，微温。
功效:消食化积，行气散瘀。
禁忌:脾胃虚弱而无积滞者、胃酸分泌过多者慎服。

稻芽

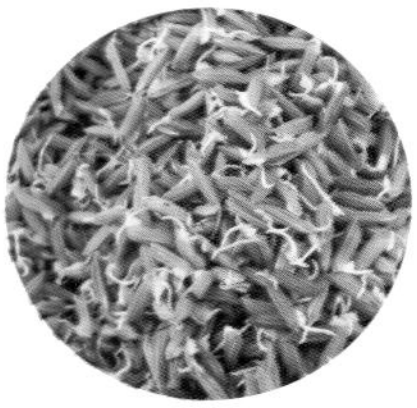

性味:甘，温。
功效:消食和中，健脾开胃。
禁忌:胃下垂者忌服。

巴豆

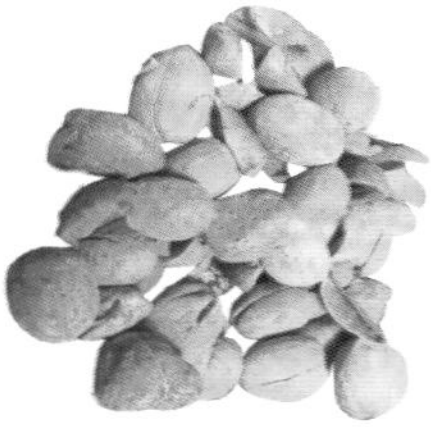

性味:辛，热。
功效:峻下冷积，逐水消肿。
禁忌:孕妇及体弱者忌服。

芦荟

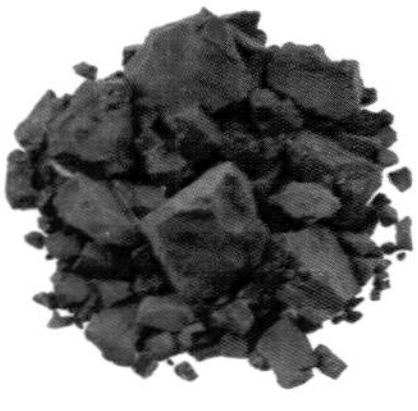

性味:苦，寒。
功效:泻下通便，清肝。
禁忌:脾胃虚弱、食少便溏者及孕妇忌服。

鸡内金

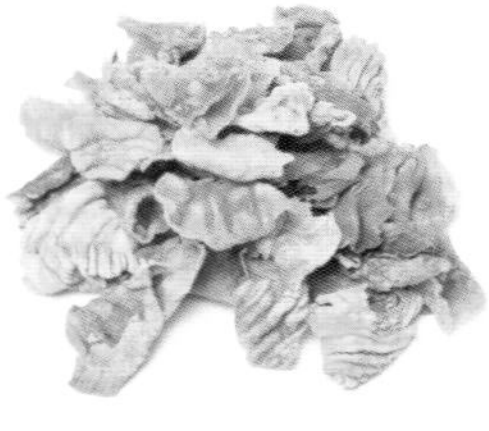

性味:甘，平。
功效:健脾胃，消积食。
禁忌:脾虚无积滞者慎服，孕妇忌服。

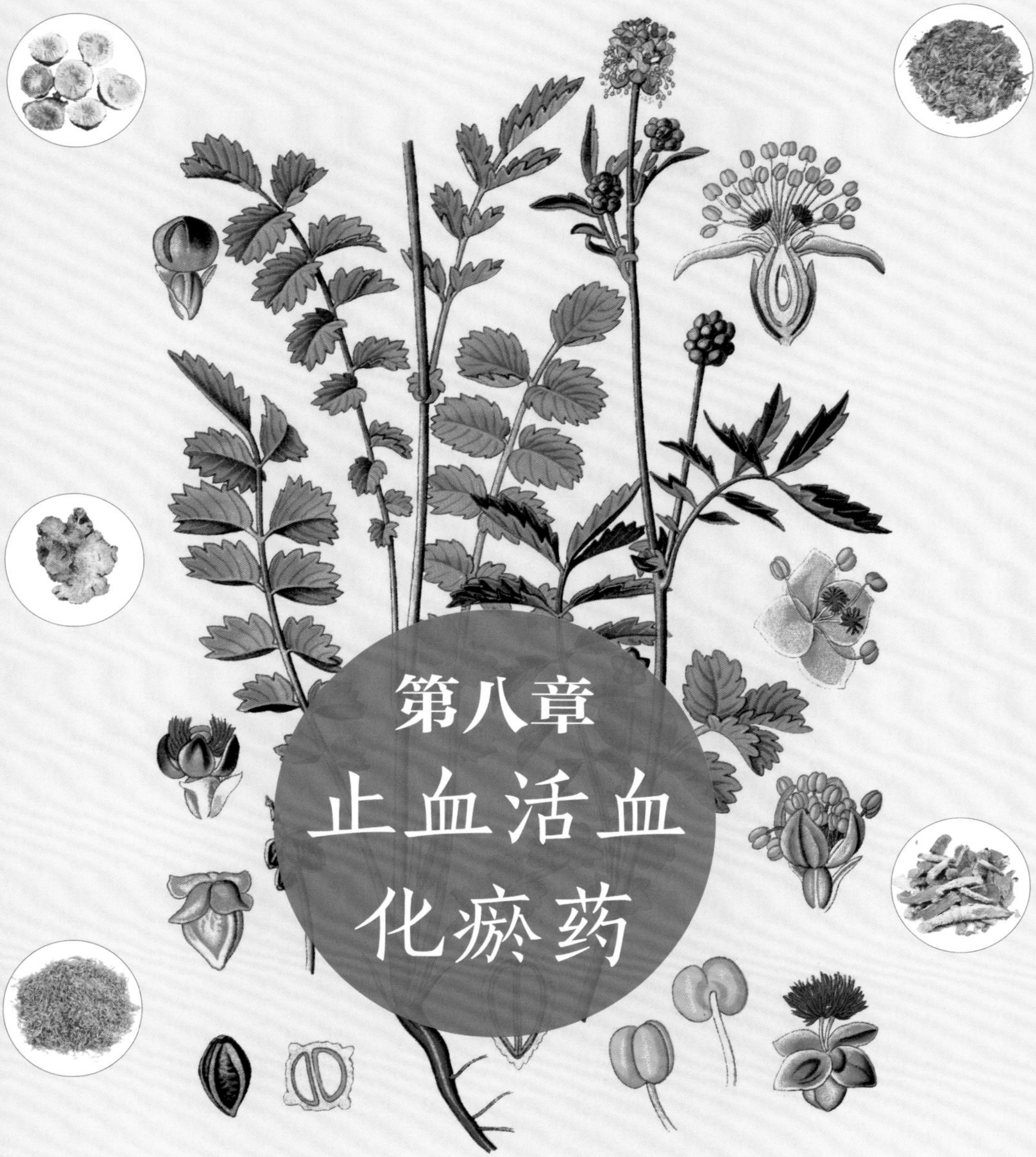

第八章

止血活血化瘀药

止血药指能制止体内外出血，治疗各种出血病症的药物。根据药性和功效的不同，分为凉血止血药，如大蓟、地榆、槐花等；化瘀止血药，如蒲黄等；温经止血药，如艾叶等。

活血药指以通利血脉、促进血行、消散瘀血为主要作用的一类中药，适用于一切瘀血阻滞之病症。依据作用强弱的不同，分为活血止痛药，如川芎、姜黄、延胡索等；活血调经药，如丹参、红花、益母草、王不留行等；活血疗伤药，如骨碎补等。

别名：虎蓟、刺蓟、山萝卜	科目：菊科	性味归经：甘、苦，凉；归心、肝经

凉血止血药

大蓟

成品选鉴

本品为叶、茎、花混合的小段，呈绿褐色，质略硬而脆。断面呈棕黑色，髓部疏松或中空。叶皱缩，多破碎，绿褐色。气微，味甘、苦。

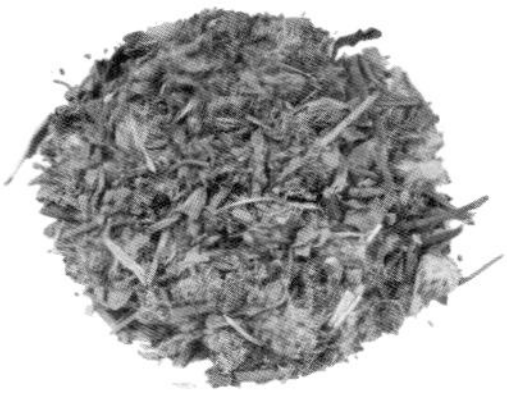

《日华子诸家本草》中载，治肠痈、腹脏瘀血，将大蓟叶生研，用酒随意送服。治恶疮疥癣，则将大蓟叶同盐研敷。

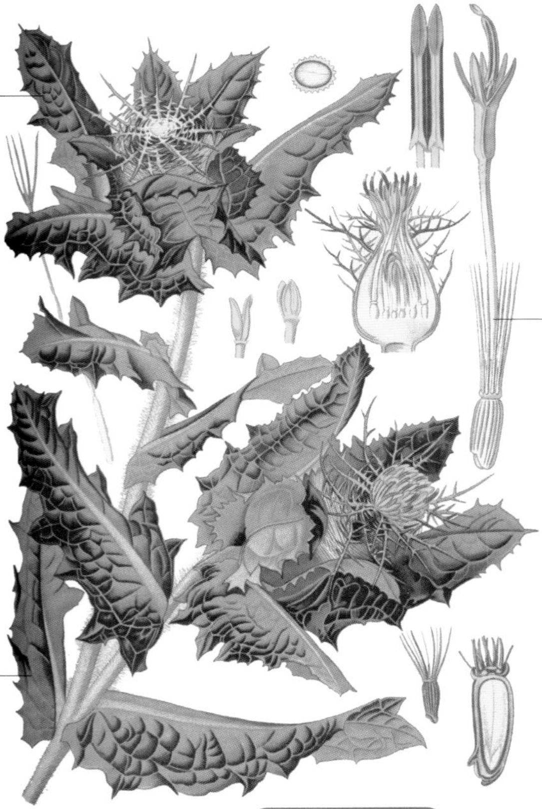

禁忌
脾胃出血、脾胃虚寒者忌服。

叶
[性味]味甘、苦，性凉，无毒。
[主治]止吐血、鼻出血，令人肥健。

产地
全国大部分地区均产。

采集加工：夏秋季花期采集，除去杂质，晒干，生用或炒炭用。

功能主治：凉血止血，散瘀解毒，消痈；用于吐衄、咯血、崩漏等血热出血证，肠痈、肺痈等火热毒盛的疮痈肿毒。

用法用量：煎服，5～10g，鲜品加倍。外用适量，捣敷患处。

实用妙方

十灰散

药方 大蓟9g 小蓟9g 荷叶9g 大黄9g 茅根9g 牡丹皮9g 山栀子9g 侧柏叶9g 茜草根9g 棕榈皮9g

制用法 水煎服。

功用 凉血止血。

凉血止血药

地榆

成品选鉴

本品表面呈棕褐色，具明显纵皱。质坚，稍脆，横断面形成层环明显，皮部呈淡黄色，木部呈棕黄色或带粉红色，呈显著放射状排列。气微。

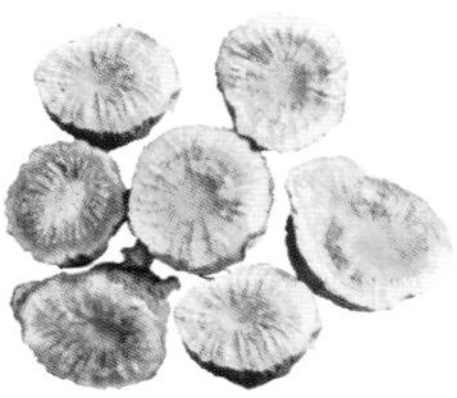

李时珍说，地榆除下焦血热，治大、小便出血。如果用来止血，取上半截切片炒用。它的末梢能行血，不可不知。

杨士瀛曾说，治疗各种疮，疼痛的加用地榆，伴瘙痒的加黄芩。

叶

[性味] 味苦，性微寒，无毒。

[主治] 作饮代茶，甚解热。

产地

地榆产于我国南北各地，长叶地榆习称“绵地榆”，主产于安徽、浙江、江苏、江西等地。

根

[性味] 味苦、酸、涩，性微寒，无毒。

[主治] 主产后腹部隐痛，除恶肉，疗刀箭伤。

花

[性味] 味苦，性微寒，无毒。

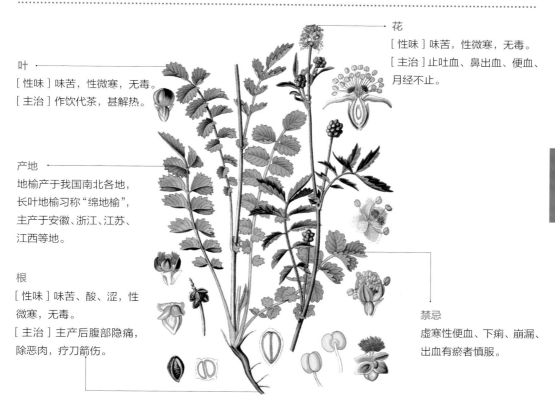

[主治] 止吐血、鼻出血、便血、月经不止。

禁忌

虚寒性便血、下痢、崩漏、出血有瘀者慎服。

采集加工： 春季将发芽时或秋季植株枯萎后采挖，除去须根，洗净，晒干生用，或炒炭用。

功能主治： 凉血止血，解毒敛疮；用于血热出血、烫伤、湿疹、疮疡痈肿等。

用法用量： 煎服，6～15g，大剂量可用至30g；或入丸、散。外用适量，煎水或捣汁外涂。止血多炒炭用，解毒敛疮多生用。

实用妙方

地榆甘草汤

药方 地榆 120g 甘草（炙）90g

制用法 水煎服。

功用 凉血止血。

别名：槐蕊、槐米 | 科目：豆科 | 性味归经：苦，微寒；归肝、大肠经

凉血止血药

槐花

成品选鉴

本品皱缩而卷曲，花瓣多散落；花萼钟状，黄绿色；花瓣呈黄色或黄白色。无臭，味微苦。以个大、紧缩、色黄绿、无梗叶者为佳。

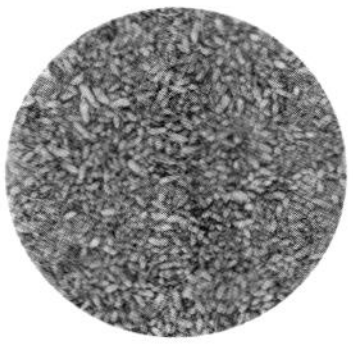

李时珍说，槐树在季春时长得像兔子的眼睛，十天后像老鼠的耳朵，十五天后才会有槐树的样子，三十天后叶子才长成。槐实味苦，性寒，主五内邪气热，止涎唾、补绝伤，治五痔、火疮、妇人乳瘕、子脏急痛。

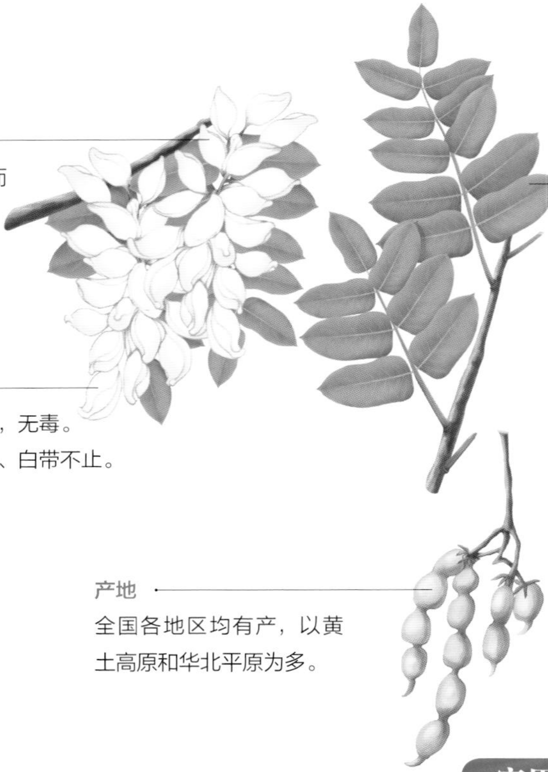

禁忌

脾胃虚寒、阴虚发热而无实火者慎服。

叶

[性味] 味苦，性平，无毒。

[主治] 主中风、牙痛。

花

[性味] 味苦，性微寒，无毒。

[主治] 主咯血、尿血、白带不止。

产地

全国各地区均有产，以黄土高原和华北平原为多。

采集加工：夏季花未开放时采收其花蕾，称为“槐米”；花开放时采收，称为“槐花”。采收后除去花序的枝、梗及杂质，及时干燥，生用、炒用或炒炭用。

功能主治：凉血止血，清肝泻火；用于血热出血证、目赤、头痛等。

用法用量：煎服，5～10g。外用适量，煎水熏洗或研末撒于患处。止血多炒炭用，清热泻火宜生用。

实用妙方

槐花散

药方 槐花 12g 侧柏叶 12g 荆芥穗 6g 枳壳 6g

制用法 上药为细末，水冲服，用量根据病情酌定。

功用 清肠止血，疏风行气。

别名：苎根、苎麻头	科目：荨麻科	性味归经：甘，寒；归心、肝经

凉血止血药

苎麻根

成品选鉴

本品呈不规则圆柱形或稍带扁圆形，略弯曲，外皮为灰棕色，极粗糙，有突起的根痕和许多疣状凸起，质硬，体轻。气微，味甘，嚼之略有黏性。

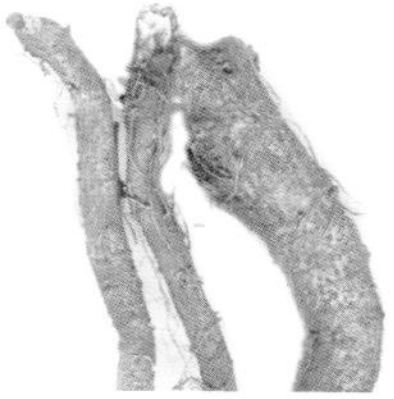

陈藏器说，苎麻根的功效在于破血。让产妇用苎麻做的枕头，可止血运。产后腹痛，用苎麻放在腹上，可止痛。

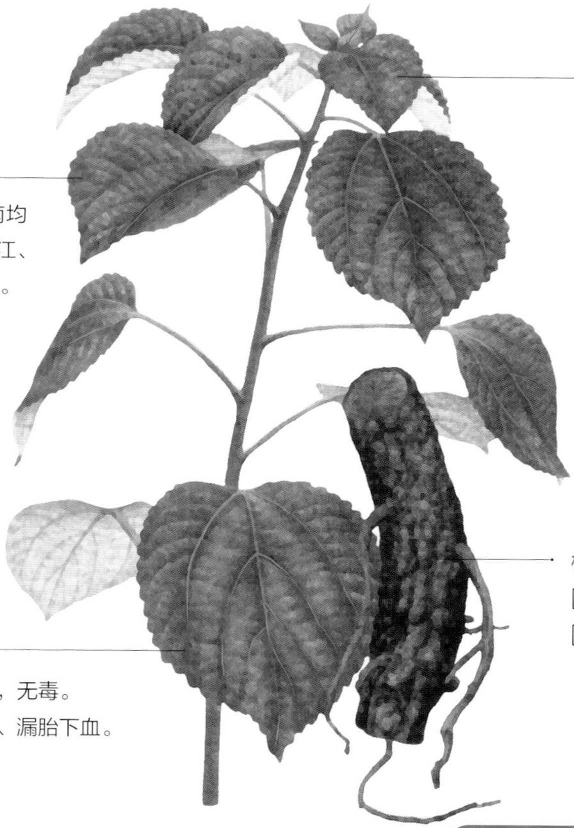

产地

我国中部、南部、西南均有产，主产于江苏、浙江、安徽、山东、陕西等地。

禁忌

胃弱泄泻者勿服，无实热者慎服。

根

[性味]味甘，性寒，无毒。

[主治]安胎，外敷治丹毒热。

叶

[性味]味甘，性寒，无毒。

[主治]主心膈发热、漏胎下血。

采集加工： 冬春两季采挖，洗净，晒干，切段生用。

功能主治： 凉血止血，安胎，清热解毒；用于血热出血、胎动不安、胎漏下血、热毒痈肿等。

用法用量： 煎服，5～30g；鲜品用30～60g，捣汁服。外用适量，煎汤外洗，或鲜品捣敷。

实用妙方

苎根散

药方 苎麻根 10g　人参 10g　白垩 10g　蛤粉 10g

制用法 上药为细末，水冲服。

功用 凉血止血。

别名：东方香蒲、蒲草黄	科目：香蒲科	性味归经：甘，平；归肝、心包经

化瘀止血药

蒲黄

成品选鉴

蒲黄为黄色细粉，质轻松，易飞扬，手捻之有润滑感，入水不沉。无臭，味甘。以色鲜黄，润滑感强、质纯净者为佳。

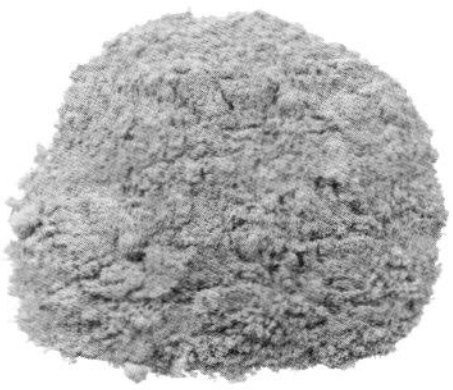

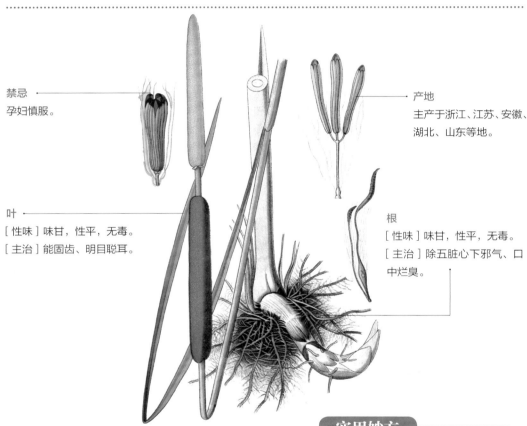

李时珍说，蒲黄是手厥阴经、足厥阴经血分主药，所以能治血治痛。蒲黄生用能行血，熟用则能止血。它与五灵脂同用，能治心腹诸痛。

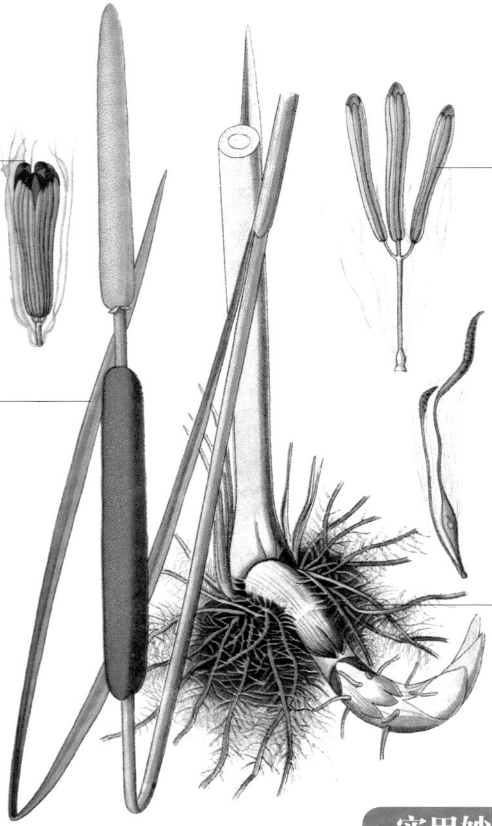

禁忌
孕妇慎服。

叶
[性味] 味甘，性平，无毒。
[主治] 能固齿、明目聪耳。

产地
主产于浙江、江苏、安徽、湖北、山东等地。

根
[性味] 味甘，性平，无毒。
[主治] 除五脏心下邪气、口中烂臭。

采集加工： 夏季采收蒲棒上部的黄色雄性花序，晒干后碾轧，筛取细粉，生用或炒用。

功能主治： 止血，化瘀，利尿；用于外伤出血、瘀血作痛、血淋、尿血等。

用法用量： 煎服，5～10g，须包煎。外用适量，研末外撒或调敷。止血多炒用，化瘀、利尿多生用。

实用妙方

小蓟饮

药方 当归 9g 小蓟 9g 生地黄 9g 木通 9g 蒲黄 9g 淡竹叶 9g 甘草 9g 滑石 9g 山栀子 9g

制用法 水煎服，用量根据病情酌定。

功用 凉血止血，利尿通淋。

别名：灸草叶、香艾叶、甜艾叶	科目：菊科	性味归经：辛、苦，温；归肝、脾、肾经

温经止血药

艾叶

成品选鉴

干燥的叶片多皱缩破碎，上面为灰绿色，下面密生灰白色绒毛。质柔软。气清香，味辛、苦。以绒毛多、香气浓郁者为佳。

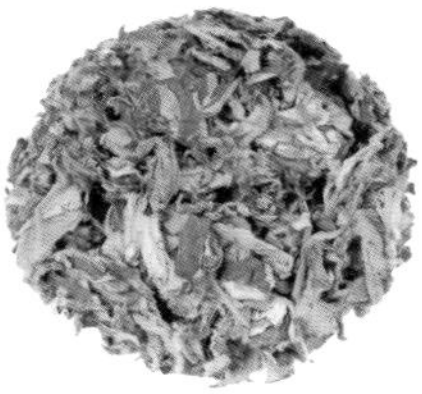

李时珍说，艾叶生则微苦、大辛， 熟则微辛、大苦，生温熟热，为纯阳之品。它可以取太阳真火，挽回垂绝元阳。内服则走三服， 而逐一切寒湿，转肃杀之气为融和。外灸则透诸经而治百种病邪，使重病之人康复，功用很大。

禁忌

阴虚血热者慎服。

产地

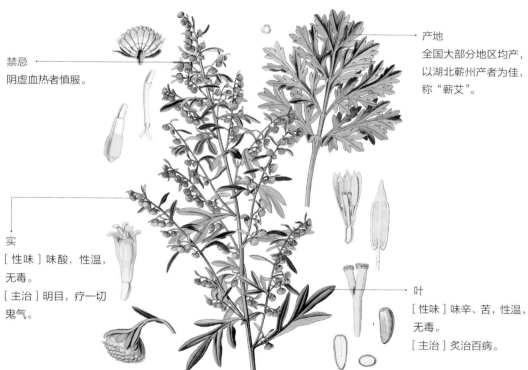

全国大部分地区均产，以湖北蕲州产者为佳，称“蕲艾”。

实

[性味] 味酸，性温，无毒。

[主治] 明目，疗一切鬼气。

叶

[性味] 味辛、苦，性温，无毒。

[主治] 灸治百病。

采集加工： 夏季花未开时采摘，除去杂质，晒干或阴干，生用、捣绒或炒炭用。

功能主治： 温经止血，散寒调经，安胎；用于外伤出血、月经不调、痛经、胎动不安等。

用法用量： 煎服，3～10g。外用适量，捣绒作炷或制成艾条熏灸。温经止血宜炒炭用，其余生用。

实用妙方

胶艾汤

药方 川芎 6g 阿胶 6g 甘草 6g 艾叶 9g 当归 9g 芍药 12g 干地黄 15g

制用法 水煎服。

功用 养血止血，调经安胎。

别名：山鞠穷、香果、雀脑芎、京芎、贯芎	科目：伞形科	性味归经：辛，温；归肝、胆、心包经

活血止痛药

川芎

成品选鉴

本品表面呈黄褐色至黄棕色，粗糙皱缩，质坚实，不易折断，断面呈黄白色或灰黄色，具波状环纹形成层，有黄棕色油点。香气浓郁而特殊。

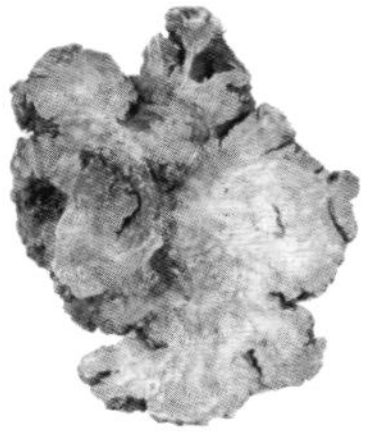

李杲说，头痛必用川芎。如果头痛仍未愈，则用川芎加各引经药：太阳经加羌活；阳明经加白芷；少阳经加柴胡；太阴经加苍术；厥阴经加吴茱萸；少阴经加细辛。

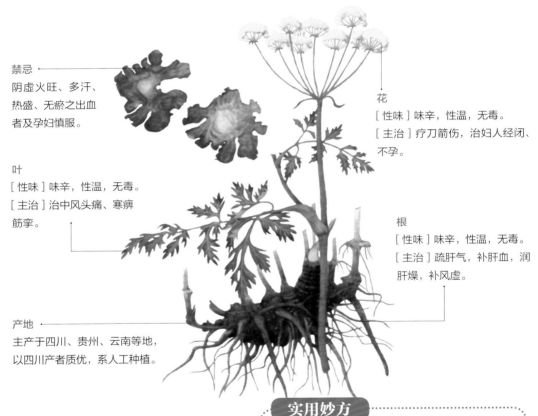

禁忌

阴虚火旺、多汗、热盛、无瘀之出血者及孕妇慎服。

花

[性味] 味辛，性温，无毒。

[主治] 疗刀箭伤，治妇人经闭、不孕。

叶

[性味] 味辛，性温，无毒。

[主治] 治中风头痛、寒痹筋挛。

根

[性味] 味辛，性温，无毒。

[主治] 疏肝气，补肝血，润肝燥，补风虚。

产地

主产于四川、贵州、云南等地，以四川产者质优，系人工种植。

采集加工：5月采挖，除去泥沙，晒后烘干，再去须根。用时切片生用或酒炙。

功能主治：活血行气，祛风止痛；用于血瘀气滞所致疼痛、头痛、风湿痹痛等。

用法用量：煎服，3～9g；或入丸、散。外用适量，研末撒于患处或煎汤漱口。

实用妙方

八珍汤

药方 人参30g 白术30g 川芎30g 当归30g 白茯苓30g 白芍30g 熟地黄30g 甘草（炙）30g 生姜3片 大枣5枚

制用法 水煎服，用量据病情酌定。

功用 益气补血。

别名：玄胡索、元胡索、延胡	科目：罂粟科	性味归经：辛、苦，温；归心、肝、脾经

活血止痛药

延胡索

成品选鉴

本品表面呈黄色或褐黄色，质坚硬而脆，断面呈黄色，角质样，有蜡样光泽。无臭，味辛、苦。以个大、饱满、质坚、外表色黄、内色黄亮者为佳。

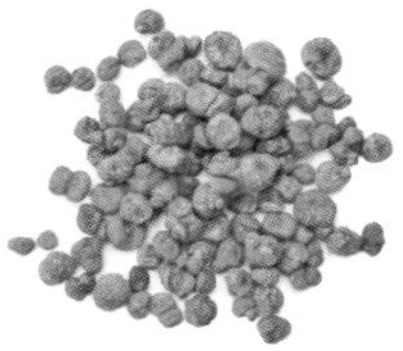

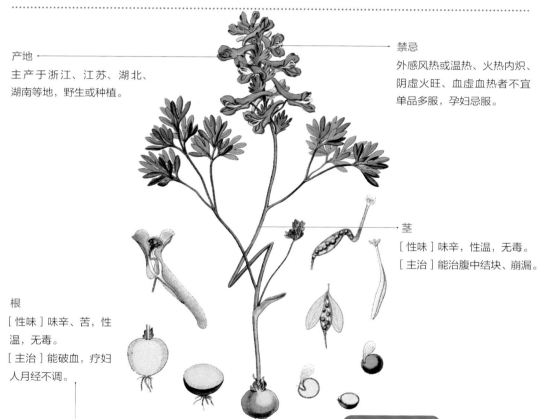

李时珍说，玄胡索味辛、苦，性温，入手太阴经、足太阴经、手厥阴经、足厥阴经四经，能行血中气滞、气中血滞，所以专治一身上下诸痛， 用之恰当则效果甚佳，是活血行气第一品药。

产地

主产于浙江、江苏、湖北、湖南等地，野生或种植。

禁忌

外感风热或温热、火热内炽、阴虚火旺、血虚血热者不宜单品多服，孕妇忌服。

茎

［性味］味辛，性温，无毒。

［主治］能治腹中结块、崩漏。

根

［性味］味辛、苦，性温，无毒。

［主治］能破血，疗妇人月经不调。

采集加工：夏初茎叶枯萎时采挖，除去须根，置沸水中煮至恰无白心时取出，晒干。切厚片或捣碎，生用或醋炙用。

功能主治：活血，行气，止痛；用于气血瘀滞所致疼痛。

用法用量：煎服，3～10g；研粉吞服，每次1.5～3g。

实用妙方

金铃子散

药方 金铃子 30g 延胡索 30g

制用法 共研为末，每服 6 ～ 9g，酒或开水送下。

功用 疏肝泄热，活血止痛。

别名：黄姜、毛姜黄、宝鼎香、黄丝郁	科目：姜科	性味归经：辛、苦，大寒；归肝、胆、心经

活血止痛药

姜黄

成品选鉴

本品表面呈深黄色，粗糙。质坚实，不易折断，断面呈棕黄色至金黄色，角质样，有蜡样光泽。气香特异，味辛、苦。

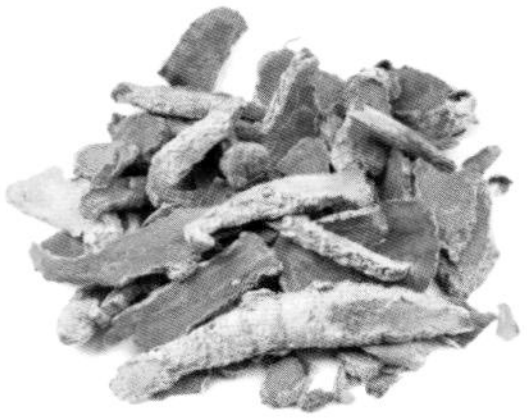

李时珍说，姜黄、郁金、蒁药（莪术）三物，外形功用都相近。但郁金入心治血；姜黄兼入脾，兼治气；蒁药则入肝，兼治气中之血，这是它们的区别。古方五痹汤用片子姜黄，治风寒湿气所致手臂痛。

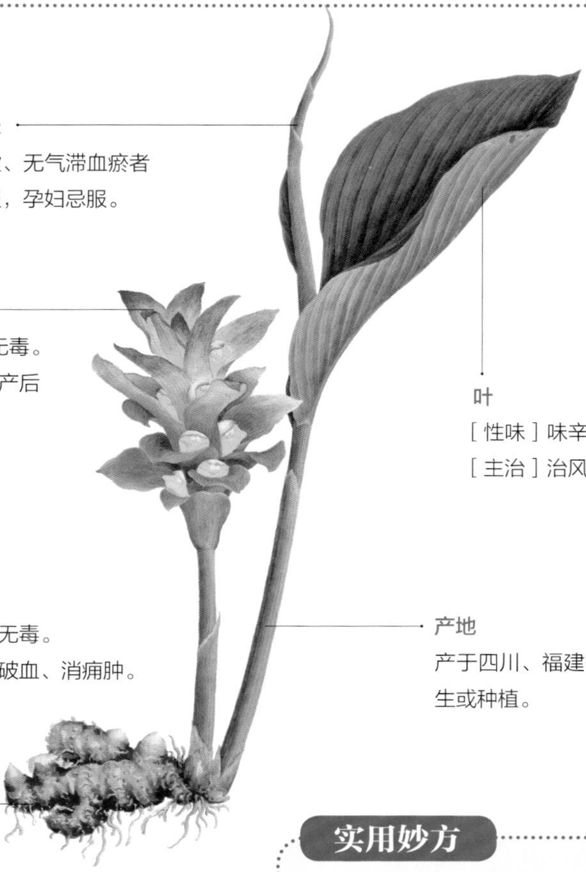

禁忌

血虚、无气滞血瘀者慎服，孕妇忌服。

花

[性味] 味辛、苦，性大寒，无毒。

[主治] 祛邪辟恶，治气胀、产后败血攻心。

叶

[性味] 味辛、苦，性大寒，无毒。

[主治] 治风湿痹痛。

根

[性味] 味辛、苦，性大寒，无毒。

[主治] 主心腹结积，能下气破血、消痈肿。

产地

产于四川、福建等地，野生或种植。

采集加工： 冬季茎叶枯萎时采挖，除去须根。煮或蒸至透心，晒干，切厚片，生用。

功能主治： 活血行气，通经止痛；用于气滞血瘀所致的心、胸、胁、腹诸痛及风湿痹痛等。

用法用量： 煎服，3~10g。外用适量。

实用妙方

蠲痹汤

药方 当归45g 羌活45g 姜黄45g 黄芪45g 防风45g 甘草45g 白芍45g

制用法 水煎服。

功用 益气活血，祛风胜湿。

别名：赤参、紫丹参、红根	科目：唇形科	性味归经：苦，微寒；归心、心包、肝经

活血调经药

丹参

成品选鉴

本品表面呈棕褐色，具纵皱纹及须根痕；质坚硬，易折断，断面具纤维性。木部呈黄白色，导管呈放射状排列。气微香，味苦。

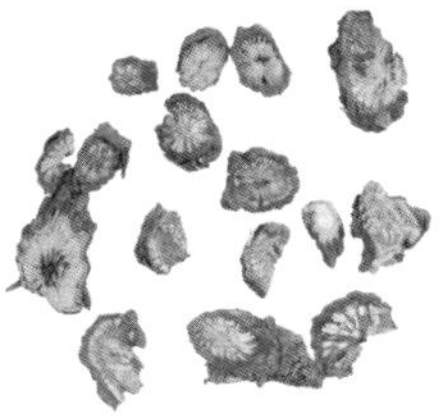

李时珍说，丹参色赤味苦，性平而降，属阴中阳品，入手少阴经、手厥阴经，心与心包络的血分药。按《妇人明理论》所说，四物汤治妇科疾病，不问胎前产后、月经多少，都可通用。只有一味丹参散，主治与它相同，是因丹参能破宿血、补新血、安生胎、堕死胎、止崩中带下，调经的作用大致与当归、地黄、川芎、芍药相似。

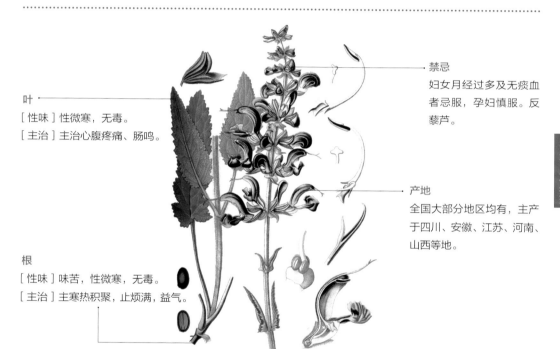

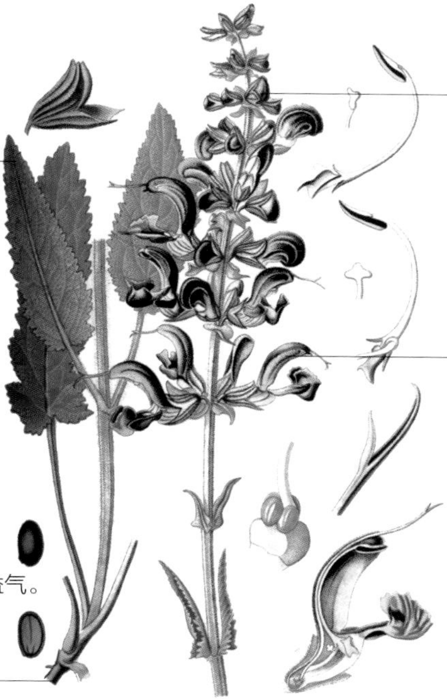

叶

[性味] 性微寒，无毒。

[主治] 主治心腹疼痛、肠鸣。

根

[性味] 味苦，性微寒，无毒。

[主治] 主寒热积聚，止烦满，益气。

禁忌

妇女月经过多及无瘀血者忌服，孕妇慎服。反藜芦。

产地

全国大部分地区均有，主产于四川、安徽、江苏、河南、山西等地。

采集加工： 春秋两季采挖，除去茎叶后洗净，润透，切成厚片晒干，生用或酒炙用。

功能主治： 活血调经，祛瘀止痛，凉血消痈，除烦安神；用于月经不调、闭经痛经、产后瘀滞腹痛、血瘀心痛、脘腹疼痛、跌打损伤、风湿痹痛、疮痈肿毒、热病烦躁神昏、心悸失眠等。

用法用量： 煎服，5～15g。活血化瘀宜酒炙用。

实用妙方

丹参散结汤

药方 丹参 12g 玄参 12g 白芥子 10g 山药 10g 丝瓜络 10g 橘核 10g 生地黄 10g 熟地黄 10g 莪术 10g 肉桂 6g 鸡血藤 20g 金银花藤 30g

制用法 水煎服。

功用 活血通络，软坚散结。

别名：草红花、刺红花、红蓝花	科目：菊科	性味归经：辛，温；归心、肝经

活血调经药

红花

成品选鉴

筒状花缩弯曲，成团或散在，质柔软。气微香。以花冠长，色红、鲜艳，质柔软、无枝刺者为佳。

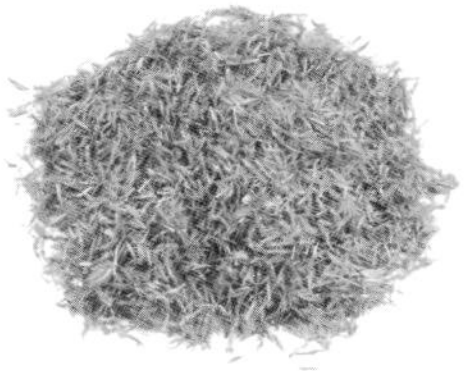

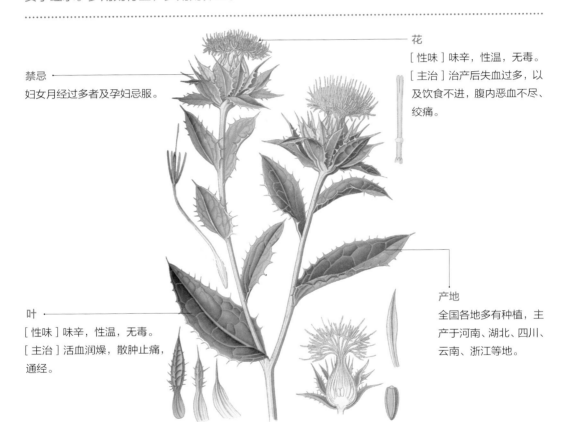

李时珍说，血生于心包，藏于肝，属于冲任。红花汁与之同类，所以能行男子血脉，通女子经水。多用则行血，少用则养血。

禁忌

妇女月经过多者及孕妇忌服。

花

［性味］味辛，性温，无毒。

［主治］治产后失血过多，以及饮食不进，腹内恶血不尽、绞痛。

叶

［性味］味辛，性温，无毒。

［主治］活血润燥，散肿止痛，通经。

产地

全国各地多有种植，主产于河南、湖北、四川、云南、浙江等地。

采集加工：夏收开花，花色由黄转为鲜红时采摘。阴干或微火烘干。

功能主治：活血通经，祛瘀止痛；用于血滞经闭、痛经、产后瘀滞腹痛、症瘕积聚、胸痹心痛、血瘀腹痛、胁痛、跌打损伤等。

用法用量：煎服，3～10g。外用适量。

实用妙方

红花散

药方 干荷叶　牡丹皮　当归　红花　蒲黄（炒）

制用法 上药各等份，研为细末，水调服。

功用 活血祛瘀，通经止痛。

别名：桃核仁	科目：蔷薇科	性味归经：苦、甘，平；归心、肝、大肠经

活血调经药

桃仁

成品选鉴

本品呈黄色或黄棕色，侧面观为贝壳形，壁一边略厚，层纹细密；表面观为类圆形，圆多角形或类方形，底部壁上纹孔大而较密。

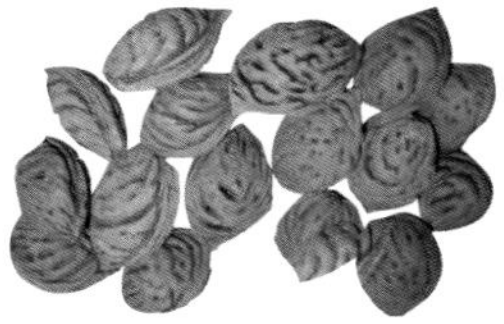

李时珍说，桃仁行血，宜连皮、尖生用。润燥活血，宜汤浸去皮、尖炒黄用。或与麦麸同炒，或烧存性，各随方选择。双仁的有毒，不能食用。

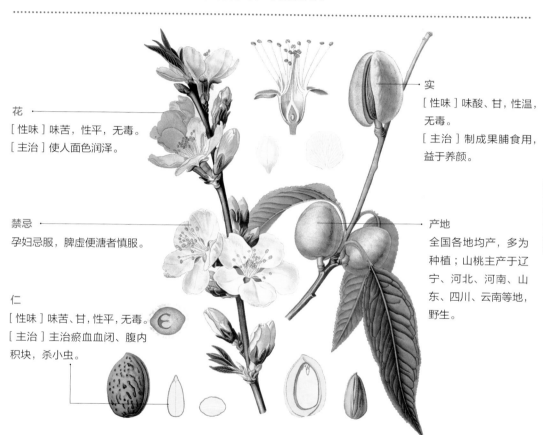

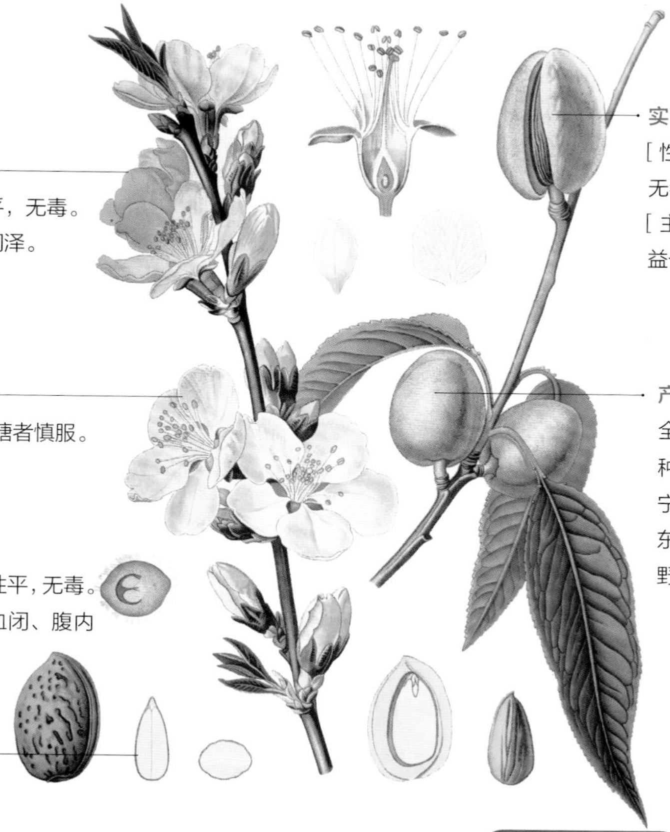

花
[性味] 味苦，性平，无毒。
[主治] 使人面色润泽。

禁忌
孕妇忌服，脾虚便溏者慎服。

仁
[性味] 味苦、甘，性平，无毒。
[主治] 主治瘀血血闭、腹内积块，杀小虫。

实
[性味] 味酸、甘，性温，无毒。
[主治] 制成果脯食用，益于养颜。

产地
全国各地均产，多为种植；山桃主产于辽宁、河北、河南、山东、四川、云南等地，野生。

采集加工： 6～7月果实成熟时采摘，除去果肉及核壳，取出种子，去皮，晒干，生用或炒用。

功能主治： 活血祛瘀，润肠通便，止咳平喘；用于瘀血阻滞所致病证，肺痈、肠痈，肠燥便秘，咳嗽气喘等。

用法用量： 煎服，5～10g，捣碎用；桃仁霜入汤剂，宜包煎。

实用妙方

芦茎汤

药方 芦茎 60g 薏苡仁 30g 冬瓜仁 24g 桃仁 9g

制用法 水煎服。

功用 清肺化痰，逐瘀排脓。

别名：苦低草、野天麻、扒骨风 | 科目：唇形科 | 性味归经：辛、苦，微寒；归心包、肝、膀胱经

活血调经药

益母草

成品选鉴

茎表面呈灰绿色或黄绿色；体轻，质韧，断面中部有髓。叶片灰绿色，多皱缩、破碎，易脱落。小花呈淡紫色。

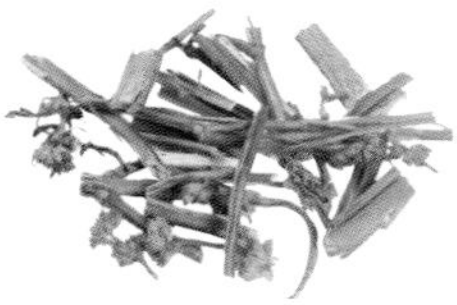

李时珍说，茺蔚子属阴中之阳，是手厥阴经、足厥阴经的主药。茺蔚开白花的入气分，开紫花的入血分。治疗妇女经脉不调及胎产一切血气诸病，它是一种非常好的药物。

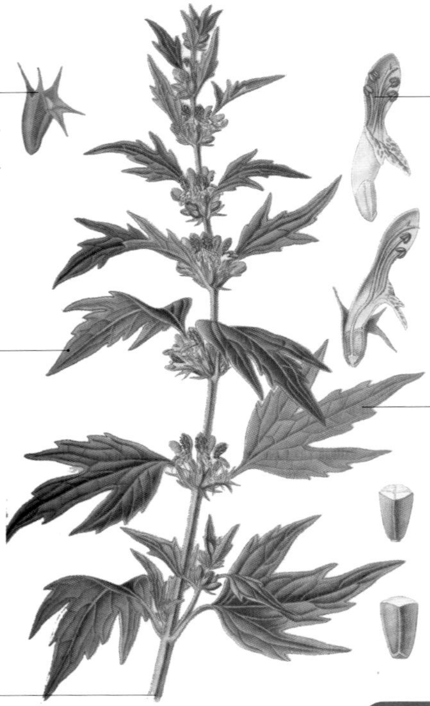

子

[性味] 味辛、甘，性微温，无毒。

[主治] 主明目益精，除水气，久服轻身。

产地

我国大部分地区均产，野生种植。

禁忌

无瘀滞、阴虚血少者忌服，孕妇慎服。

叶

[性味] 味辛、苦，性微寒。

[主治] 治荨麻疹，可作汤洗浴。

茎

[性味] 味辛、苦，性微寒。

[主治] 治荨麻疹，可作汤洗浴。

采集加工： 通常在夏季茎叶茂盛，花未开或初开时采割，除去杂质，洗净，润透，切段后干燥。生用或熬膏用。

功能主治： 活血调经，利水消肿，清热解毒；用于血滞经闭、痛经、经行不畅、产后恶露不尽、瘀滞腹痛、水肿、小便不利、跌打损伤、疮痈肿毒、皮肤瘾疹等。

用法用量： 煎服，10～30g；或熬膏，入丸剂。外用适量，捣敷或煎汤外洗。

实用妙方

天麻钩藤饮

药方 天麻 9g 钩藤 12g 石决明 18g 山栀子 9g 黄芩 9g 川牛膝 9g 杜仲 9g 益母草 9g 桑寄生 9g 夜交藤 9g 茯神 9g

制用法 水煎，分 2~3 次服。

功用 平肝熄风，清热活血，补益肝肾。

别名：小泽兰、虎兰、草泽兰、甘露秧	科目：唇形科	性味归经：苦、辛，微温；归肝、脾经

活血调经药

泽兰

成品选鉴

本品呈方柱形，少分枝，四面均有浅纵沟，上表面黑绿色，下表面灰绿色，密具腺点，两面均有短毛；先端尖，边缘有锯齿。花簇生，叶腋呈轮状，花冠多脱落，黄褐色。无臭，味苦、辛。

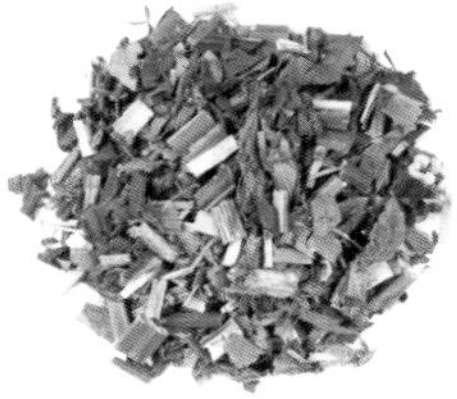

李时珍说，兰草、泽兰气香而性温，味辛而散，属阴中之阳，是足太阴经、足厥阴经主药。脾喜芳香，肝宜辛散。脾气舒，则三焦通利而正气和；肝郁散，则营卫流通而病邪解。兰草走气道，所以能利水道，除痰积，杀蛊辟恶，为消渴良药。泽兰走血分，所以能治水肿，消痈毒，破瘀血，消症瘕，为妇科要药。两药虽属同一类，但功用有别，正如赤茯苓、白茯苓，赤芍药、白芍药，均有补泻的不同。

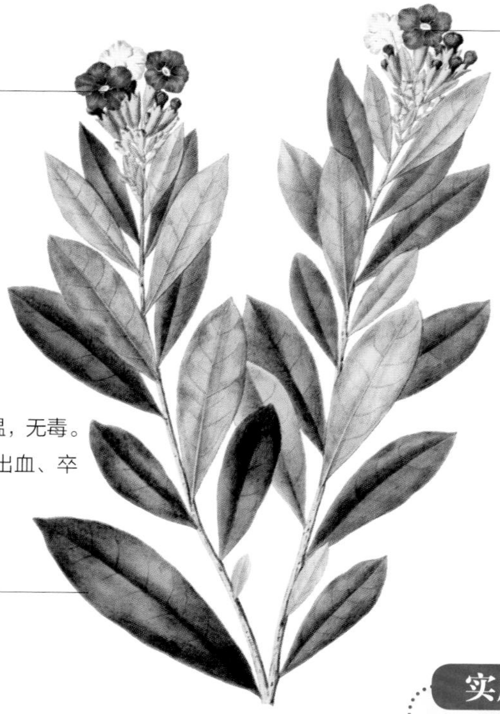

禁忌

血虚、无瘀滞者慎服。

产地

野生，全国大部分地区均产，主产于黑龙江、辽宁、浙江、湖北等地。

叶

[性味]味苦、辛，性微温，无毒。

[主治]治哺乳妇女体内出血、卒中后遗症。

采集加工：夏秋两季茎叶茂盛时采割，晒干。除去杂质泥土，润透，切段，干燥后生用。

功能主治：活血调经，祛瘀消痈，利水消肿；用于血瘀经闭、痛经、产后瘀滞腹痛、跌打损伤、瘀肿疼痛及疮痈肿毒、水肿、腹水等。

用法用量：煎服，10～15g。外用适量。

实用妙方

泽兰汤

药方 泽兰 60g 当归 60g 生地黄 60g 甘草 45g 生姜 90g 芍药 30g 大枣 10 枚

制用法 水煎服。

功用 活血调经。

别名：百倍、牛茎、脚斯蹬、铁牛膝	科目：苋科	性味归经：苦、甘、酸，平；归肝、肾经

活血调经药

牛膝

成品选鉴

本品为类圆形小段，表面呈灰黄色或淡棕色，断面平坦，中心黄白色，质硬脆。气微，味微甜、稍苦、酸。

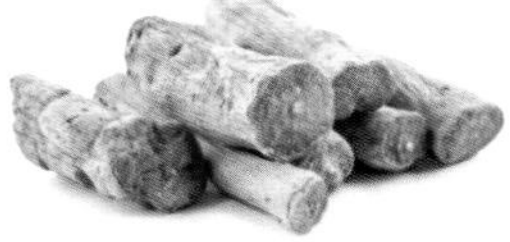

朱震亨说，牛膝能引诸药下行，筋骨痛风在下的，宜加量使用。凡是用土牛膝，春夏季节用叶，秋冬季节用根，唯叶、汁药效快。

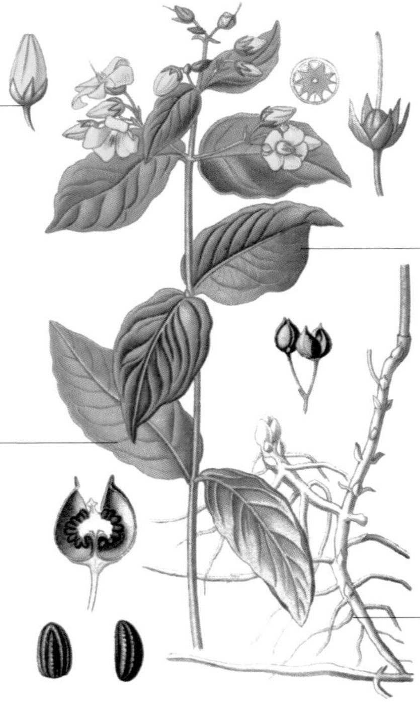

禁忌

下元不固、梦遗失精、月经过多、中气下陷、脾虚泄泻者及孕妇忌服。

产地

以种植品为主，也有野生者。怀牛膝主产于河南；川牛膝主产于四川、云南、贵州等地。

茎、叶

[主治]主寒湿痿痹、小便淋涩、各种疮。

根

[性味]味苦、甘、酸，性平，无毒。

[主治]主寒湿痿痹、四肢痉挛、膝痛不能屈伸。

采集加工：冬季苗枯时采挖，洗净，晒干。生用或酒炙用。

功能主治：活血通经，补肝肾，强筋骨，利水通淋，引火（血）下行；用于瘀血阻滞所致经闭、痛经、经行腹痛、胞衣不下，跌扑伤痛，腰膝酸痛，下肢痿软，淋证，水肿，小便不利，火热上炎、阴虚火旺之头痛、眩晕、齿痛，口舌生疮，吐血，衄血等。

用法用量：煎服，6～15g。补肝肾、强筋骨宜酒炙用，活血通经、利水通淋宜生用。

实用妙方

独活寄生汤

药方 独活 9g 桑寄生 6g 杜仲 6g 牛膝 6g 细辛 6g 秦艽 6g 茯苓 6g 肉桂 6g 防风 6g 川芎 6g 人参 6g 甘草 6g 当归 6g 芍药 6g 干地黄 6g

制用法 水煎服。

功用 祛风湿，止痹痛，益肝肾，补气血。

别名：藏红花、西红花	科目：鸢尾科	性味归经：甘，平；归心、肝经

活血调经药

番红花

成品选鉴

大多柱头集合成松散线状，柱头三分枝，暗红色。体轻，质松软，滋润而有光泽，或无光泽及油润感。气香特异，微有刺激性，味甘。

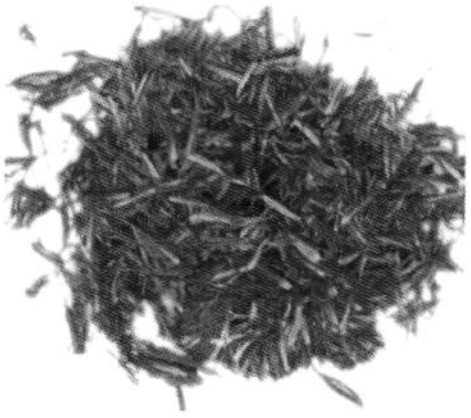

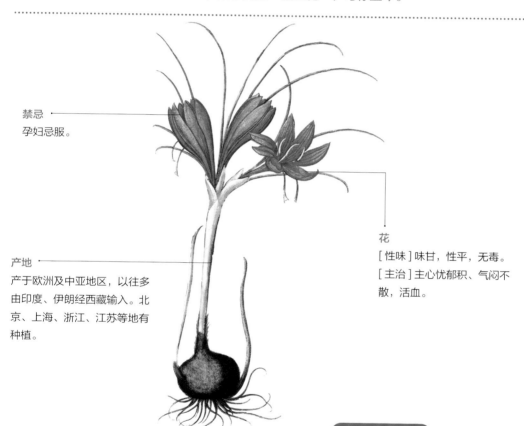

由希腊人最先开始人工种植，主要分布在欧洲、地中海及中亚等地。明朝时番红花就传入中国，《本草纲目》将它列入药物之类。中国浙江等地有种植。《本草纲目拾遗》《植物名实图考》误记载为其为西藏所产，故称其为“藏红花”，习称至今。

禁忌

孕妇忌服。

花

[性味]味甘，性平，无毒。

[主治]主心忧郁积、气闷不散，活血。

产地

产于欧洲及中亚地区，以往多由印度、伊朗经西藏输入。北京、上海、浙江、江苏等地有种植。

采集加工：常于9～10月选晴天早晨采收花朵，摘下柱头，烘干。

功能主治：活血舒筋；用于麻木瘫痪、月经不调、腰膝酸痛等。

用法用量：煎服，1.5～3g，外用适量。

实用妙方

丹皮散

药方 牡丹皮6g 大黄4.5g 番红花2g 当归6g 干荷叶6g

制用法 研末，每服6g，开水送服。

功用 散瘀止痛。

别名：王不留、麦蓝子 | 科目：石竹科 | 性味归经：苦，平；归肝、胃经

活血调经药

王不留行

成品选鉴

本品呈圆球形或近球形，表面黑色，少数红棕色，略有光泽，密布细小颗粒状突起。质硬，难破碎。以粒饱满、色黑者为佳。

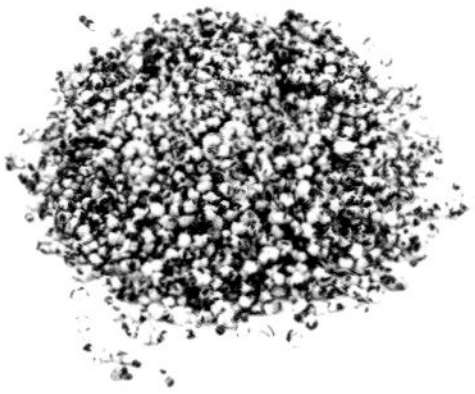

李时珍说，王不留行能走血分，是阳明、冲任的药物。

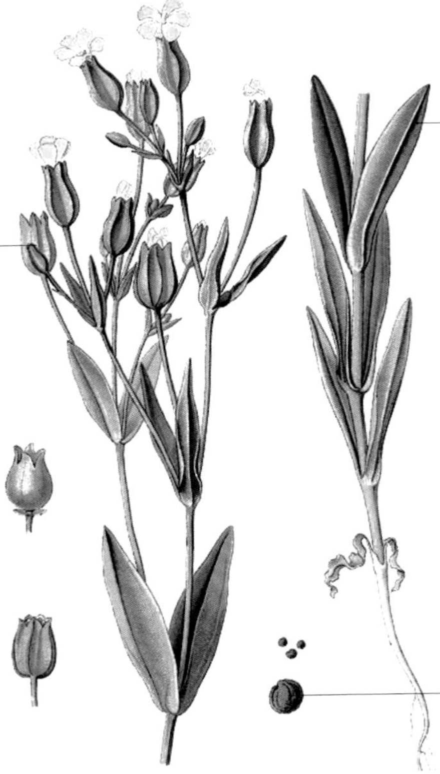

产地

全国各地均产，主产于江苏、河北、山东、辽宁、黑龙江等地，以产于河北邢台者质优，多为野生，亦有种植。

禁忌

孕妇及血虚无瘀滞者忌服。

子

［性味］味苦，性平，无毒。

［主治］主逐痛出刺，除风痹内寒。

采集加工：夏季果实成熟、果皮尚未开裂时采割植株，晒干，打下种子，除去杂质，晒干生用或炒用。

功能主治：活血通经，下乳消痈，利尿通淋；用于血瘀所致经闭、痛经，难产，产后乳汁不下，乳痈肿痛，热淋、血淋、石淋等。

用法用量：煎服，5～10g。外用适量。

实用妙方

涌泉散

药方 瞿麦穗　麦冬（去心）　王不留行　龙骨

制用法 上药等份研末，热酒调下，后用猪蹄羹少许，每服 3g，每日 3 次。

功用 破气行血，通经下乳。

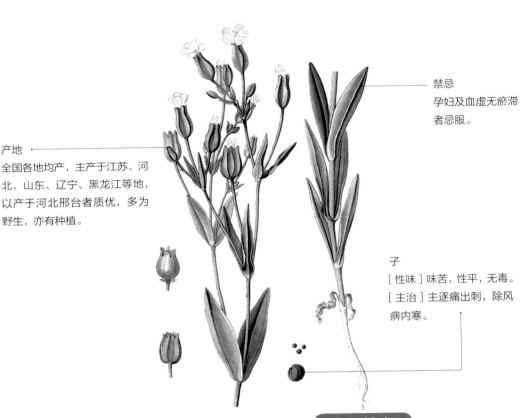

别名：四季花、月月红、月贵花、月季红	科目：蔷薇科	性味归经：甘、微苦，温；归肝经

活血调经药

月季花

成品选鉴

花朵多呈圆形或类球形，花瓣5片或重瓣，覆瓦状排列，紫色或淡红色，脉纹明显。体轻，质脆，易碎。气清香，味甘、微苦。以完整、色紫红、半开放、气清香者为佳。

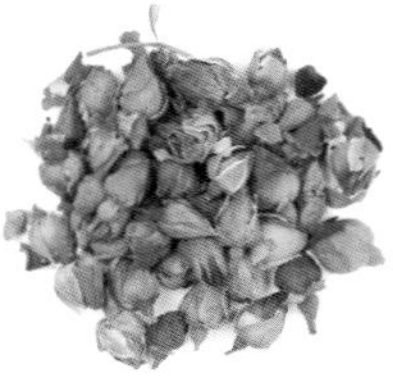

《泉州本草》载："通经活血化瘀，清肠胃湿热，泻肺火，止咳，止血止痛，消痈毒。治肺虚咳嗽咯血、痢疾、瘰疬溃烂、痈疽肿毒、妇女月经不调。"

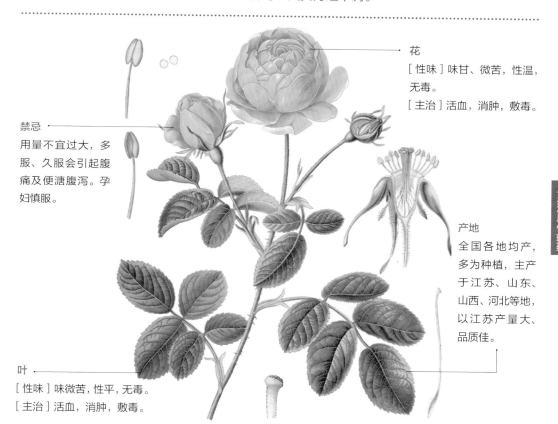

花

［性味］味甘、微苦，性温，无毒。

［主治］活血，消肿，敷毒。

禁忌

用量不宜过大，多服、久服会引起腹痛及便溏腹泻。孕妇慎服。

产地

全国各地均产，多为种植，主产于江苏、山东、山西、河北等地，以江苏产量大、品质佳。

叶

［性味］味微苦，性平，无毒。

［主治］活血，消肿，敷毒。

采集加工： 全年均可采收，花微开时采摘，阴干或低温干燥。

功能主治： 活血调经，疏肝解郁，消肿解毒；用于肝血瘀滞所致月经不调、痛经、闭经，胸胁胀痛，跌打损伤，瘀肿疼痛，痈疽肿毒，瘰疬等。

用法用量： 煎服，2～5g，不宜久煎；亦可泡服或研末服。外用适量。

实用妙方

月季花茶

药方 鲜月季花 20g

制用法 开水泡服。

功用 活血调经。

别名：肉碎补、石岩姜、猴姜、毛姜	科目：水龙骨科	性味归经：苦，温；归肝、肾经

活血疗伤药

骨碎补

成品选鉴

本品呈扁平长条状，多弯曲，有分枝。表面密被深棕色至暗棕色的小鳞片，柔软如毛，经火燎者呈棕褐色，两侧及上表面均具凸起或凹下的圆形叶痕。

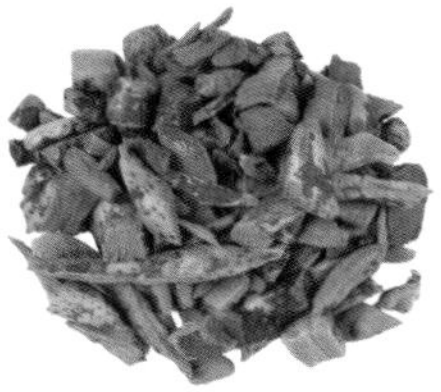

苏颂说，骨碎补是入妇人血气的药。蜀人治跌打损伤，筋骨闪折，取其根捣后筛过，用来煮黄米粥，调和后裹伤处有效。

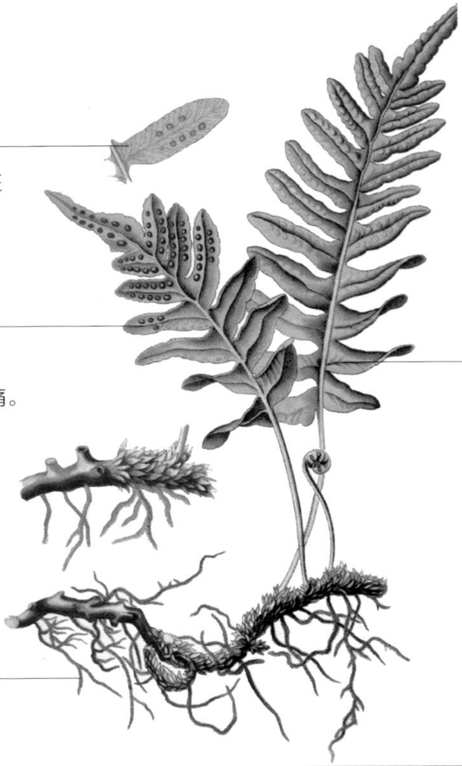

禁忌

阴虚火旺、无瘀血或血虚火旺者慎服，血虚风燥者忌服。

叶

[性味] 味苦，性温，无毒。

[主治] 主骨中毒气、风血疼痛。

产地

骨碎补产于浙江、湖北、广东、广西、四川；中华骨碎补主产于陕西、甘肃、青海等地。

根

[性味] 味苦，性温，无毒。

[主治] 破血止血，补伤折。

采集加工：全年均可采挖，以冬春两季为主。除去叶及鳞片，洗净，润透，切片，干燥。生用或砂烫用。

功能主治：活血续伤，补肾强骨；用于跌打损伤或创伤、筋骨损伤、瘀滞肿痛、肾虚腰痛、耳鸣耳聋、牙痛、久泄等。

用法用量：煎服，10～20g；或入丸、散。外用适量，研末调敷或鲜品捣敷，亦可浸酒搽患处。

实用妙方

骨碎补散

药方 骨碎补 9g 萆薢 9g 牛膝 9g 桃仁 3g 海桐皮 9g 当归 9g 肉桂 6g 槟榔 3~9g 赤芍 3g 附子 3g 川芎 3g 枳壳 3g

制用法 上药为末，水调服。

功用 祛风化湿，活血通滞。

大蓟

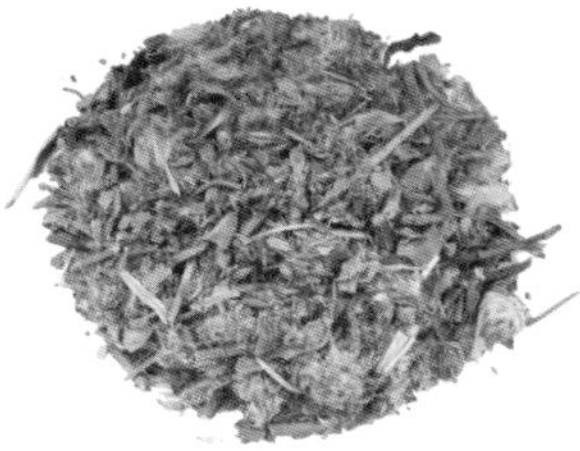

性味:甘、苦，凉。
功效:凉血止血，散瘀解毒。
禁忌:脾胃出血、脾胃虚寒者忌服。

地榆

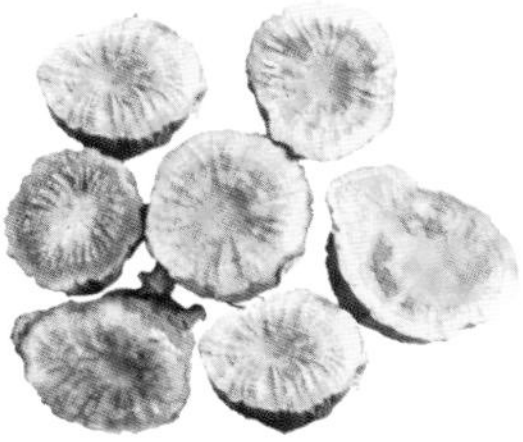

性味:苦、酸、涩，微寒。
功效:凉血止血，解毒敛疮。
禁忌:虚寒性便血、下痢、崩漏、出血有瘀者慎服。

槐花

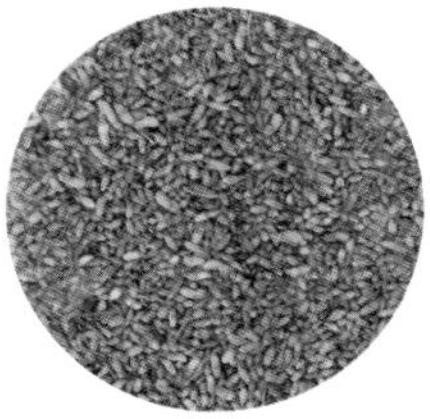

性味:苦，微寒。
功效:凉血止血，清肝泻火。
禁忌:脾胃虚寒、阴虚发热而无实火者慎服。

苎麻根

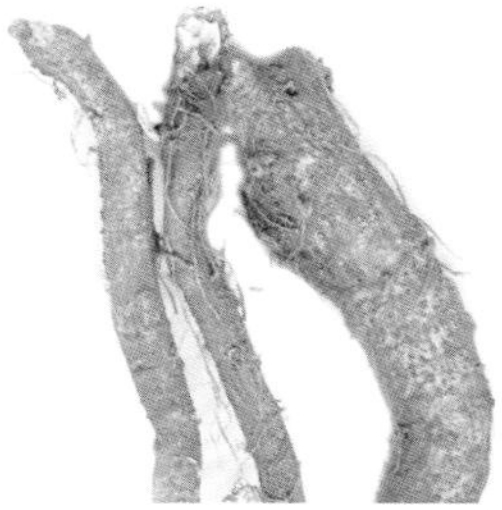

性味:甘，寒。
功效:凉血止血，安胎。
禁忌:胃弱泄泻者勿服，无实热者慎服。

蒲黄

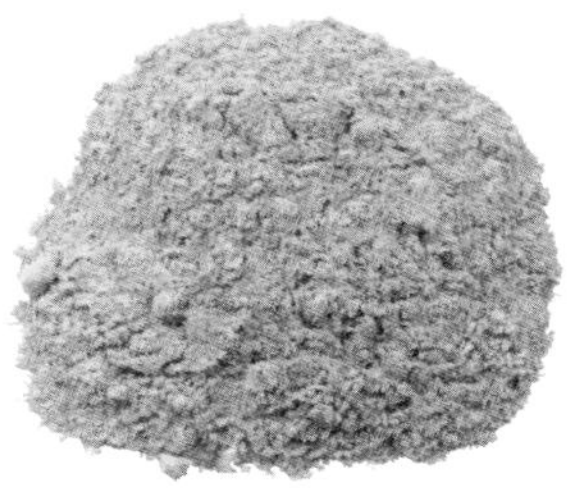

性味:甘，平。
功效:止血，化瘀，利尿。
禁忌:孕妇慎服。

艾叶

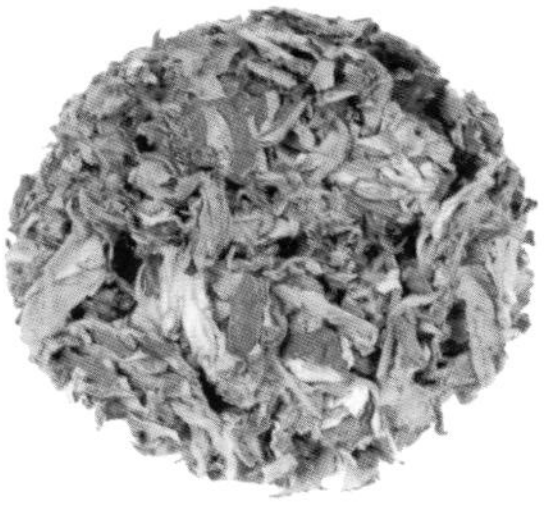

性味:辛、苦，温。
功效:温经止血，散寒调经。
禁忌:阴虚血热者慎服。

川芎

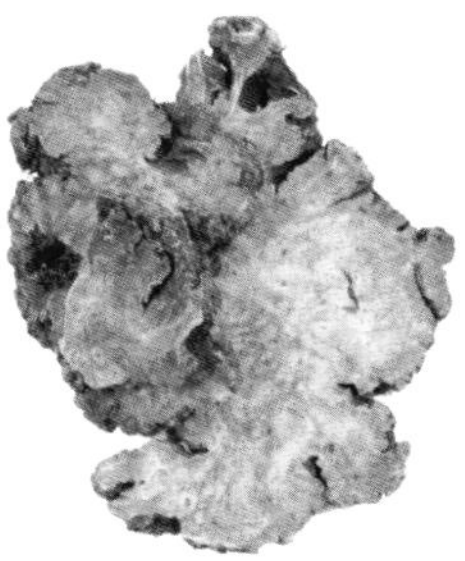

性味:辛，温。
功效:活血行气，祛风止痛。
禁忌:阴虚火旺、多汗、热盛、无瘀之出血者及孕妇慎服。

延胡索

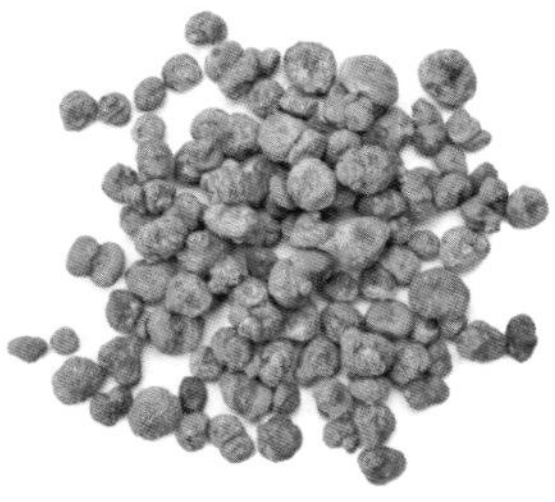

性味:辛、苦，温。
功效:活血，行气，止痛。
禁忌:外感风热或温热、火热内炽、阴虚火旺、血虚血热者不宜单品多服，孕妇忌服。

姜黄

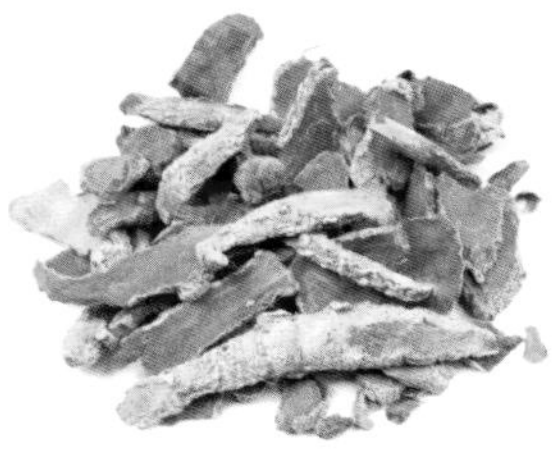

性味:辛、苦，大寒。
功效:活血行气，通经止痛。
禁忌:血虚、无气滞血瘀者慎服，孕妇忌服。

丹参

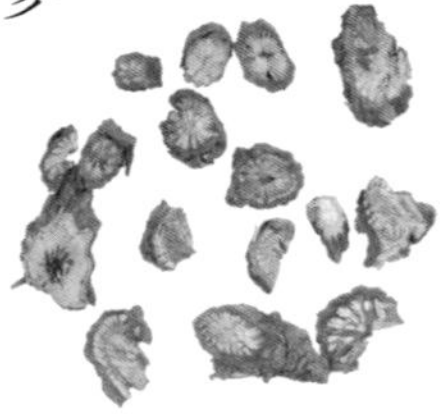

性味：苦，微寒。
功效：活血调经，祛瘀止痛。
禁忌：妇女月经过多及无瘀血者忌服，孕妇慎服。

红花

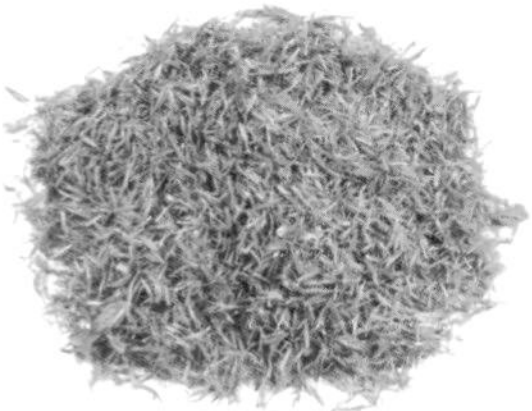

性味：辛，温。
功效：活血通经，祛瘀止痛。
禁忌：妇女月经过多者及孕妇忌服。

桃仁

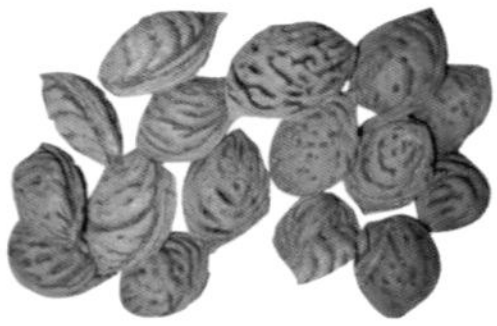

性味：苦、甘，平。
功效：活血祛瘀，止咳平喘。
禁忌：孕妇忌服，脾虚便溏者慎服。

益母草

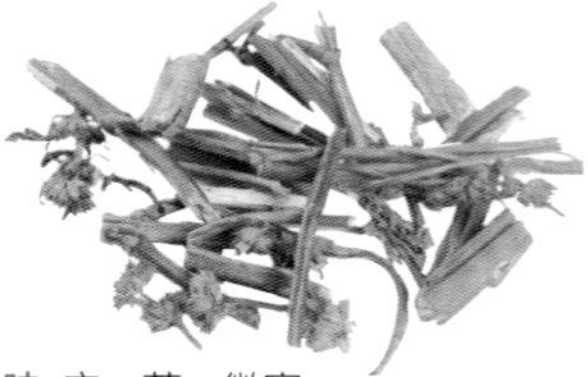

性味：辛、苦，微寒。
功效：活血调经，利水消肿。
禁忌：无瘀滞、阴虚血少者忌服，孕妇慎服。

泽兰

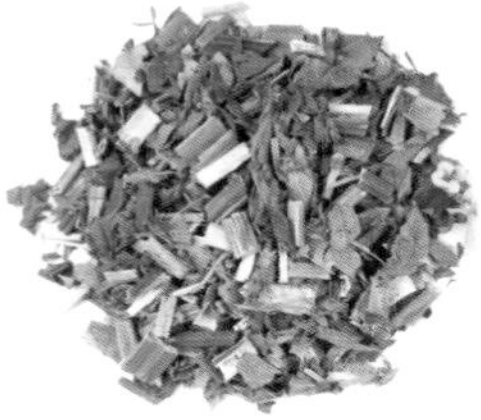

性味：苦、辛，微温。
功效：活血调经，祛瘀消痈。
禁忌：血虚、无瘀滞者慎服。

牛膝

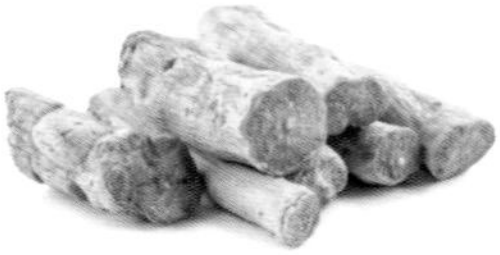

性味：苦、甘、酸，平。
功效：活血通经，补肝肾。
禁忌：下元不固、梦遗失精、月经过多、中气下陷、脾虚泄泻者及孕妇忌服。

番红花

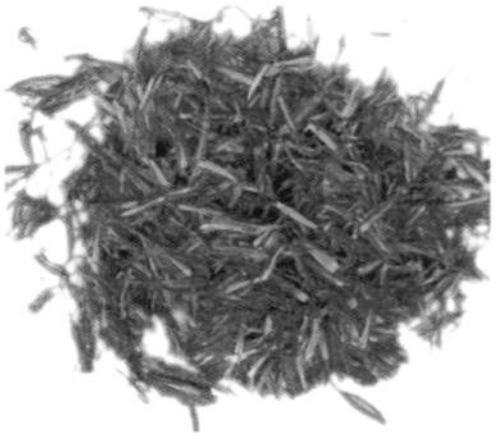

性味：甘，平。
功效：活血舒筋。
禁忌：孕妇忌服。

王不留行

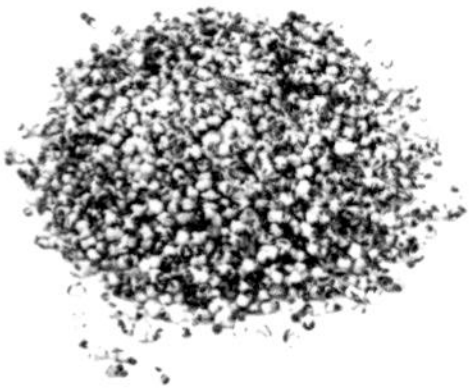

性味：苦，平。
功效：活血通经，下乳消痈。
禁忌：孕妇及血虚无瘀滞者忌服。

月季花

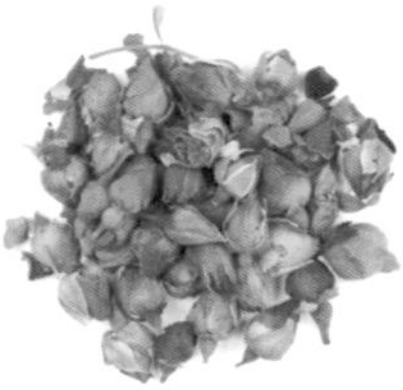

性味：甘、微苦，温。
功效：活血通经，疏肝解郁。
禁忌：用量不宜过大，多服、久服会引起腹痛及便溏腹泻，孕妇慎服。

骨碎补

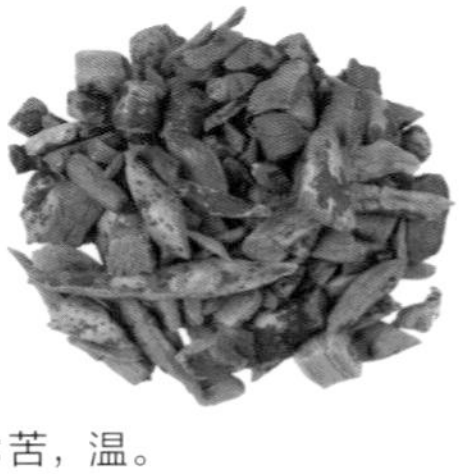

性味：苦，温。
功效：活血续伤，补肾强骨。
禁忌：阴虚火旺、无瘀血或血虚火旺者慎服，血虚风燥者忌服。

乳香

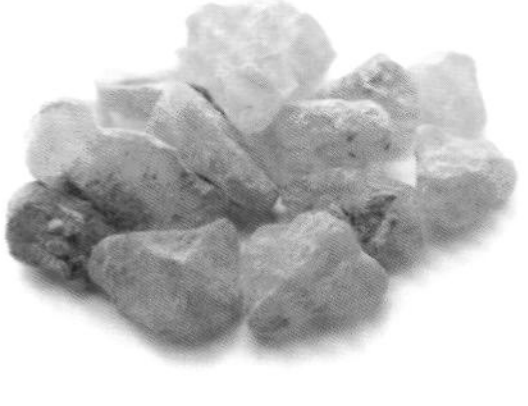

性味：辛、苦，温。
功效：活血，行气，止痛。
禁忌：胃弱者慎服，孕妇及无瘀滞证者忌服。

斑蝥

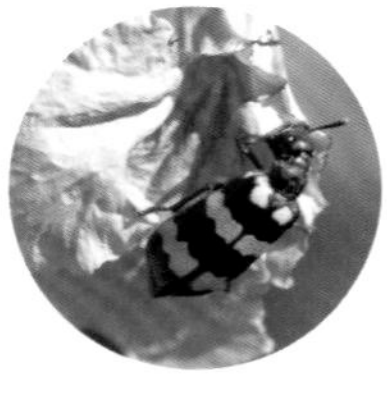

性味：辛，寒。
功效：破血逐瘀，攻毒蚀疮。
禁忌：体质虚弱者，心、肾功能不全者，消化道溃疡者，以及孕妇均忌服。

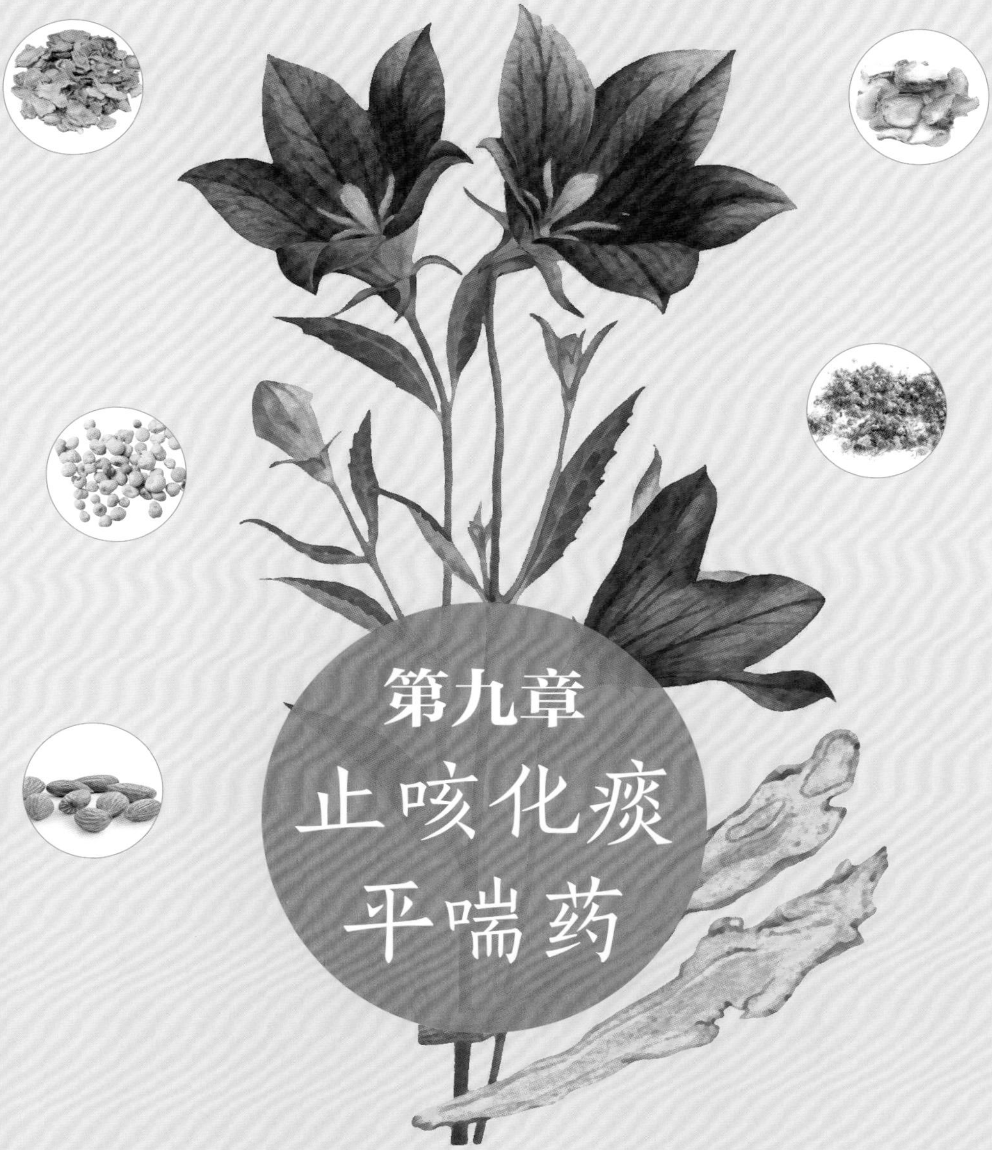

第九章 止咳化痰平喘药

止咳化痰平喘药是以祛痰、消痰，制止和减轻咳嗽气喘症状为主要作用的一类中药。可分为温化寒痰药、清化热痰药和止咳平喘药三类。其中，温化寒痰药主要用于寒痰、湿痰犯肺所致的喘咳痰多，常用药有半夏、天南星、白前、旋覆花等；清化热痰药主要用于热痰壅肺所致的痰多咳喘，常用药有前胡、贝母等；止咳平喘药主要用于各种原因引起的咳喘，常用药有杏仁、马兜铃、款冬花等。

别名：半月莲、三步跳、地八豆、羊眼	科目：天南星科	性味归经：辛，温；归脾、胃、肺经

温化寒痰药

半夏

成品选鉴

生半夏呈扁圆形、类圆形或偏斜形，表面为类白色或浅黄色，顶端有凹陷的茎痕，断面洁白，富粉性。无臭味，味辛。

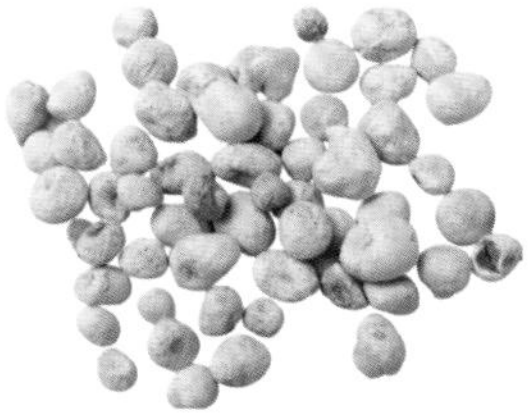

李时珍说，脾无留湿不生痰，故脾为生痰之源，肺为贮痰之器。半夏能主痰饮及腹胀，是因为其体滑而味辛、性温。涎滑能润，辛温能散，亦能润，所以半夏行湿而通大便，利窍而泄小便。

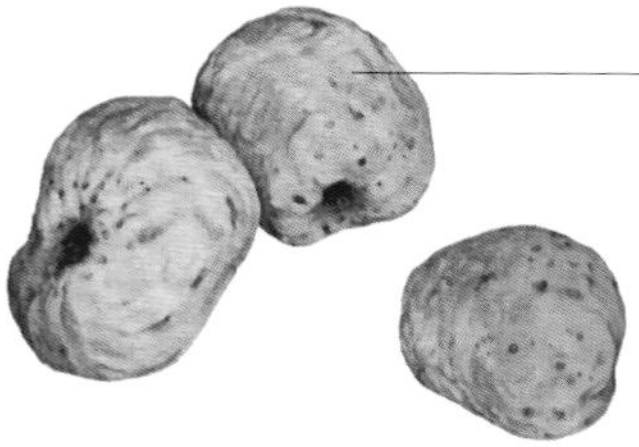

禁忌

阴虚燥咳、津伤口渴、血证、热痰、燥痰者忌服，孕妇慎服。

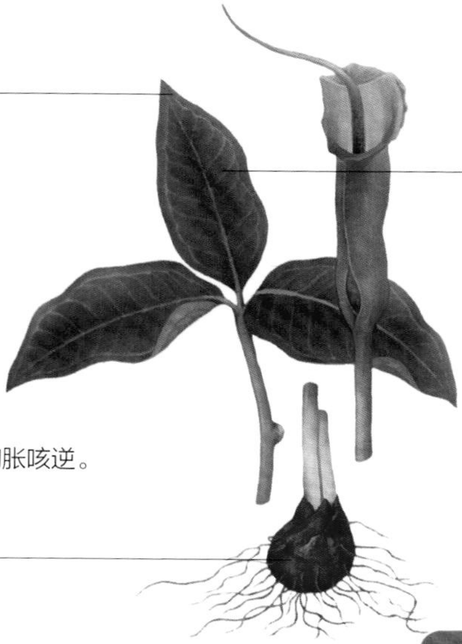

产地

全国大部分地区均有，主产于四川、湖北、江苏、安徽等地。

叶

[性味] 味辛，性平，有毒。

[主治] 消痰，下肺气，开胃健脾，止呕吐。

根

[性味] 味辛，性温，有毒。

[主治] 主伤寒寒热、心下坚、胸胀咳逆。

采集加工：夏秋两季茎叶茂盛时采挖，除去外皮及须根，晒干，为生半夏，一般用生姜汁、明矾炙过入药。

功能主治：燥湿化痰，降逆止呕，消痞散结；外用消肿止痛；用于湿痰、寒痰，呕吐，心下痞，结胸，梅核气，瘿瘤，痰核，痈疽肿毒及毒蛇咬伤等。

用法用量：煎服，3～10g，一般宜炙过用。

实用妙方

半夏厚朴汤

药方 半夏 12g 厚朴 9g 茯苓 12g 生姜 15g 紫苏叶 6g

制用法 水煎服。

功用 行气散结，降逆化痰。

别名：南星、白南星、山棒子	科目：天南星科	性味归经：苦、辛，温；归肺、肝、脾经

温化寒痰药

天南星

成品选鉴

本品呈扁平而不规则的类圆形，表面为淡黄色或淡棕色，每一块茎的中心都有一茎痕，周围有点状须根痕。质坚实而重，断面不平坦，色白，粉性。气微，味苦、辛。

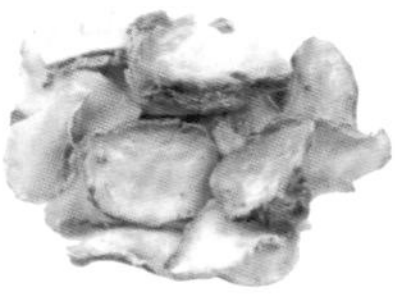

李时珍说，虎掌、天南星，味辛而麻，所以能治风散血；性温而燥，所以能胜湿除涎；性紧而毒，所以能攻积拔肿而治口歪舌糜。

杨士瀛《仁斋直指方》中载，诸风口噤，宜用南星，以人参、石菖蒲相佐使用。

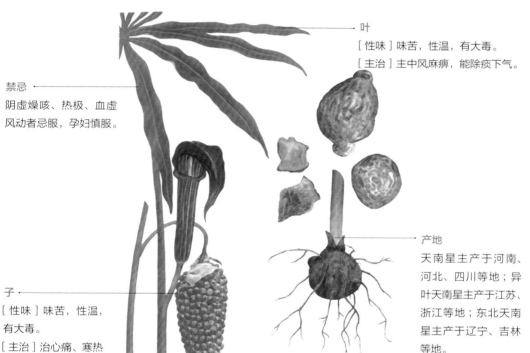

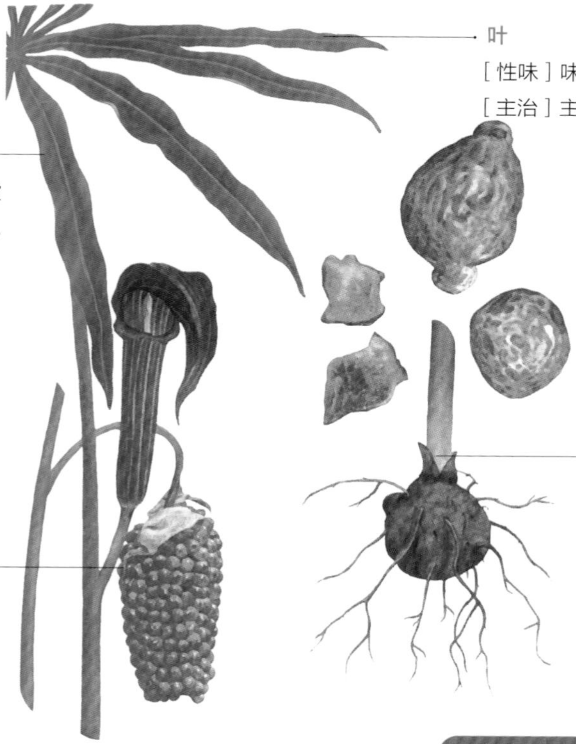

叶
[性味] 味苦，性温，有大毒。
[主治] 主中风麻痹，能除痰下气。
禁忌
阴虚燥咳、热极、血虚风动者忌服，孕妇慎服。
子
[性味] 味苦，性温，有大毒。
[主治] 治心痛、寒热结气。
产地
天南星主产于河南、河北、四川等地；异叶天南星主产于江苏、浙江等地；东北天南星主产于辽宁、吉林等地。

采集加工：秋冬两季采挖，除去须根及外皮，晒干，即生南星；用姜汁、明矾炙过用，为炙南星。

功能主治：燥湿化痰，祛风解痉；外用散结消肿；用于湿痰、寒痰，风痰眩晕，中风、癫痫，破伤风，痈疽肿痛，蛇虫咬伤等。

用法用量：煎服，3～9g；或入丸、散。外用适量，研末用酒或醋调敷。

实用妙方

导痰汤

药方 半夏 120g 天南星 30g 枳实 30g 橘红 30g 赤茯苓 30g 生姜 4 片

制用法 水煎服。

功用 燥湿祛痰，行气开郁。

别名：复花、金盏花、金钱菊	科目：菊科	性味归经：苦、辛、咸，微温；归肺、胃、大肠经

温化寒痰药

旋覆花

成品选鉴

本品呈扁球形，有破碎，表面为黄色或黄棕色，花蒂为浅绿色，质地酥。气微，味苦、辛、咸。蜜旋复花呈深黄色，多破碎，略带黏性，有蜜香气。

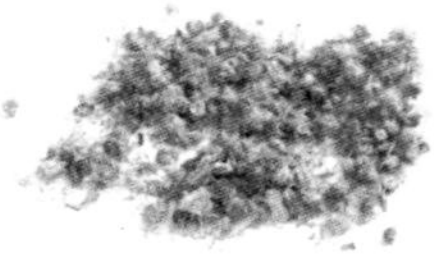

李时珍说，旋覆是手太阴肺经、手阳明大肠经之药。它所治的各种病，功用不外乎行水下气、通血脉。李卫公说，闻其花能损目。

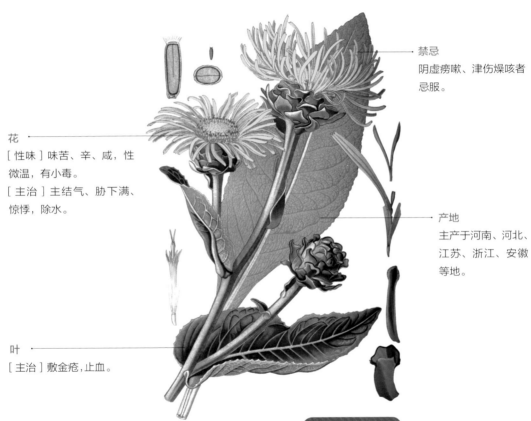

禁忌

阴虚痨嗽、津伤燥咳者忌服。

花

[性味] 味苦、辛、咸，性微温，有小毒。

[主治] 主结气、胁下满、惊悸，除水。

产地

主产于河南、河北、江苏、浙江、安徽等地。

叶

[主治] 敷金疮，止血。

采集加工：夏秋两季花开时采收，除去杂质，阴干或晒干。生用或蜜炙用。

功能主治：降气化痰，降逆止呕；用于咳喘痰多、痰饮蓄结、胸膈痞满、噫气、呕吐等。

用法用量：煎服，3～10g，包煎。

实用妙方

旋覆代赭汤

药方 旋覆花 9g 人参 6g 生姜 15g 代赭石 6g 甘草 9g 半夏 9g 大枣 4 枚

制用法 水煎服。

功用 降逆化痰，益气和胃。

别名：石蓝、水柳、柳叶白前、水杨柳 | 科目：萝摩科 | 性味归经：辛、苦，微温；归肺经

温化寒痰药

白前

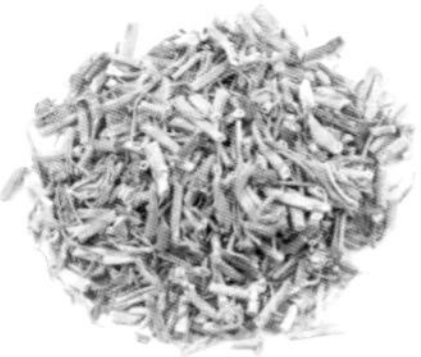

成品选鉴

本品呈圆柱形，有分枝，表面为黄白色至黄棕色，具细纵皱纹，节明显，顶端有数个残茎，质脆易断，断面中空或有膜质髓，断面白色。气微，味辛、苦。

李时珍说，白前为手太阴经之药。它长于降气，肺气壅塞有痰的人适宜使用。如果是肺虚而长叹气者，不可用。

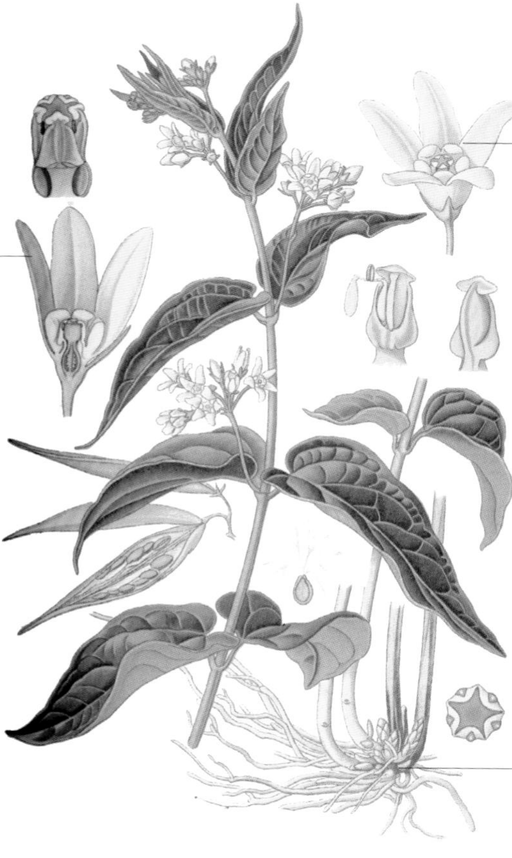

禁忌

咳嗽、咳逆上气、气虚不归元者忌服。

产地

主产于浙江、安徽、江苏、福建、湖北、江西、湖南等地。

根

[性味] 味辛、苦，性微温，无毒。

[主治] 治胸胁满闷、咳嗽上气、呼吸欲绝。

采集加工： 秋季采挖，洗净，晒干生用或蜜炙用。

功能主治： 降气化痰；用于咳嗽痰多、气喘等。

用法用量： 煎服，3～10g；或入丸、散。

实用妙方

白前汤

药方 白前 6g 紫菀 9g 半夏 9g 大戟（切）3g

制用法 水煎服。

功用 降气，化痰，平喘。

别名：勤母、苦菜、苦花	科目：百合科	性味归经：苦，寒；归肺、心经

贝母

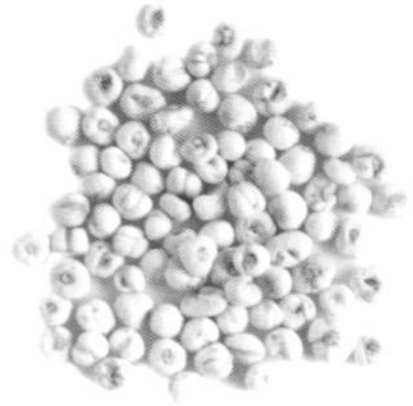

成品选鉴

本品呈类圆锥形或心脏形，表面类白色。顶端较尖，中间微凹入，光滑。质硬而脆，断面白色，粉性。气微，味微苦。

王好古说，贝母是肺经气分之药。张仲景治疗寒实结胸、外无热证的患者，用三物小陷胸汤，也可以用泻白散，因其方中有贝母。成无己说过，辛味散而苦味泄，桔梗、贝母都有苦、辛之味，可用来下气。

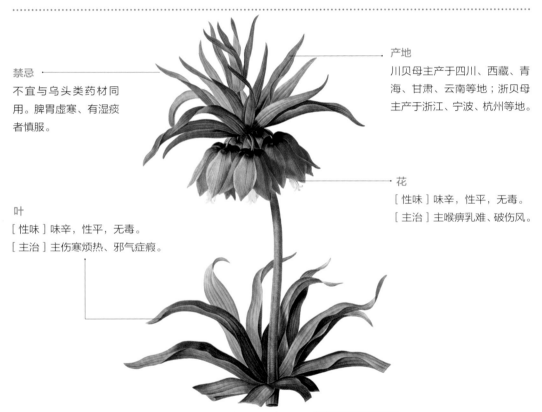

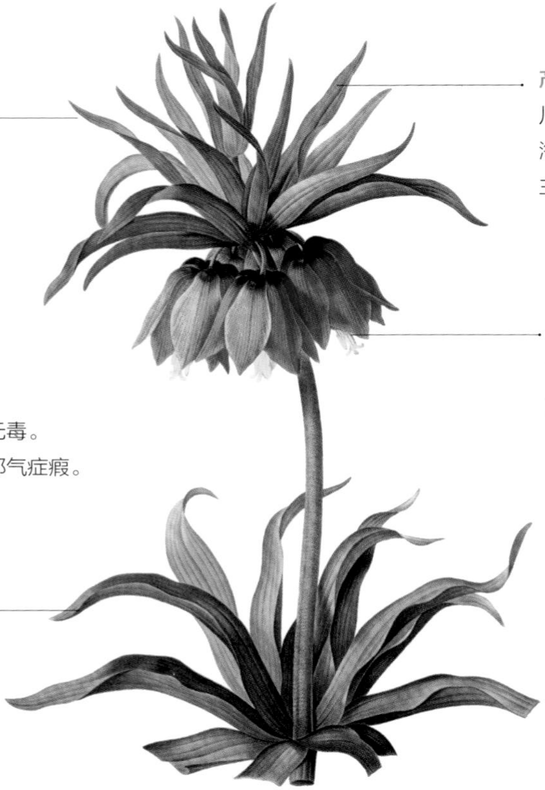

禁忌

不宜与乌头类药材同用。脾胃虚寒、有湿痰者慎服。

产地

川贝母主产于四川、西藏、青海、甘肃、云南等地；浙贝母主产于浙江、宁波、杭州等地。

花

［性味］味辛，性平，无毒。

［主治］主喉痹乳难、破伤风。

叶

［性味］味辛，性平，无毒。

［主治］主伤寒烦热、邪气疝瘕。

采集加工：川贝母夏秋季或积雪融化时采收，除去须根、粗皮及泥沙，晒干或低温干燥；浙贝母初夏植株枯萎时采挖，洗净，擦去外皮，拌以煅过的贝壳粉，吸去浆汁，切厚片或打成碎块。

功能主治：清热化痰，散结消痈；用于风热表证、痰热咳嗽、瘰疬、瘿瘤、乳痈疮毒、肺痈等。

用法用量：煎服，3～10g。

实用妙方

养阴清肺汤

药方 生地黄 6g 麦冬 9g 甘草 3g 玄参 9g 贝母 5g 牡丹皮 5g 薄荷 3g 白芍 5g

制用法 水煎服。

功用 养阴清肺，解毒利咽。

别名：土当归、山独活	科目：伞形科	性味归经：苦、辛，微寒；归肺经

前胡

成品选鉴

本品表面呈黑褐色或灰黄色，质较柔软，干者质硬，断面不整齐、呈淡黄白色，皮部散有多数棕黄色油点。气芳香，味苦、辛。

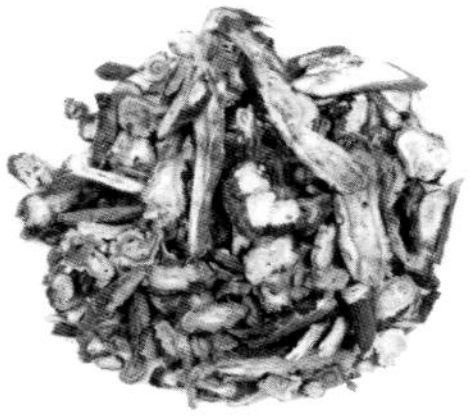

李时珍说，前胡味苦、辛，为阳中之阴药，主降。它是手太阴经、足太阴经、手阳明经、足阳明经的主药，与柴胡纯阳上升入少阳经、厥阴经不同。前胡的作用长于降气，所以能治痰热喘咳、痞满呕逆等证。气降则火降，痰亦降，故有推陈致新的作用，为治痰气之要药。陶弘景说前胡与柴胡功效相同，这是不对的。它们治疗的病症虽然相同，但归经、主治则不同。

禁忌

气虚血少者忌服，阴虚咳嗽、寒饮咳嗽者慎服。

产地

白花前胡主产于浙江、河南、湖南、四川等地，紫花前胡主产于江西、安徽、湖南、浙江等地。

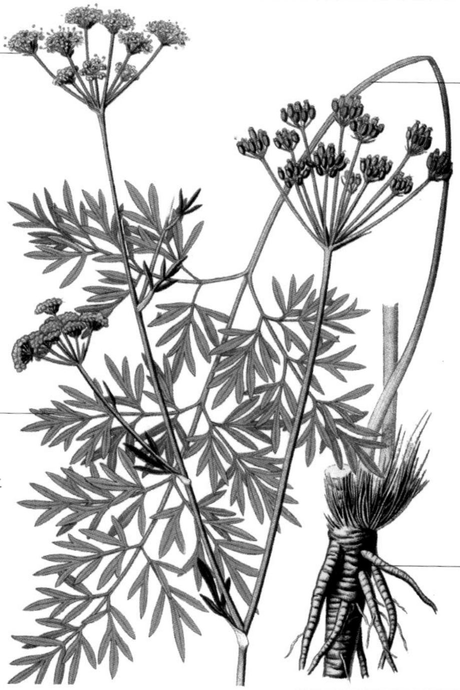

叶

[性味] 味苦，性微寒，无毒。

[主治] 治一切气，破症结，开胃下食，通五脏。

根

[性味] 味苦、辛，性微寒，无毒。

[主治] 主痰满，疗胸胁痞塞、心腹气滞。

采集加工： 秋冬季或早春茎叶枯萎或未抽花茎时采挖，除去须根及泥土，晒干，切片生用或蜜炙用。

功能主治： 降气化痰，疏散风热；用于痰热咳喘、风热咳嗽等。

用法用量： 煎服，6～10g；或入丸、散。

实用妙方

苏子降气汤

药方 紫苏子 75g 半夏 75g 当归 45g 甘草 60g 前胡 30g 厚朴 30g 肉桂 45g 生姜 2 片 大枣 1 枚 紫苏叶 2g

制用法 水煎服。

功用 降气平喘，祛痰止咳。

别名：梗草、苦梗、苦桔梗、白药、利如 | 科目：桔梗科 | 性味归经：苦、辛，平；归肺经

清化热痰药

桔梗

成品选鉴

本品外皮表面呈黄棕色，具纵扭皱沟。质脆，断面不平坦，木部淡黄白色。以根肥大、色白、质充实者为佳。

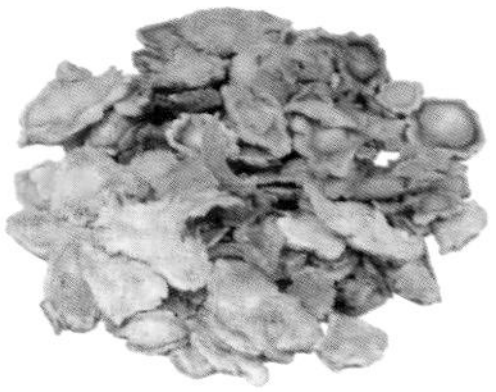

朱震亨说，干咳为痰火之邪郁在肺中，宜用苦桔梗开郁。痢疾腹痛为肺气郁在大肠，也宜先用苦桔梗开郁，后用治痢药。因桔梗能升提气血，所以治气分药中适宜使用。

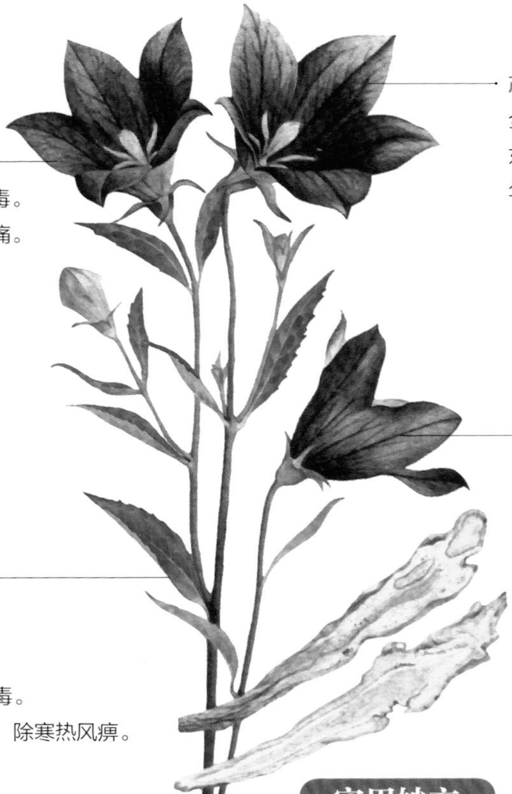

花

［性味］味辛，性微温，有小毒。

［主治］治口舌生疮、目赤肿痛。

产地

全国大部分地区均有，以东北、华北地区产量较大，华东地区质量较优。

禁忌

阴虚久嗽、气逆、咯血者忌服。

叶

［性味］味辛，性微温，有小毒。

［主治］利五脏肠胃，补血气，除寒热风痹。

采集加工：秋季采挖，除去须根，刮去外皮，放清水中浸2～3小时，切片，晒干生用或炒用。

功能主治：宣肺，祛痰，利咽，排脓；用于咳嗽痰多、胸闷不畅、咽喉肿痛、失声、肺痈吐脓等。

用法用量：煎服，3～10g；或入丸、散。

实用妙方

杏苏散

药方 紫苏叶 9g 半夏 9g 茯苓 9g 前胡 9g 桔梗 6g 枳壳 6g 甘草 3g 生姜 3 片 大枣 3 枚 杏仁 9g 陈皮 6g

制用法 水煎温服。

功用 清宣凉燥，理肺化痰。

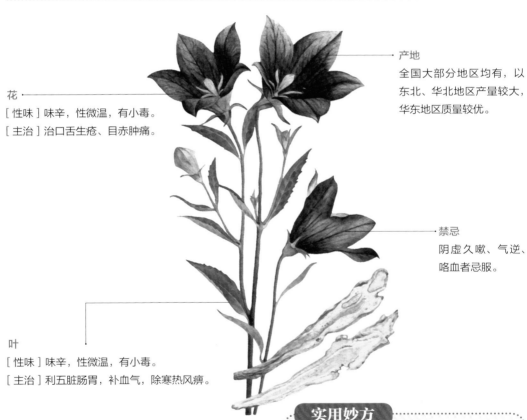

别名：蒌仁、栝蒌仁、瓜蒌仁	科目：葫芦科	性味归经：甘、微苦，寒；归肺、胃、大肠经

清化热痰药

栝蒌子

成品选鉴

种子呈扁平椭圆状，外皮平滑，灰褐色，尖端有一白色凹点状种脐。种皮坚硬，内含种仁 2 粒，类白色，富油性，外被绿色的外衣（内种皮）。气微弱，味甘、微苦。

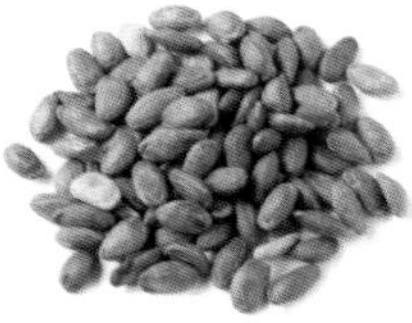

朱震亨说，栝蒌实治胸痹，以其味甘性润。甘能补肺，润能降气。胸中有痰者，乃肺受火逼，失其降下。今得栝蒌实甘缓润下，则痰自降。所以它是治嗽要药。

禁忌

脾虚便溏、湿痰、寒痰者忌服。

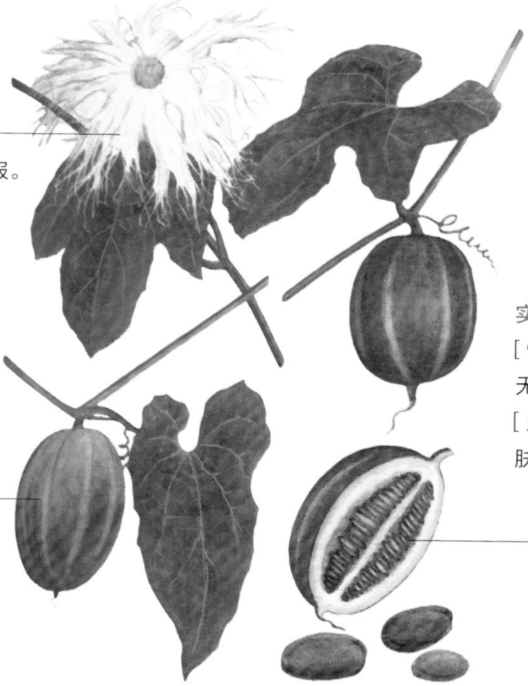

实

［性味］味甘、微苦，性寒，无毒。

［主治］治胸痹，能使人皮肤润泽。

产地

产于华北、华东、中南及辽宁、四川、贵州、云南、陕西、甘肃等地。

采集加工： 秋季果实成熟时，连果梗剪下，置通风处阴干。

功能主治： 清热涤痰，宽胸散结，润燥滑肠；用于肺热咳嗽、痰浊黄稠、胸痹心痛、乳痛、肺痈、大便秘结等。

用法用量： 煎汤，9~15g；或入丸、散。外用适量，研末调敷。

实用妙方

清气化痰丸

药方 黄芩（酒炙）100g 栝蒌子霜 100g 半夏（炙）150g 胆星 150g 陈皮 100 苦杏仁 100g 枳实 100g 茯苓 100g

制用法 除栝蒌子霜外，其余 7 味药粉碎成细末，与栝蒌子霜混匀，过筛，另取生姜 100g，捣碎，加水适量，压榨取汁，与上述粉末泛丸，每 100 丸重 6g，每服 6~9g，每日 2 次。

功用 清肺化痰。

清化热痰药

竹茹

成品选鉴

本品为卷曲成团的不规则丝条或呈长条形薄片，宽窄薄厚不等，呈浅绿色或黄绿色，质柔韧，有弹性。气微，味甘。

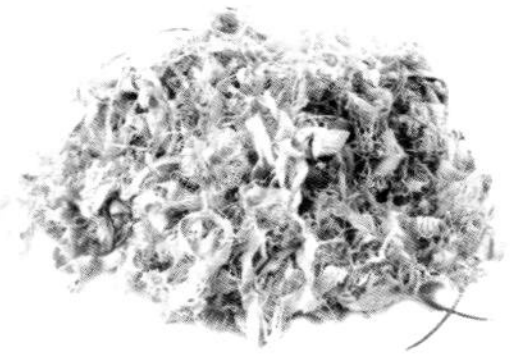

本品为禾本科植物青秆竹、大头典竹或淡竹的茎秆的干燥中间层。

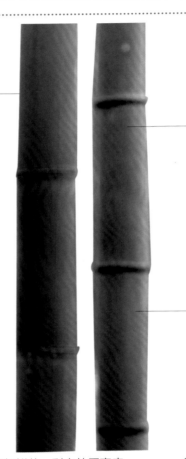

产地
主产于长江流域和南方各地。

禁忌
寒痰咳嗽、脾虚泄泻、胃寒呕吐者忌用。

竹茹
[性味] 味甘，微寒，无毒。
[主治] 主呕逆、温气寒热、吐血崩中。

采集加工：全年均可采制，取新鲜茎，刮去外层青皮，然后将中间层刮成丝状，摊放阴干。生用、炒用或姜汁炙用。

功能主治：清热化痰，除烦，止呕；用于痰热、肺热咳嗽，痰热致心烦不寐，胃热呕吐，妊娠恶阻等。

用法用量：煎服，6～10g。清热化痰宜生用，止呕宜姜汁炙用。

实用妙方

陈皮竹茹汤

药方 陈皮 15g 竹茹 15g 大枣 5 枚 生姜 9g 甘草 6g 人参 3g

制用法 水煎服。

功用 降逆止呃，益气清热。

别名：苦杏仁、杏梅仁、木落子、杏核仁	科目：蔷薇科	性味归经：苦，微温；归肺、大肠经

止咳平喘药

杏仁

成品选鉴

本品呈扁心形，表面呈黄棕色至深棕色，一端尖，另一端钝圆肥厚，左右不对称，种皮薄，富油性。气微，味苦。

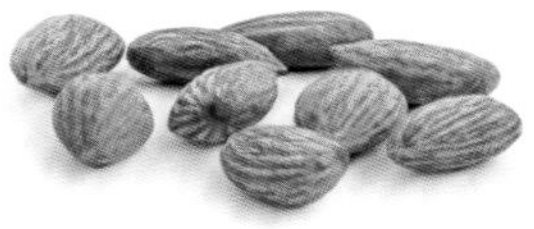

陶弘景说，凡用杏仁，用汤浸去皮尖，炒黄。或者用面麸炒过用。李时珍说，治风寒肺病药中，也有连皮尖用的，取其发散的作用。

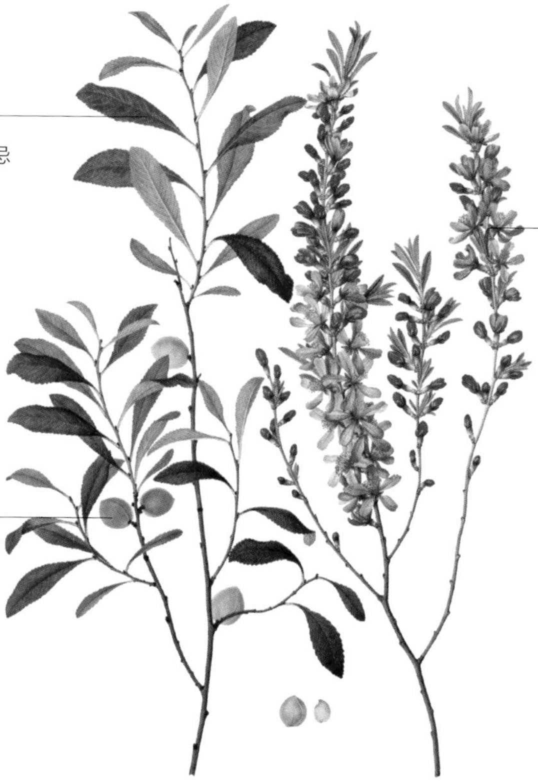

禁忌

阴虚咳喘、大便溏泻者忌服，婴儿慎服。

产地

主产于我国东北、内蒙古、华北、西北、新疆及长江流域。

杏仁

[性味]味苦，性微温，有小毒。

[主治]主咳逆上气、产乳金疮。

采集加工：夏季采收成熟果实，除去果肉及核壳，晾干，生用或炒用。

功能主治：止咳平喘，润肠通便；用于咳嗽气喘、肠燥便秘等。

用法用量：煎服，3~10g，宜打碎入煎剂；或入丸、散。

实用妙方

定喘汤

药方 白果 9g 麻黄 9g 紫苏子 6g 甘草 3g 款冬花 9g 杏仁 4.5g 桑白皮 9g 黄芩 6g 半夏 9g

制用法 水煎服。

功用 宣降肺气，清热化痰。

别名：冬花、蜂斗菜	科目：菊科	性味归经：辛、微苦，温；归肺经

止咳平喘药

款冬花

成品选鉴

本品呈长圆棒状，外被紫红色或淡红色鱼鳞状苞片，内为白色絮状茸毛。体轻，气香，味辛而微苦。

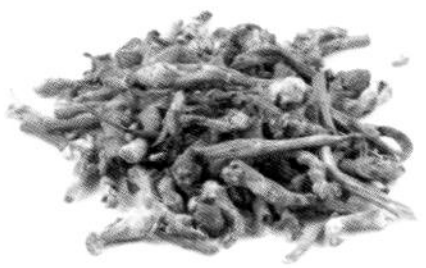

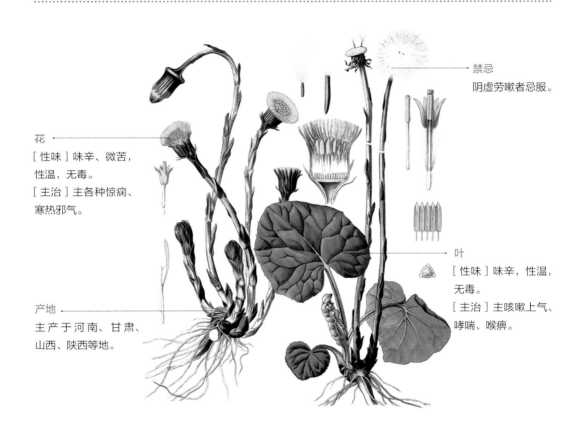

苏颂说，《神农本草经》载款冬花主治咳逆，古今方中多用该药来温肺止嗽。

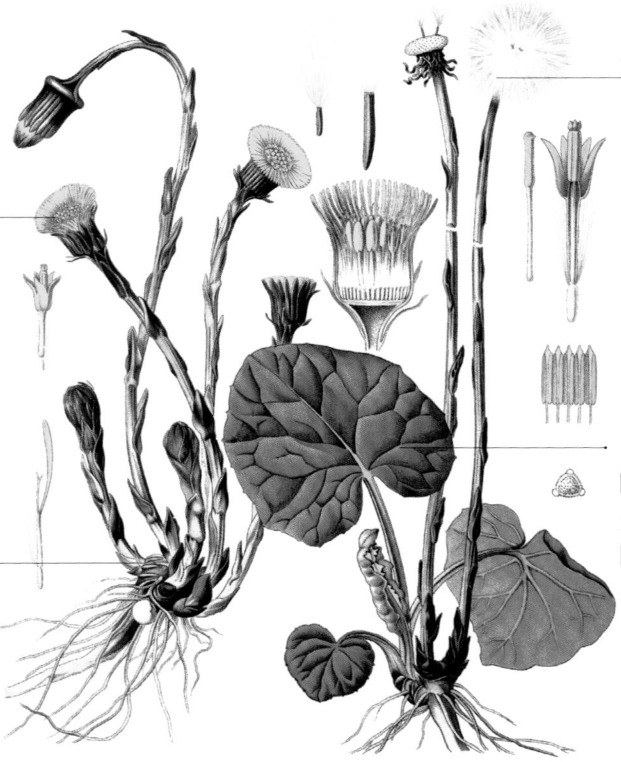

花

［性味］味辛、微苦，性温，无毒。

［主治］主各种惊痫、寒热邪气。

产地

主产于河南、甘肃、山西、陕西等地。

禁忌

阴虚劳嗽者忌服。

叶

［性味］味辛，性温，无毒。

［主治］主咳嗽上气、哮喘、喉痹。

采集加工：12月或地冻前当花尚未出土时采挖，除去花梗，阴干，生用或蜜炙用。

功能主治：润肺下气，止咳化痰；用于咳喘等。

用法用量：煎服，5～10g。外感暴咳者宜生用，内伤久咳者宜炙用。

实用妙方

款冬煎

药方 干姜 90g 款冬花 90g 紫菀 90g 五味子 60g 芫花 30g

制用法 水煎服。

功用 温肺止咳。

别名：水马香果、蛇参果	科目：马兜铃科	性味归经：苦、微辛，寒；归肺、大肠经

马兜铃

成品选鉴

本品呈卵圆状倒卵形，表面呈黄绿色、灰绿色或棕褐色，质轻而脆，内表面平滑而带光泽，有密的横向脉纹。气特殊，味苦、微辛。

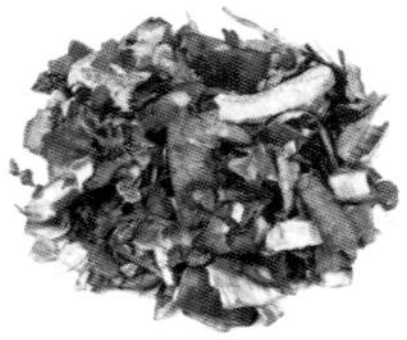

李时珍说，马兜铃的根会使人呕吐、腹泻，微有香气，故得名独行、木香。岭南人用它来治蛊，隐其名为“三百两银药”。

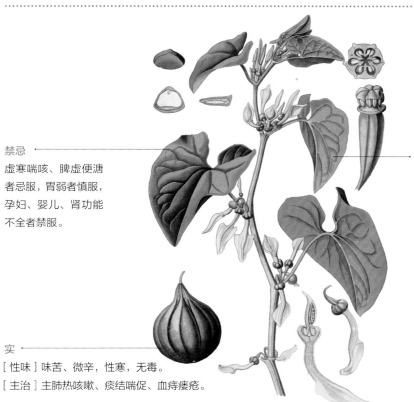

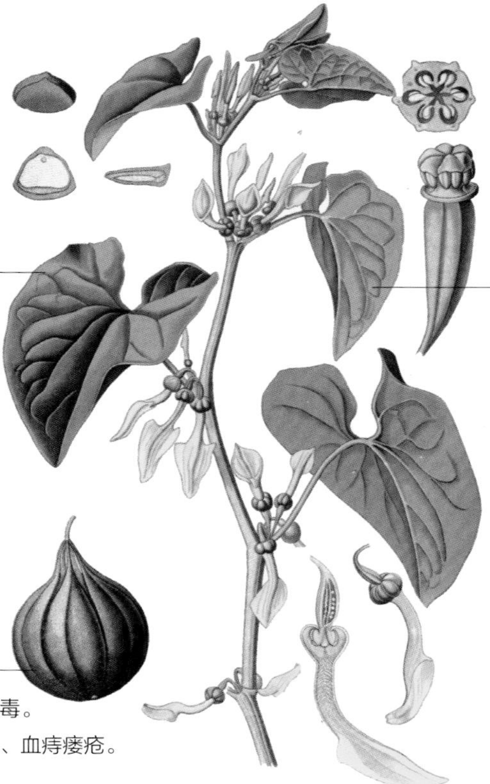

禁忌

虚寒喘咳、脾虚便溏者忌服，胃弱者慎服，孕妇、婴儿、肾功能不全者禁服。

产地

北马兜铃主产于黑龙江、吉林、河北等地，马兜铃主产于山东、江苏、安徽、浙江等地。

实

[性味] 味苦、微辛，性寒，无毒。

[主治] 主肺热咳嗽、痰结喘促、血痔瘘疮。

采集加工：秋季果实由绿变黄时采收，晒干，生用、炒用或蜜炙用。

功能主治：清肺化痰，止咳平喘，清肠消痔；用于肺热咳喘、痔疮肿痛或出血等。

用法用量：煎服，3～10g。外用适量，煎汤熏洗。一般生用，肺虚久咳者宜炙用。

实用妙方

补肺阿胶汤

药方 阿胶 9g 牛蒡子 3g 甘草 1.5g 杏仁 6g 马兜铃 6g 糯米 6g

制用法 上为末，每服 6g，水煎，食后温服。

功用 养阴补肺，清热止血。

别名：丁历、箪蒿、大适 | 科目：十字花科 | 性味归经：苦、辛，大寒；归肺、膀胱经

止咳平喘药

葶苈子

成品选鉴

北葶苈子呈近椭圆形而扁，表面呈黄棕色或红棕色，微有光泽；南葶苈子呈长圆形略扁。味苦、辛，略带黏性。炒葶苈子表面色泽加深，微鼓起，有油香气。

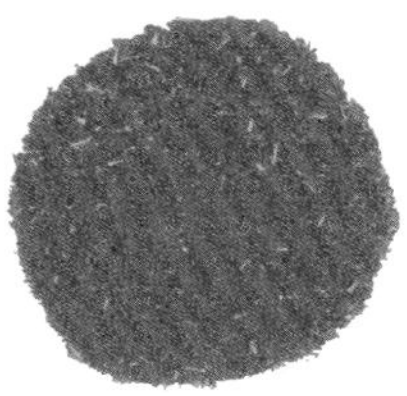

李时珍说，葶苈甘、苦二种，正如牵牛黑、白二色一样，急、缓不同；又像壶卢，甘、苦二味，良、毒也异。一般甜的下泄性缓， 虽泄肺却不伤胃；苦的下泄性急，既泄肺也易伤胃，所以用大枣辅佐。然而，肺中水气积满喘急者，非此不能除。只是水祛则停药，不可过多服用。

禁忌

肺虚喘咳、脾虚肿满者慎服。

花

[性味] 味辛，性寒，无毒。

[主治] 利膀胱水湿，祛伏留热气。

产地

北葶苈主产于河北、辽宁、内蒙古、吉林等地；南葶苈主产于江苏、山东、安徽、浙江等地。

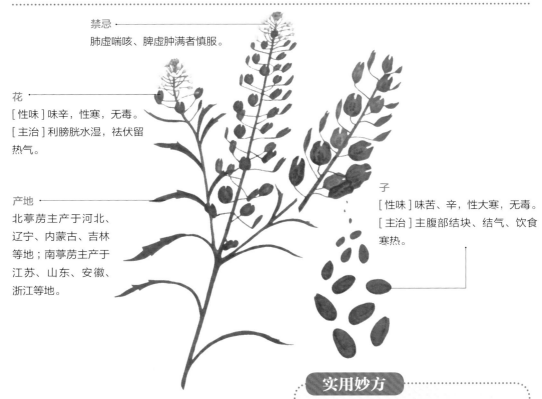

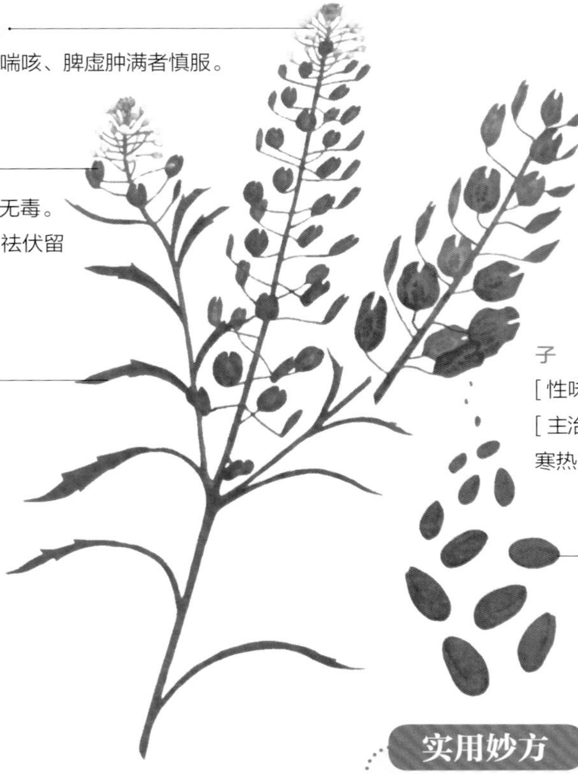

子

[性味] 味苦、辛，性大寒，无毒。

[主治] 主腹部结块、结气、饮食寒热。

采集加工：夏季果实成熟时采割植株，晒干，搓出种子，除去杂质，生用或炒用。

功能主治：泻肺平喘，利水消肿；用于痰涎壅盛、喘息不得平卧、水肿、悬饮、胸腹积水、小便不利等。

用法用量：煎服，5～10g；研末服，3～6g。

实用妙方

己椒苈黄丸

药方 防己 12g 椒目 5g 大黄 10g 葶苈子（炒）10g

制用法 上药共研为末，炼蜜为丸，如梧桐子大，饭前服 1 丸，每日 3 次。

功用 泻热逐水，通利二便。

别名：巴叶	科目：蔷薇科	性味归经：苦，微寒；归肺、胃经

止咳平喘药

枇杷叶

成品选鉴

叶片长椭圆形，上表面呈淡棕绿色、黄绿色或红棕色，有光泽。下表面呈灰绿色或棕黄色，密布灰棕色绒毛。叶柄极短，叶厚革质，质脆易碎。微有清香气，味苦。

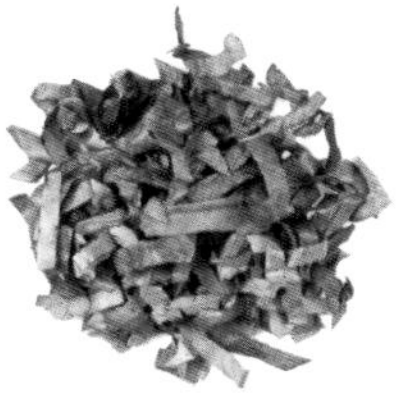

禁忌：胃寒呕逆、肺感风寒致咳嗽者忌服。

产地：全国大部分地区均有种植，主产于广东、江苏、浙江、福建、湖北等地。

采集加工：全年均可采收，晒干，刷去毛，切丝生用或蜜炙用。

功能主治：清肺止咳，降逆止呕；用于肺热咳嗽、气逆喘急、胃热呕吐、哕逆等。

用法用量：煎服，5~10g。止咳宜炙用，止呕宜生用。

实用妙方

枇杷叶膏

药方 鲜枇杷叶（去毛）适量 冰糖适量

制用法 清水煎浓汁，去渣滤清，加冰糖收成膏。

功用 润肺清热，止咳。

别名：桑根白皮、桑皮、桑根皮	科目：桑科	性味归经：甘，寒；归肺经

止咳平喘药

桑白皮

成品选鉴

本品呈长而扭曲的板片状，筒状或两边向内卷成槽状，长短宽窄不一，有细纵纹，体轻质韧，难折断，易纵向撕裂，撕裂时有白色粉尘飞出。气微，味甘。

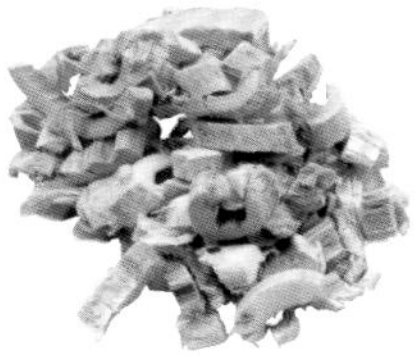

禁忌：肺虚无火、风寒咳嗽者勿服。

产地：全国大部分地区均产，主产于安徽、河南、浙江、江苏、湖南等地。

采集加工：秋末叶落时至次春发芽前挖根，刮去黄棕色粗皮，剥取根皮，晒干，切丝生用或蜜炙用。

功能主治：泻肺平喘，利水消肿；用于肺热咳喘、水肿等。

用法用量：煎服，5~15g。泻肺利水、平肝清火宜生用，肺虚咳嗽者宜蜜炙用。

实用妙方

桑白皮汤

药方 桑白皮 9g 半夏 9g 紫苏子 9g 杏仁 9g 贝母 9g 栀子 9g 黄芩 9g 黄连 3g 生姜 3 片

制用法 上药加水煎煮，取汁温服。

功用 清泻肺热，降气化痰。

别名：灵眼、佛指柑、佛指甲	科目：银杏科	性味归经：甘、苦、涩，平；归肺、肾经

止咳平喘药

白果

成品选鉴

本品为扁椭圆形，一段为淡棕色，一段为金黄色，断面外层黄色，胶质样，内层淡黄色或淡绿色，粉性，中间有空隙。无臭；味甘，微苦、涩。

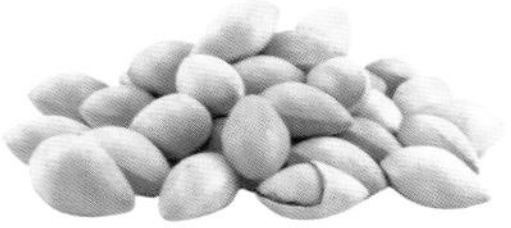

禁忌：有实邪者忌服，咳嗽痰稠不利者慎服。

产地：全国各地均有种植，主产于广西、四川、河南、山东、湖北等地。

采集加工：秋季种子成熟时采收，除去肉质外种皮，洗净，稍蒸或略煮后烘干。用时打碎取种仁，生用或炒用。

功能主治：敛肺定喘，止带缩尿；用于哮喘痰嗽、带下白浊、尿频、遗尿等。

用法用量：煎服，5～10g；或捣汁。外用适量，捣敷。

实用妙方

白果散

药方 白果仁 30g

制用法 研为细末，分为 4 等份，每服 1 份。早、晚饭后温开水送服。

功用 化痰止眩。

别名：拉汗果、假苦瓜	科目：葫芦科	性味归经：甘，凉；归肺、大肠经。

止咳平喘药

罗汉果

成品选鉴

本品呈卵形、椭圆形或球形，表面为褐色、黄褐色或绿褐色，有深色斑块及黄色柔毛，顶端有花柱残痕，基部有果梗痕。体轻，质脆，果皮薄，易破。

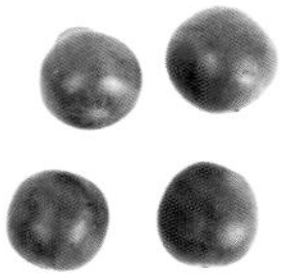

禁忌：脾胃虚寒、便溏者忌服。

产地：主产于广西。

采集加工：秋季果熟时采收，用火烘干，刷毛，生用。

功能主治：清热利咽，化痰止咳，润肠通便；用于咳喘、咽痛、便秘等。

用法用量：煎服，10～30g；或开水泡服。

实用妙方

罗汉果茶

药方 罗汉果 1 个

制用法 将其打碎，用沸水冲泡，代茶饮。

功用 清肺化痰，润喉利咽。

半夏

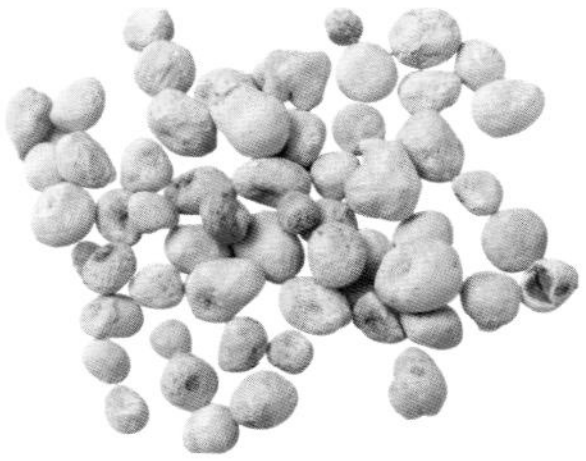

性味：辛，温。
功效：燥湿化痰，降逆止呕。
禁忌：阴虚燥咳、津伤口渴、血证、热痰、燥痰者忌服，孕妇慎服。

天南星

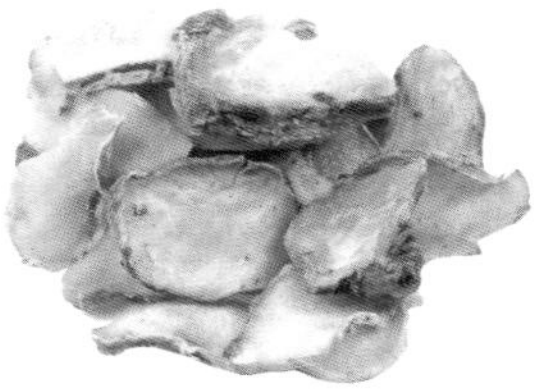

性味：苦、辛，温。
功效：燥湿化痰，祛风解痉。
禁忌：阴虚燥咳、热极、血虚风动者忌服，孕妇慎服。

旋覆花

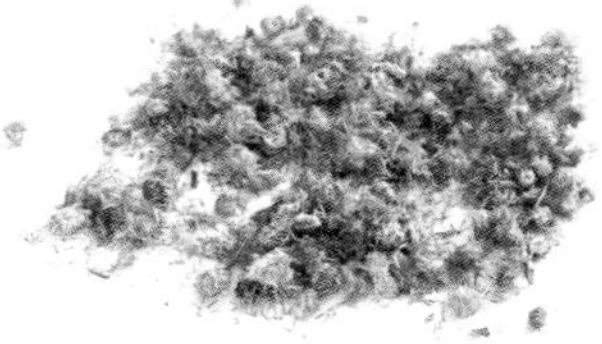

性味：苦、辛、咸，微温。
功效：降气化痰，降逆止呕。
禁忌：阴虚痨嗽、津伤燥咳者忌服。

白前

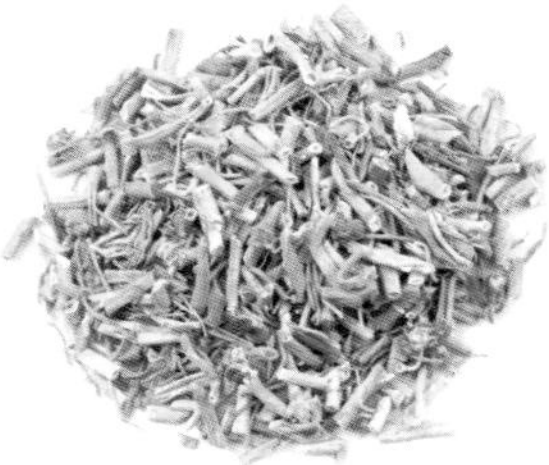

性味：辛、苦，微温。
功效：降气化痰。
禁忌：咳嗽、咳逆上气、气虚不归元者忌服。

贝母

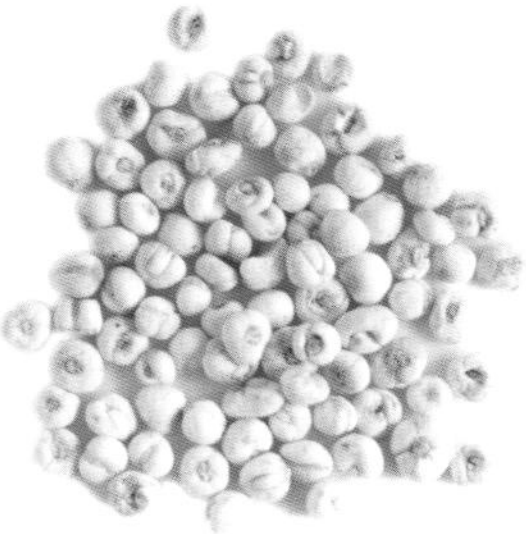

性味：苦，寒。
功效：清热化痰，散结消痈。
禁忌：脾胃虚寒、有湿痰者慎服。

前胡

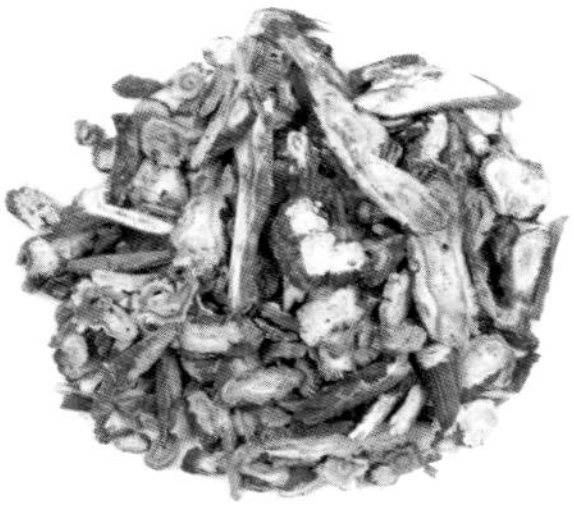

性味：苦、辛，微寒。
功效：降气化痰，疏散风热。
禁忌：气虚血少者忌服，阴虚咳嗽、寒饮咳嗽者慎服。

桔梗

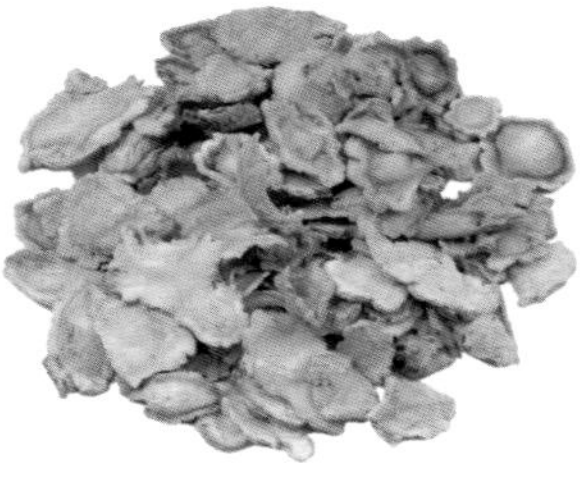

性味：苦、辛，平。
功效：宣肺，祛痰，利咽。
禁忌：阴虚久嗽、气逆、咯血者忌服。

栝蒌子

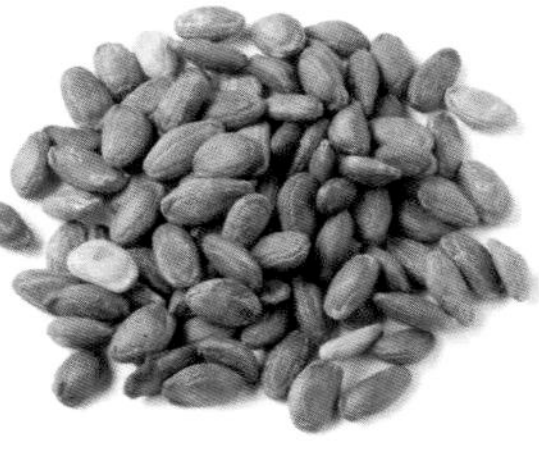

性味：甘、微苦，寒。
功效：清热涤痰，宽胸散结。
禁忌：脾虚便溏、湿痰、寒痰者忌服。

竹茹

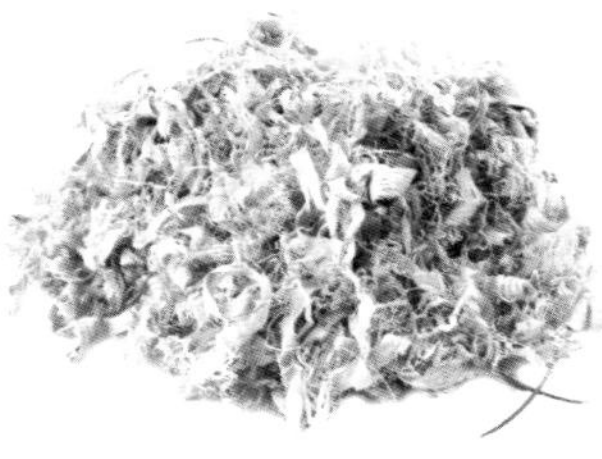

性味：甘，微寒。
功效：清热化痰，除烦，止呕。
禁忌：寒痰咳嗽、脾虚泄泻、胃寒呕吐者忌用。

杏仁

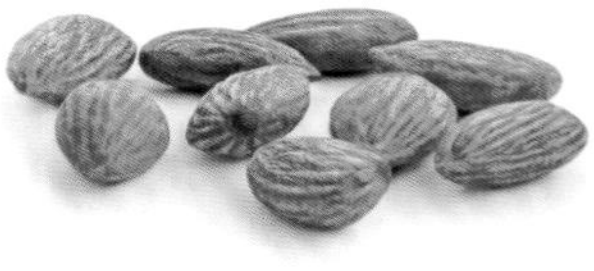

性味:苦，微温。
功效:止咳平喘，润肠通便。
禁忌:阴虚咳喘、大便溏泻者忌服，婴儿慎服。

款冬花

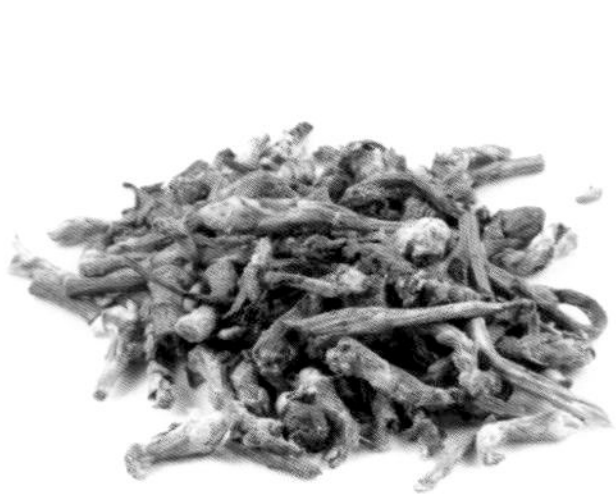

性味:辛、微苦，温。
功效:润肺下气，止咳化痰。
禁忌:阴虚劳嗽者忌服。

马兜铃

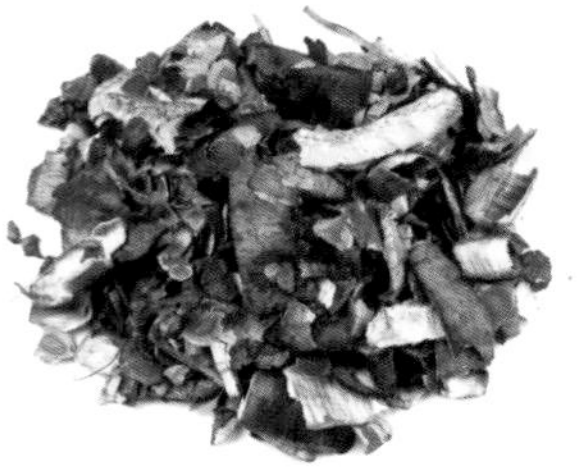

性味:苦、微辛，寒。
功效:清肺化痰，止咳平喘。
禁忌:虚寒喘咳、脾虚便溏者忌服，胃弱者慎服，孕妇、婴儿、肾功能不全者禁服。

葶苈子

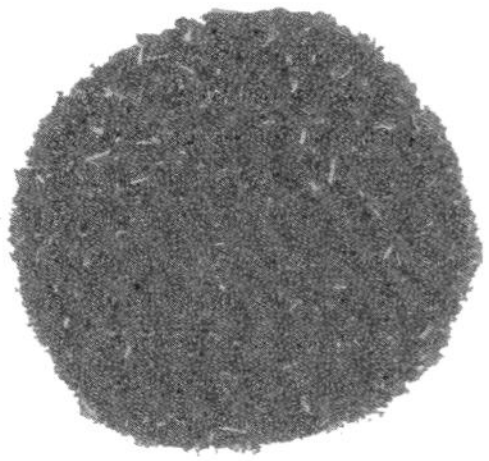

性味:苦、辛，大寒。
功效:泻肺平喘，利水消肿。
禁忌:肺虚喘咳、脾虚肿满者慎服。

枇杷叶

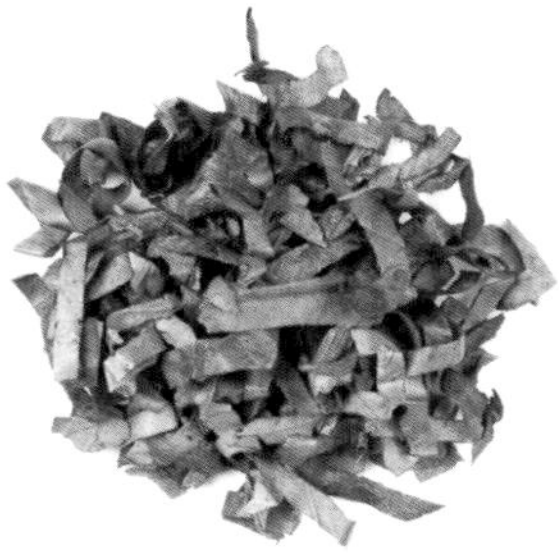

性味:苦，微寒。
功效:清肺止咳，降逆止呕。
禁忌:胃寒呕逆、肺感风寒致咳嗽者忌服。

桑白皮

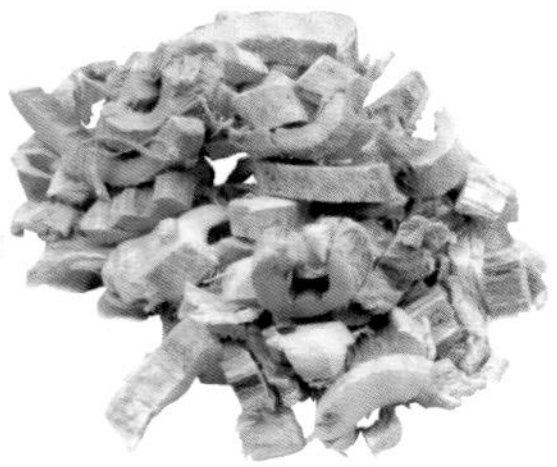

性味:甘，寒。
功效:泻肺平喘，利水消肿。
禁忌:肺虚无火、风寒咳嗽者勿服。

白果

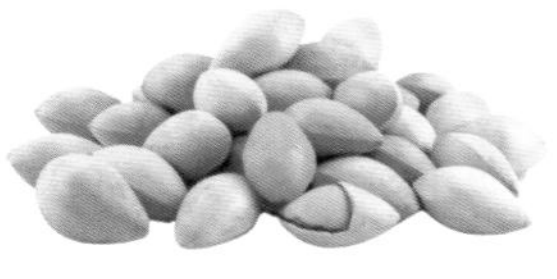

性味:甘、苦、涩，平。
功效:敛肺定喘，止带缩尿。
禁忌:有实邪者忌服，咳嗽痰稠不利者慎服。

罗汉果

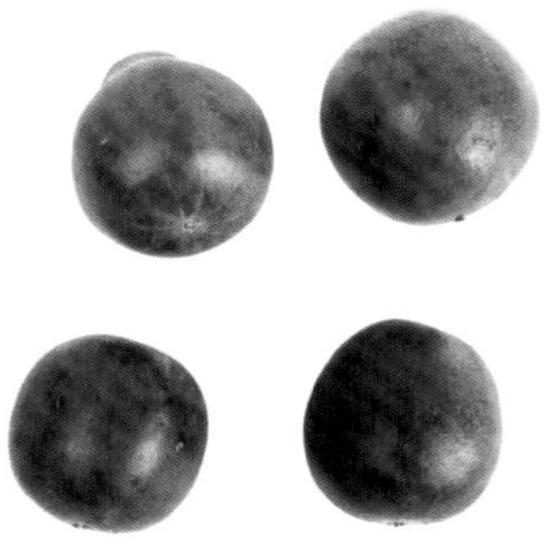

性味:甘，凉。
功效:清热利咽，化痰止咳。
禁忌:脾胃虚寒、便溏者忌服。

紫菀

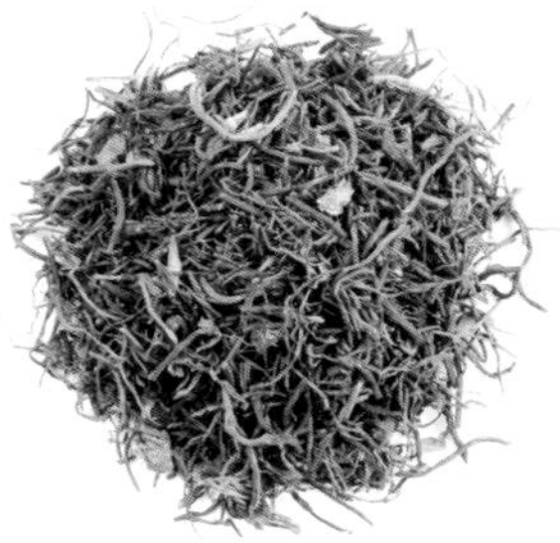

性味:苦、辛、甘，微温。
功效:化痰止咳，润肺。
禁忌:有实热证、阴虚干咳者慎服。

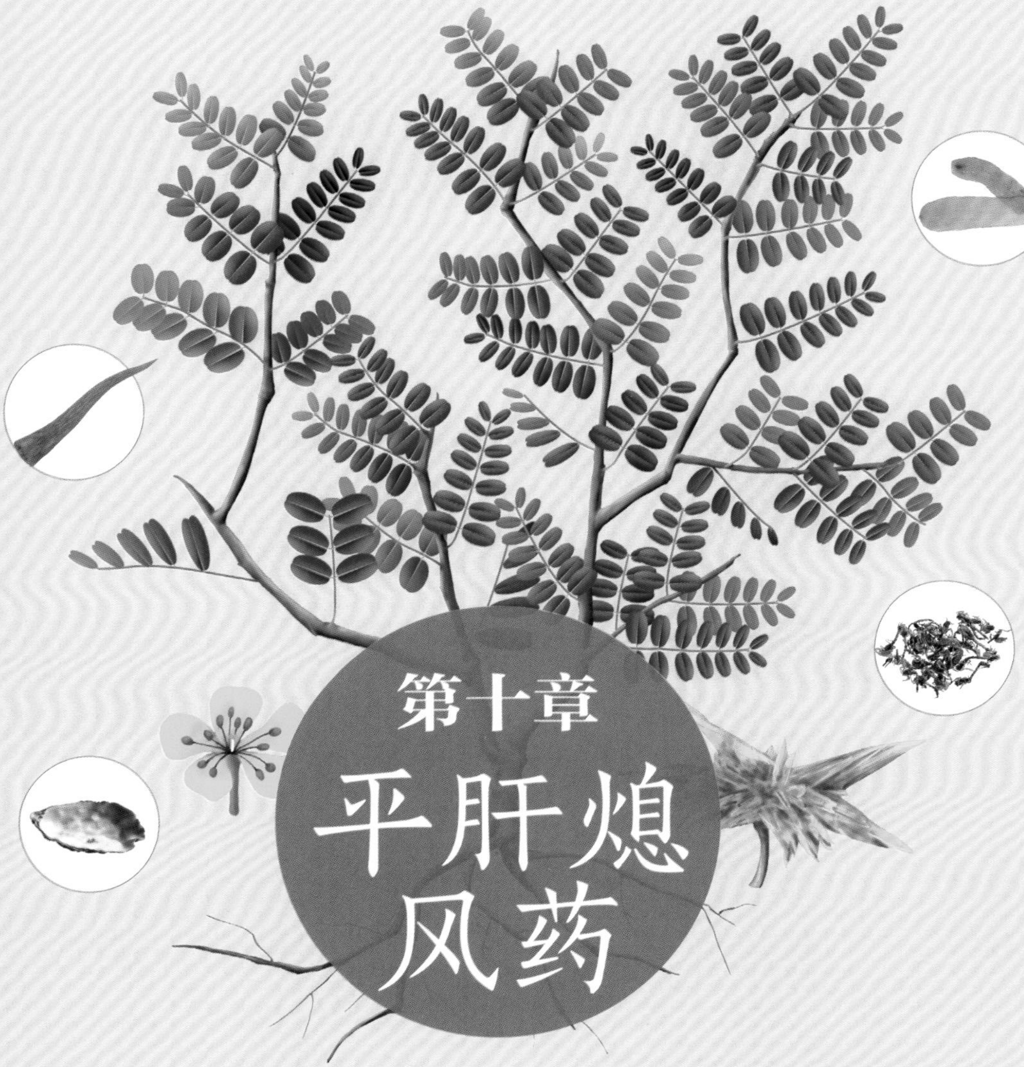

第十章 平肝熄风药

平肝熄风药指有平降肝阳、止熄肝风作用的药物，主要适用于肝阳上亢、肝风内动所致的病症。平肝熄风药根据药性及功能主治的不同，可分为平抑肝阳药和熄风止痉药两类。平抑肝阳药指能平抑或镇潜肝阳的药物，主要用于治疗肝阳上亢所致的病症，常用药材有牡蛎、生铁落等；熄风止痉药指能平熄肝风、制止痉挛的药物，主要用于治疗肝风内动所致的病症，常用药材有羚羊角、天麻等。

别名：茨、旁通、蒺骨子 | 科目：蒺藜科 | 性味归经：苦、辛，温；归肝经

平抑肝阳药

蒺藜

成品选鉴

本品由 5 个分果瓣组成，呈放射状排列，常裂为单一的分果瓣，分果瓣呈斧状；背部黄绿色，隆起，有纵棱及多数小刺，两侧面粗糙，有网纹，灰白色。质坚硬。无臭，味苦、辛。

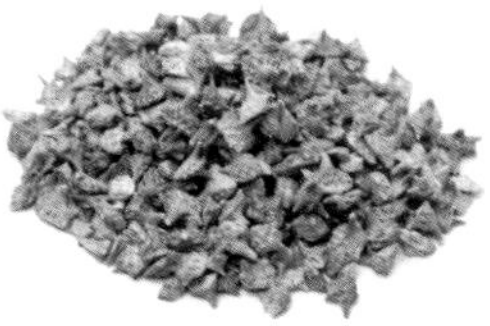

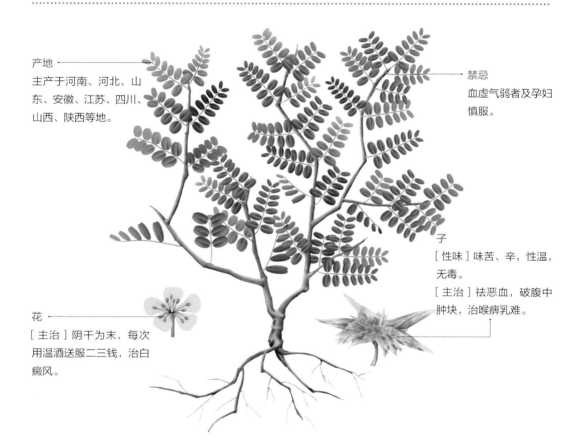

寇宗奭说，白蒺藜的子是补肾药，现在的人经常使用。祛风只用刺蒺藜。

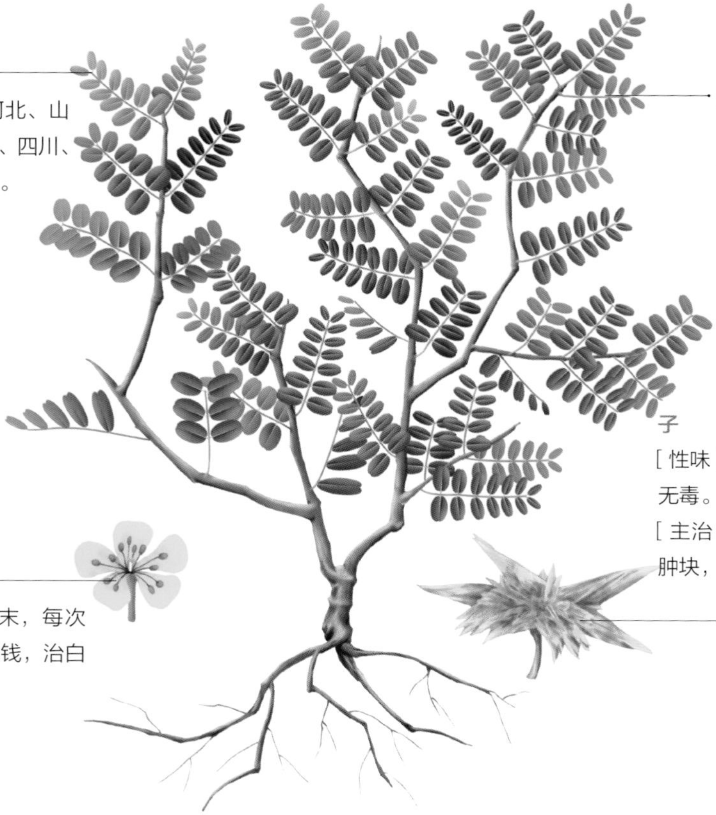

产地

主产于河南、河北、山东、安徽、江苏、四川、山西、陕西等地。

禁忌

血虚气弱者及孕妇慎服。

子

［性味］味苦、辛，性温，无毒。

［主治］祛恶血，破腹中肿块，治喉痹乳难。

花

［主治］阴干为末，每次用温酒送服二三钱，治白癜风。

采集加工： 秋季果实成熟时采割植株，晒干，打下果实，除去杂质。

功能主治： 平肝解郁，活血祛风，明目止痒；用于头痛眩晕、胸胁胀痛、乳闭乳痈、目赤翳障、风疹瘙痒等。

用法用量： 煎服，6~9g，或入丸、散。外用适量，煎水洗或研末调敷。

实用妙方

蒺藜散

药方 蒺藜子 1 升（熬令黄）

制用法 上为末。以麻油和之如泥，炒令焦黑，以敷故熟布上，如肿大小，勿开孔，贴之。

功用 祛风疏肝，行气活血。

别名：蛎蛤、牡蛤、海蛎子壳 | 科目：牡蛎科 | 性味归经：咸、涩，微寒；归肝、肾经

平抑肝阳药

牡蛎

成品选鉴

本品呈不规则片状或碎块，灰白色，具光泽，分层次，质坚硬。

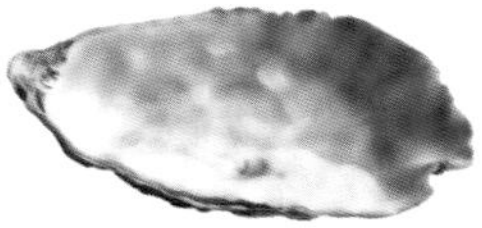

禁忌： 多服、久服易引起便秘和消化不良，易出血、便秘者忌服，外感表证、表证未解者慎服。

产地： 我国沿海一带均有分布。

采集加工： 全年均可采收，采得后，去肉、取壳，洗净，晒干。生用或煅用。用时打碎。

功能主治： 重镇安神，潜阳补阴，软坚散结；用于心神不安、惊悸失眠，肝阳上亢、头晕目眩，痰核、瘰疬、瘿瘤、症瘕积聚，滑脱诸证等。

用法用量： 煎服，15～30g；宜打碎先煎。外用适量。收敛固涩宜煅用，其他宜生用。

实用妙方

牡蛎散

药方 黄芪（去苗土）30g 麻黄根（洗）30g 牡蛎（米泔浸，刷去土，火烧通赤）30g

制用法 研为粗末，1次6~10g，用小麦30g，水煎服，每日2次。

功用 敛汗固表。

性味归经：辛，凉；归肝、心经

平抑肝阳药

生铁落

成品选鉴

本品为红色或红黑色，呈粉末或碎块状，味辛，质量重。

禁忌： 肝虚、中焦虚寒者慎服。

采集加工： 取煅铁时打下之铁落，去其煤土杂质，洗净，晒干，或煅后醋淬用。

功能主治： 平肝镇惊；用于癫狂、易惊善怒、失眠、疮疡肿毒、关节酸痛、扭伤疼痛等。

用法用量： 煎服，30～60g；或入丸、散用。外用适量，研末调敷。

实用妙方

生铁落饮

药方 天冬（去心）9g 麦冬（去心）9g 贝母9g 胆星3g 橘红3g 远志3g 石菖蒲3g 连翘3g 茯苓3g 茯神3g 钩藤5g 丹参5g 朱砂1g 生铁落50g

制用法 水煎服。

功用 清热涤痰，镇心安神。

别名：明天麻、赤箭	科目：兰科	性味归经：甘，平；归肝经

熄风止痉药

天麻

成品选鉴

本品为不规则薄片，表面呈黄白色或淡棕色，角质样，半透明，有光泽。气微，味甘。

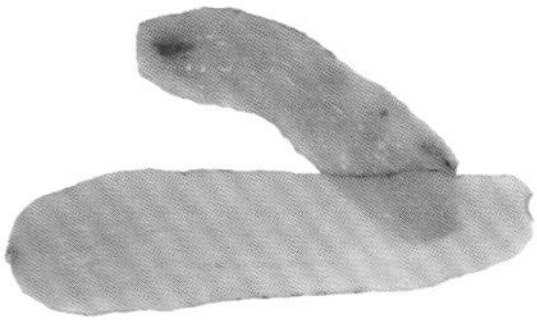

禁忌：使天麻，勿使御风草根，二者不能同用。孕妇慎服。

产地：主产于四川、云南、贵州等地。

采集加工：立冬后至次年清明前采挖，冬季茎枯时采挖者名“冬麻”，质量优良；春季发芽时采挖者名“春麻”，质量较差。采挖后，立即洗净，蒸透，敞开低温干燥。用时润透或蒸软，切片。

功能主治：熄风止痉，平抑肝阳，祛风通络；用于肝风内动、惊痫抽搐、眩晕、头痛、肢体麻木、手足不遂、风湿痹痛等。

用法用量：煎服，3～10g。研末冲服，每次1～1.5g。

实用妙方

天麻丸

药方 天麻60g 独活50g 羌活100g 盐杜仲70g 牛膝60g 粉萆薢60g 附子（黑顺片）10g 当归100g 生地黄160g 玄参60g

制用法 上药为细粉，过筛，混匀。每100g粉末用炼蜜40~50g加适量水，泛丸，干燥，制成水蜜丸，每100丸重20g，每服6g。

功用 祛风除湿，通络止痛。

别名：钳蝎、全虫、蝎子	科目：钳蝎科	性味归经：辛，平；归肝经

熄风止痉药

全蝎

成品选鉴

本品头胸部与前腹部呈扁平长椭圆形，后腹部呈尾状，皱缩弯曲。背面绿褐色，后腹部棕黄色，6节，节上均有纵沟，末节有锐钩状毒刺，毒刺下方无距。气微腥，味辛。

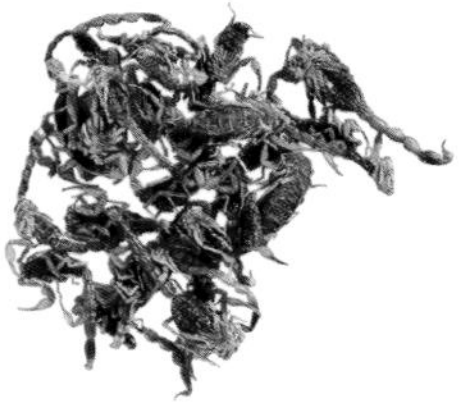

禁忌：血虚生风者及孕妇忌服。

产地：主产于河南、山东、湖北、安徽等地。

采集加工：饲养蝎一般在秋季，隔年收捕一次。野生蝎在春末至秋初捕捉，捕得后，先浸入清水，待其吐出泥土，置沸水或沸盐水中，煮至全身僵硬，捞出，置通风处阴干。

功能主治：熄风止痉，攻毒散结，通络止痛；用于痉挛抽搐、疮疡肿毒、瘰疬结核、风湿顽痹、顽固性头痛等。

用法用量：煎服，2～5g；研末吞服，每次0.5～1g。外用适量，研末熬膏或油浸涂敷。

实用妙方

全蝎散

药方 全蝎20g 麻黄8g 细辛10g 藿香15g 甘草3g 香附10g

制用法 上药共研为细末，和匀，贮瓶备用。黄酒送服。

功用 祛风散寒，通络止痛。

别名：天龙、吴公、百足虫、千足虫、千条腿	科目：蜈蚣科	性味归经：辛，温；归肝经

熄风止痉药

蜈蚣

成品选鉴

本品呈扁平长条形，由头部和躯干部组成，头部为暗红色或红褐色，躯干部第一背板与头板同色，其余 20 个背板为棕绿色或墨绿色。气微腥，有特殊且刺鼻的臭气，味辛。

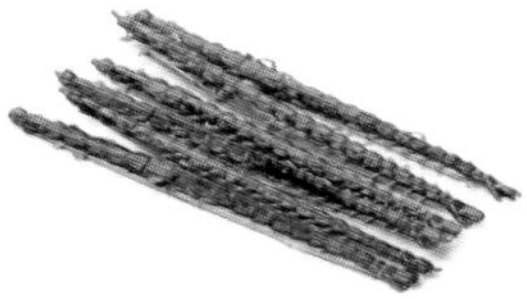

禁忌： 本品有毒，用量不宜过大。孕妇忌服。

产地： 主产于江苏、浙江、湖北、湖南、河南、陕西等地。

采集加工： 春夏两季捕捉，用竹片插入头尾，绷直，干燥。

功能主治： 熄风止痉，攻毒散结，通络止痛；用于痉挛抽搐、疮疡肿毒、瘰疬结核、风湿顽痹、顽固性头痛等。

用法用量： 煎服，2～5g。研末冲服，0.5～1g。外用适量，研末撒、油浸或研末涂敷。

实用妙方

蜈蚣散

药方 蜈蚣 20g 细辛 20g 白花蛇 30g 伸筋草 30g 甘草 30g 当归 60g 白芍 60g 乳香（制）9g 没药（制）9g

制用法 上药共研为细末，和匀，贮瓶备用。温酒送服。

功用 活血化瘀，缓急止痛。

别名：泠角、山羊角	科目：牛科	性味归经：咸，寒；归肝、心经

熄风止痉药

羚羊角

成品选鉴

角呈长圆锥形，整体略呈弓形弯曲，表面光滑，但有细纵纹。对光透视时角内无骨塞部分中心有一条扁三角形的小孔，直通尖端，俗名“通天眼”，质坚不易折断。气无，味咸。

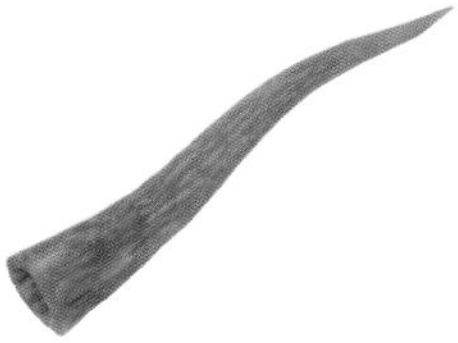

禁忌： 脾虚慢惊者忌服，过敏体质者慎服。

产地： 主产于新疆、青海、甘肃等地。

采集加工： 全年均可捕捉，以秋季猎取者为佳。猎取后锯取其角，晒干。镑片或粉碎成细粉。

功能主治： 平肝熄风，清肝明目，散血解毒；用于肝风内动、惊痫抽搐，肝阳上亢、头晕目眩，肝火上炎、目赤头痛，温毒发斑等。

用法用量： 煎服，1～3g；宜单煎2小时以上。磨汁或研末服，每次0.3～0.6g。

实用妙方

加减羚羊角汤

药方 羚羊角（研末）3g 当归 12g 杏仁 12g 知母 12g 桂枝 12g 白芍 12g 秦艽 12g 僵蚕 4.5g 羌活 6g 茯苓 15g 竹沥 15g 桑枝 15g 薏苡仁 18g

制用法 水煎服，每日 1 剂，日服 2 次。

功用 清热除湿，宣痹通络。

蒺藜

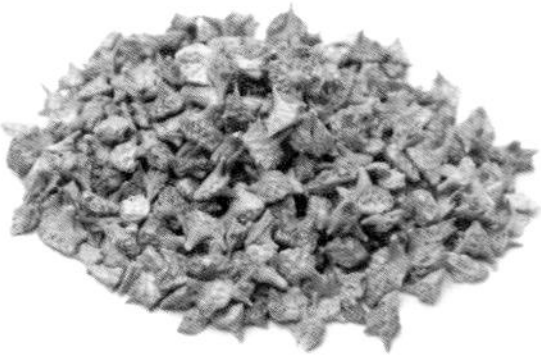

性味：苦、辛，温。
功效：平肝解郁，活血祛风。
禁忌：血虚气弱者及孕妇慎服。

牡蛎

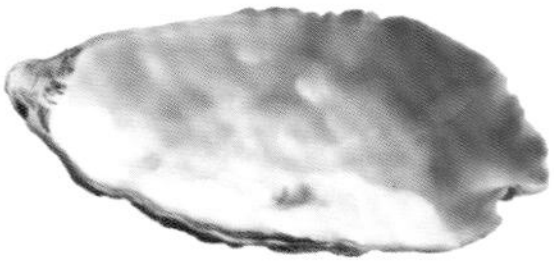

性味：咸、涩，微寒。
功效：潜阳补阴，软坚散结。
禁忌：易出血、便秘者忌服，外感表证、表证未解者慎服。

生铁落

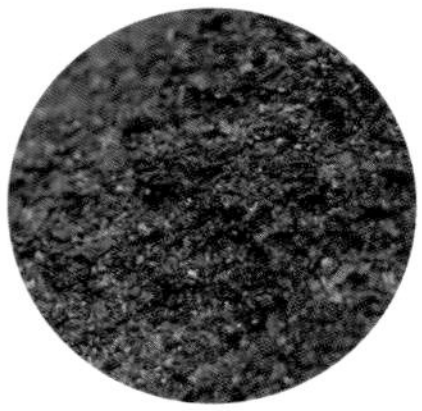

性味：辛，凉。
功效：平肝镇惊。
禁忌：肝虚、中焦虚寒者慎服。

天麻

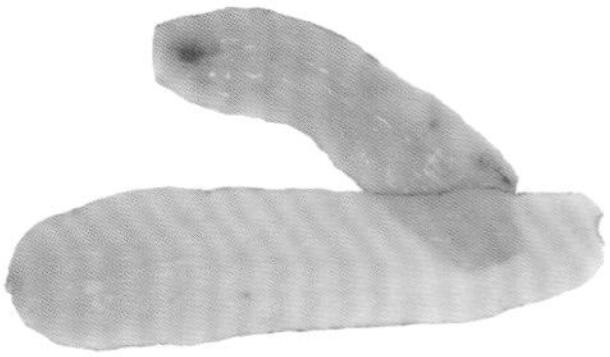

性味：甘，平。
功效：熄风止痉，平抑肝阳。
禁忌：使天麻，勿使御风草根，二者不能同用。孕妇慎服。

全蝎

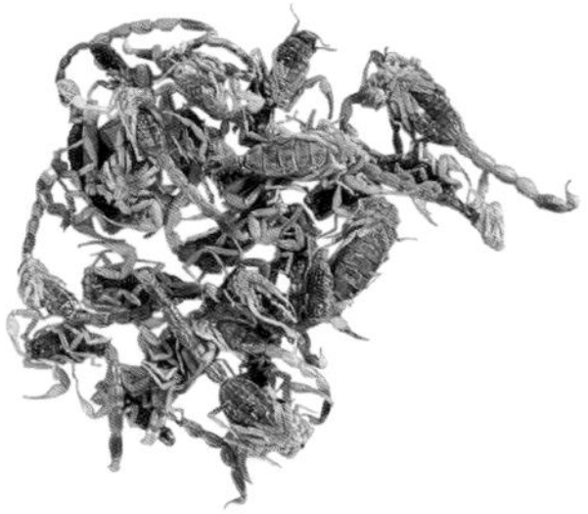

性味：辛，平。
功效：攻毒散结，通络止痛。
禁忌：血虚生风者及孕妇忌服。

蜈蚣

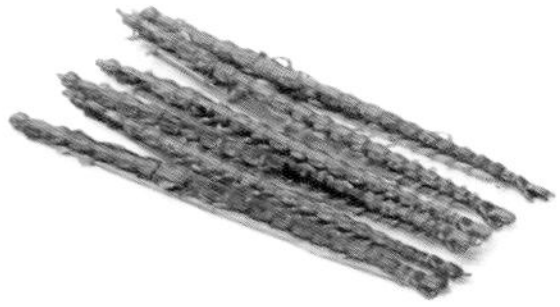

性味：辛，温。
功效：熄风止痉，通络止痛。
禁忌：本品有毒，用量不宜过大。孕妇忌服。

羚羊角

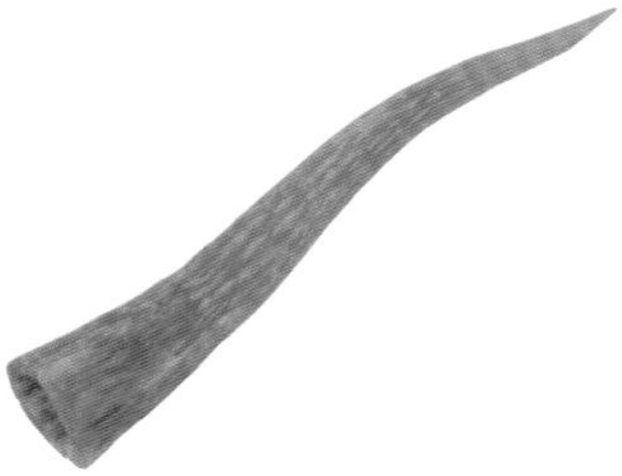

性味：咸，寒。
功效：平肝熄风，散血解毒。
禁忌：脾虚慢惊者忌服，过敏体质者慎服。

地龙

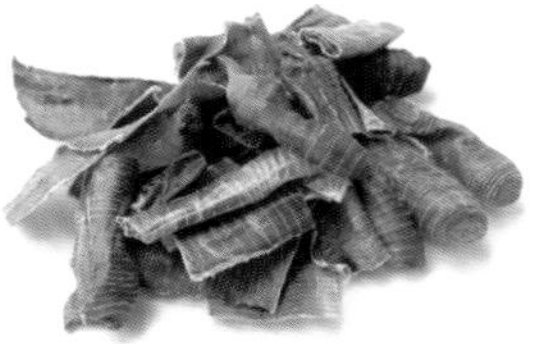

性味：咸，寒。
功效：清热定惊，通络。
禁忌：温病无实热、脾胃虚弱者忌服。

僵蚕

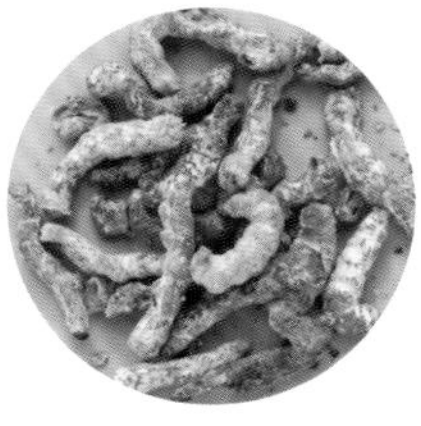

性味：咸、辛，平。
功效：祛风定惊，化痰散结。
禁忌：女子崩中、产后余痛不宜服，血虚且有风寒客邪者忌服。

第十一章

补虚健体药

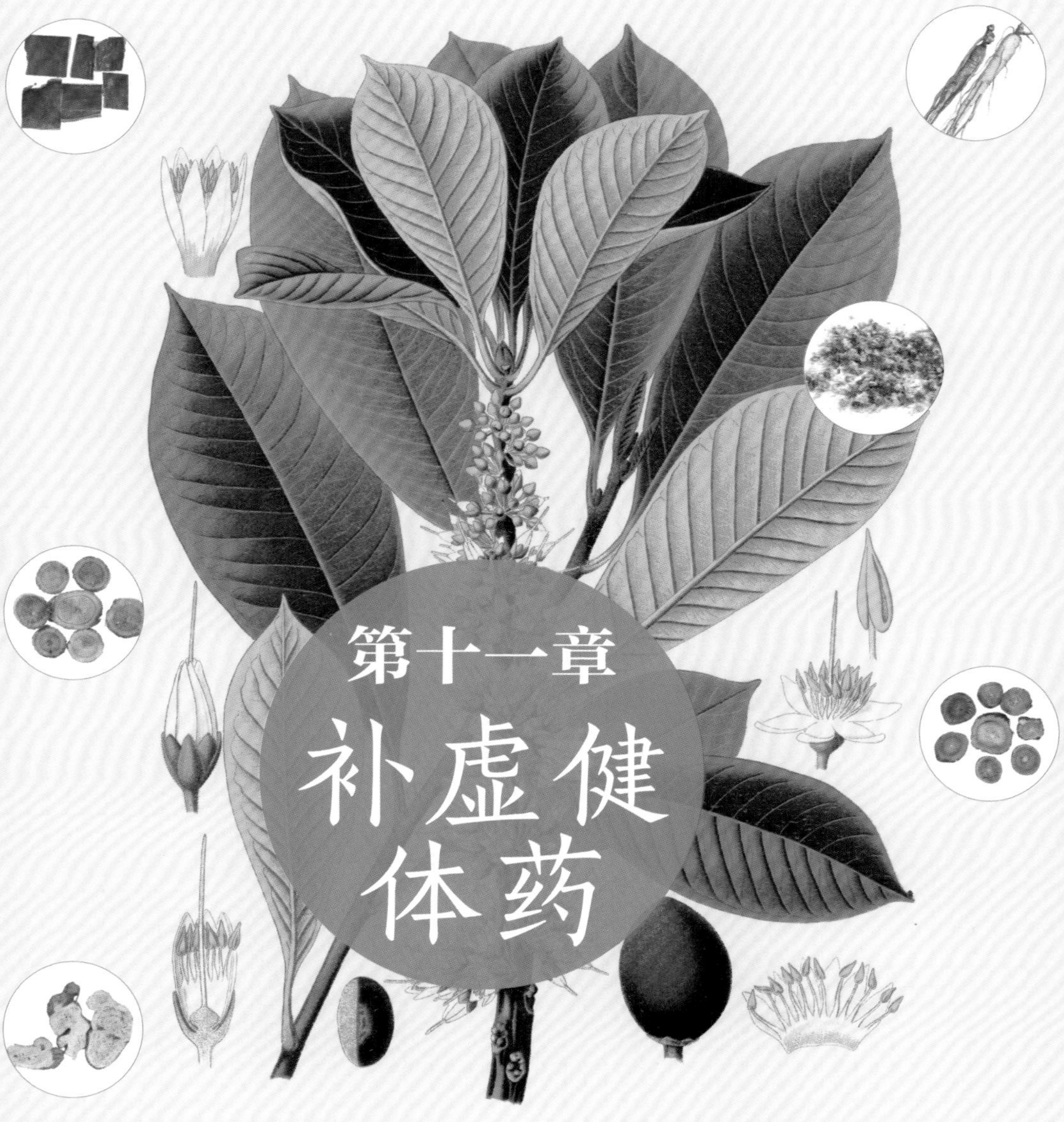

补虚药指能补益正气、增强体质、提高抗病能力、纠正人体气血阴阳虚衰的病理倾向、治疗虚证的药物，也叫补养药或补益药。根据性能、功效及适应证的不同，分为补气药，如人参、黄芪、甘草等；补阳药，如淫羊藿、肉苁蓉、菟丝子等；补血药，如当归、龙眼肉等；补阴药，如沙参、百合、麦冬、石斛等。

别名：孩儿参、地精、血精、黄参	科目：五加科	性味归经：甘、微苦，微温；归肺、脾、心经

补气药

人参

成品选鉴

主根呈纺锤形或圆柱形，表面为灰黄色，有疏浅断续的粗横纹及明显的纵皱，下部有支根2～3条，并有多数细长的须根，质较硬。香气特异，味甘、微苦。

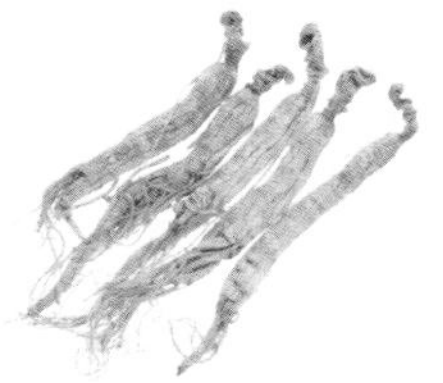

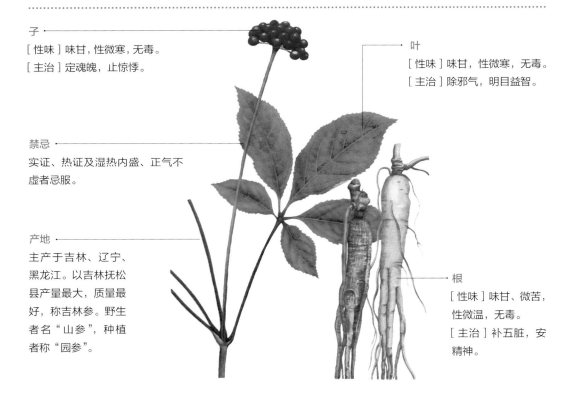

张元素说，人参得升麻引用，补上焦之元气，泻肺中之火；得茯苓引用，补下焦之元气，泻肾中之火；得麦冬则生脉；得干姜则补气。

子

[性味] 味甘，性微寒，无毒。

[主治] 定魂魄，止惊悸。

叶

[性味] 味甘，性微寒，无毒。

[主治] 除邪气，明目益智。

禁忌

实证、热证及湿热内盛、正气不虚者忌服。

产地

主产于吉林、辽宁、黑龙江。以吉林抚松县产量最大，质量最好，称吉林参。野生者名“山参”，种植者称“园参”。

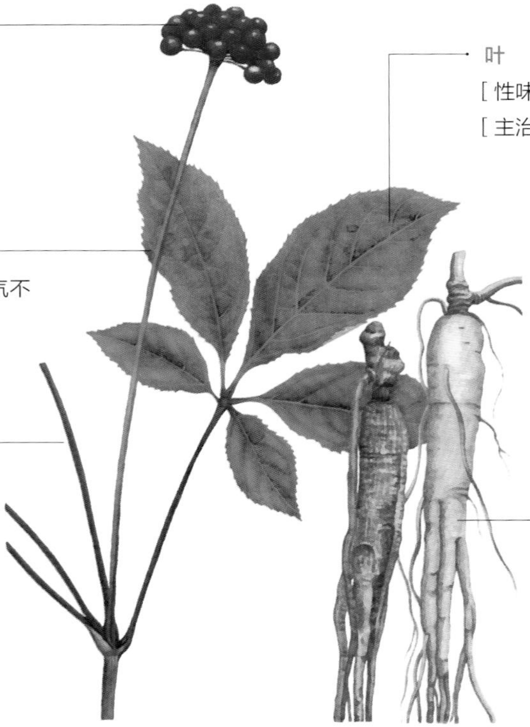

根

[性味] 味甘、微苦，性微温，无毒。

[主治] 补五脏，安精神。

采集加工：园参一般种植6～7年后收获。鲜参洗净后干燥者称“生晒参”；蒸制后干燥者称“红参”；加工断下的细根称“参须”。山参经晒干称“生晒山参”。切片或粉碎用。

功能主治：大补元气，补脾益肺，生津，安神益智；用于元气虚脱、肺脾心肾气虚、热病气虚、津伤口渴及消渴等。

用法用量：煎服，3～10g；挽救虚脱可用15～30g。宜文火另煎，分次兑服。野山参研末吞服，每服2g，每日2次。

实用妙方

四君子汤

药方 人参 9g 白术 9g 茯苓 9g 甘草 6g

制用法 水煎服。

功用 益气健脾。

别名：棉芪、黄耆、独椹、蜀脂、百本	科目：豆科	性味归经：甘，微温；归脾、肺经

黄芪

成品选鉴

本品呈类圆形或椭圆形厚片，表面为黄白色，气微，味甘，嚼之有豆腥气味。炙黄芪表面为深黄色，质较脆，略带黏性，有蜜香气，味甘。

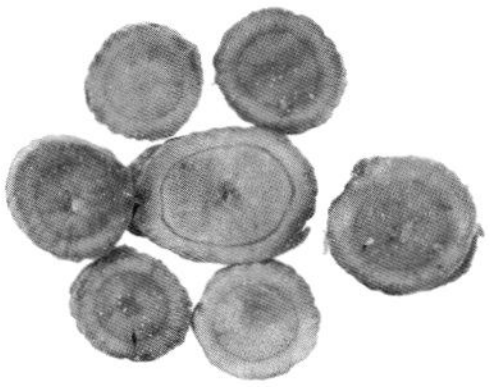

张元素说，黄芪甘温纯阳，功用有五：一补各种虚损；二益元气；三健脾胃；四祛肌热；五排脓止痛，活血生血，内托阴疽，为疮家圣药。又说，黄芪补五脏虚损，治脉弦、自汗，泻阴火，祛虚热，无汗用之发汗，有汗用之则止汗。

禁忌

表实邪盛、气滞湿阻、食积停滞者忌服。

花

[性味] 味甘，性微温，无毒。

[主治] 主月经不调、痰咳、头痛、热毒赤目。

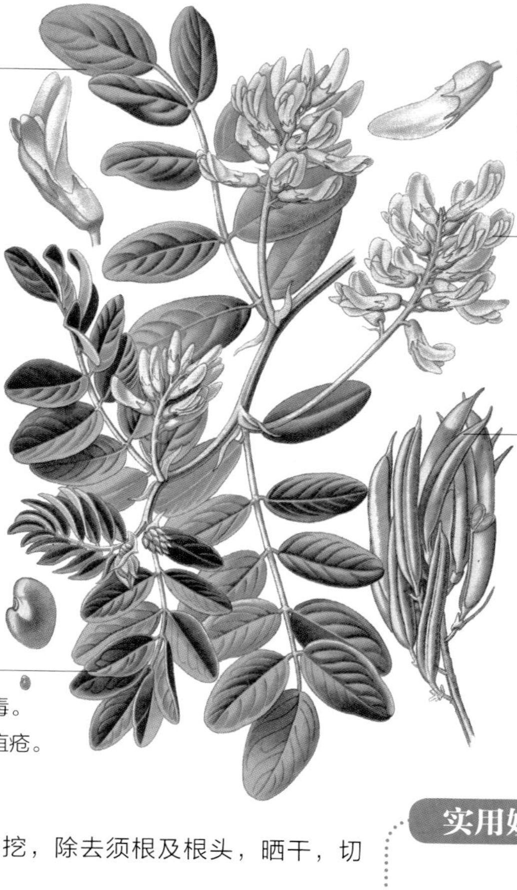

产地

主产于内蒙古、山西、黑龙江等地。

叶

[性味] 味甘，性微温，无毒。

[主治] 疗渴及筋挛、痈肿疽疮。

采集加工： 春秋两季采挖，除去须根及根头，晒干，切片，生用或蜜炙用。

功能主治： 健脾补中，升阳举陷，益卫固表，利尿，托毒生肌；用于脾气虚，肺气虚，气虚自汗，气血亏虚，疮疡难溃、难腐或溃久难敛等。

用法用量： 煎服，9～30g。蜜炙可增强其补中益气的效果。

实用妙方

保元汤

药方 黄芪 9g 人参 3g 甘草（炙）3g 肉桂 1.5g 生姜 1 片

制用法 水煎服。

功用 益气补阳。

别名：桴蓟、于术、冬白术、淅术、吴术、片术 | 科目：菊科 | 性味归经：甘、苦，温；归脾、胃经

补气药

白术

成品选鉴

本品呈不规则厚片，表面为黄白色或淡黄棕色，粗糙不平，中间颜色较深。质坚实。气清香，味甘、苦，嚼之略带黏性。

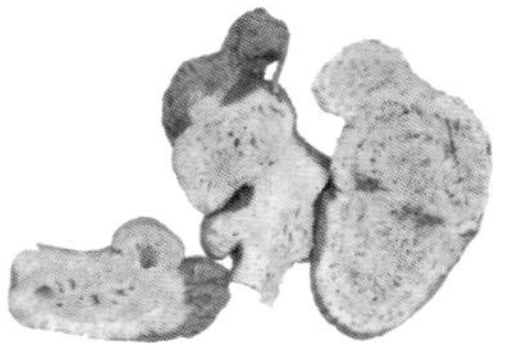

张元素说，白术除温益燥，和中补气。其功用有九：一温中；二祛脾胃湿邪；三除脾胃热邪；四健脾胃，助消化；五和脾胃，生津液；六祛肌肤之热；七治四肢倦怠乏力，嗜睡，食欲不振；八止渴；九安胎。凡是湿阻中焦不能下利者，须用白术以逐水益脾。非白术不能祛湿、非枳实不能消痞，所以枳术丸中以白术为君药。

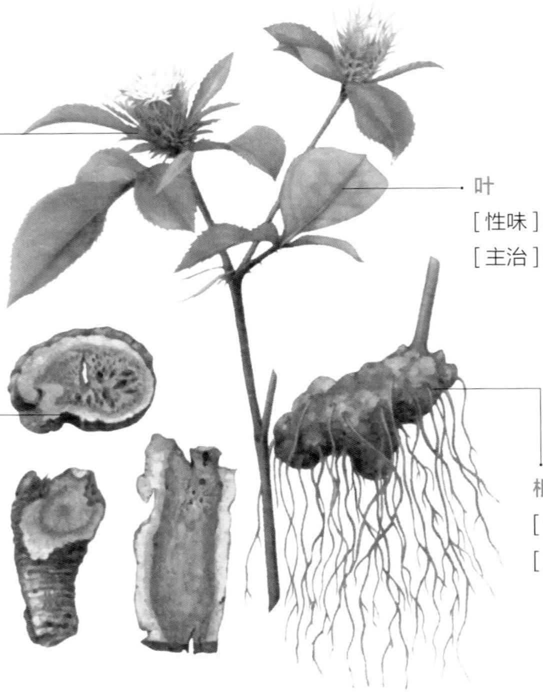

禁忌

热病伤津、阴虚燥渴者不宜服。

叶

[性味]味甘，性温，无毒。

[主治]治风湿寒痹、死肌、痉、疸。

产地

主产于浙江、湖北、湖南等地。

根

[性味]味甘、苦，性温，无毒。

[主治]能止汗、消食、除热。

采集加工：冬季采收，烘干或晒干，除去须根，切厚片，生用或土炒、麸炒用。

功能主治：健脾益气，燥湿利尿，止汗，安胎；用于脾气虚、气虚自汗、胎动不安等。

用法用量：煎服，3～15g。炒用可增强补气、健脾、止泻的作用。

实用妙方

参苓白术散

药方 莲子500g 薏苡仁500g 缩砂仁500g 桔梗500g 白扁豆750g 茯苓1000g 人参1000g 甘草1000g 白术1000g 山药1000g

制用法 上药研为细末，每服6g，大枣汤送服。

功用 益气健脾，渗湿止泻。

别名：美草、甜草、甜根子、棒草、灵通 | 科目：豆科 | 性味归经：甘，平；归心、肺、脾、胃经

补气药

甘草

成品选鉴

根呈圆柱形，有的有分枝，上端较粗，略扭曲，表面为淡棕黄色至淡棕褐色，栓皮易剥落而露出黄白色皮部，有的可见网状纤维束。质坚韧，断面具强纤维性。气微，味甜，有豆腥味。

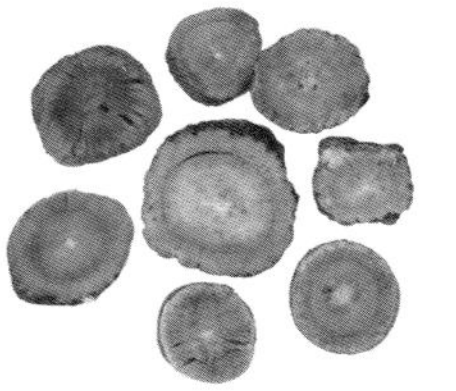

朱震亨说，甘草味甘，能缓解各种火毒邪气，要使药效到达下焦，必须用甘草梢。

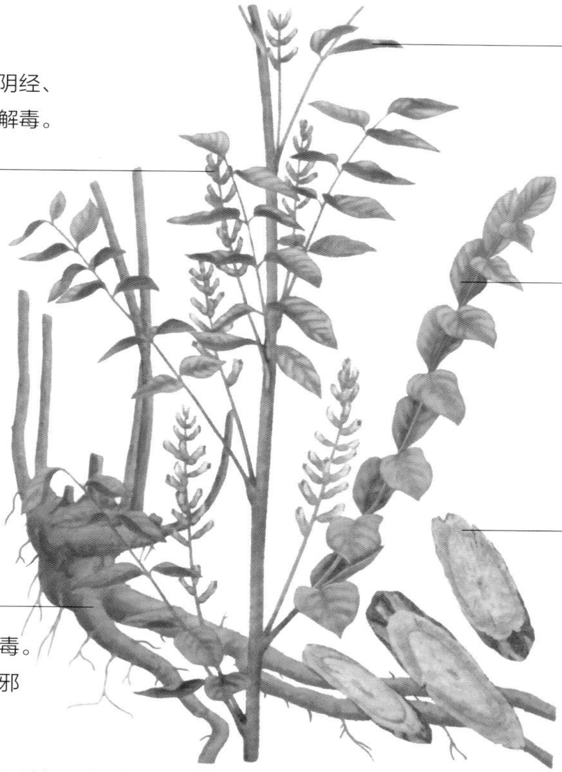

花

[主治] 生用能行足厥阴经、足阳明经的瘀滞，消肿解毒。

梢

[主治] 生用治胸中积热，祛阴茎中痛。

禁忌

湿盛胀满、水肿者不宜服。

产地

主产于内蒙古、新疆、甘肃等地。

根

[性味] 味甘，性平，无毒。

[主治] 治五脏六腑寒热邪气，长肌肉，倍气力。

采集加工：春秋两季采挖，以秋季采者为佳。除去须根，晒干，切厚片，生用或蜜炙用。

功能主治：补脾益气，祛痰止咳，缓急止痛，清热解毒，调和诸药；用于心气不足，脉结代，心动悸，脾气虚证，咳喘，脘腹、四肢挛急疼痛，热毒疮疡，咽喉肿痛及药物中毒、食物中毒，调和药性等。

用法用量：煎服，1.5～9g。生用性微寒，可清热解毒；蜜炙药性微温，并可增强补益心脾之气和润肺止咳的作用。

实用妙方

补中益气汤

药方 黄芪 18g 甘草 9g 人参 6g 当归 3g 陈皮 6g 升麻 6g 柴胡 6g 白术 9g

制用法 水煎服。

功用 补中益气，升阳举陷。

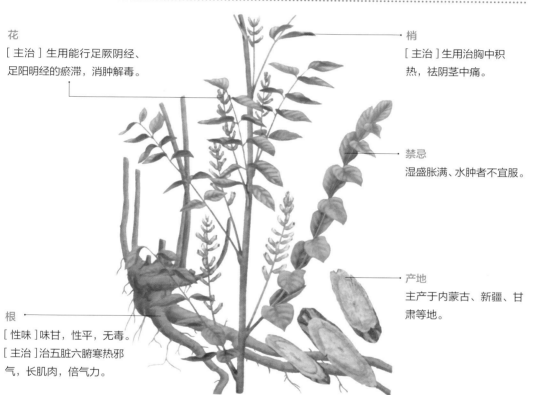

别名：干枣、良枣、红枣 | 科目：鼠李科 | 性味归经：甘，温；归脾、胃、心经

补气药

大枣

成品选鉴

本品呈椭圆形或球形，表面为暗红色，略带光泽，有不规则皱纹，外果皮薄，中果皮棕黄色或淡褐色，肉质柔软，富糖性而油润。果核呈纺锤形，两端锐尖，质坚硬。气微香，味甘。

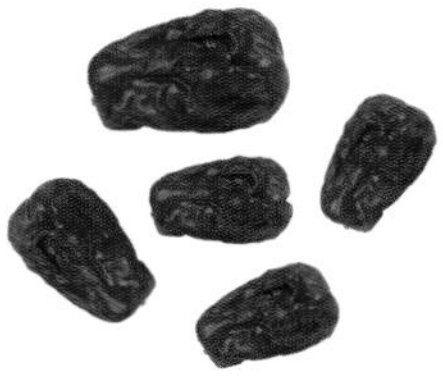

李时珍说，现在的人蒸枣大多用糖、蜂蜜拌过，这样长期吃最损脾、助湿热。另外，枣吃多了，令人齿黄生虫。

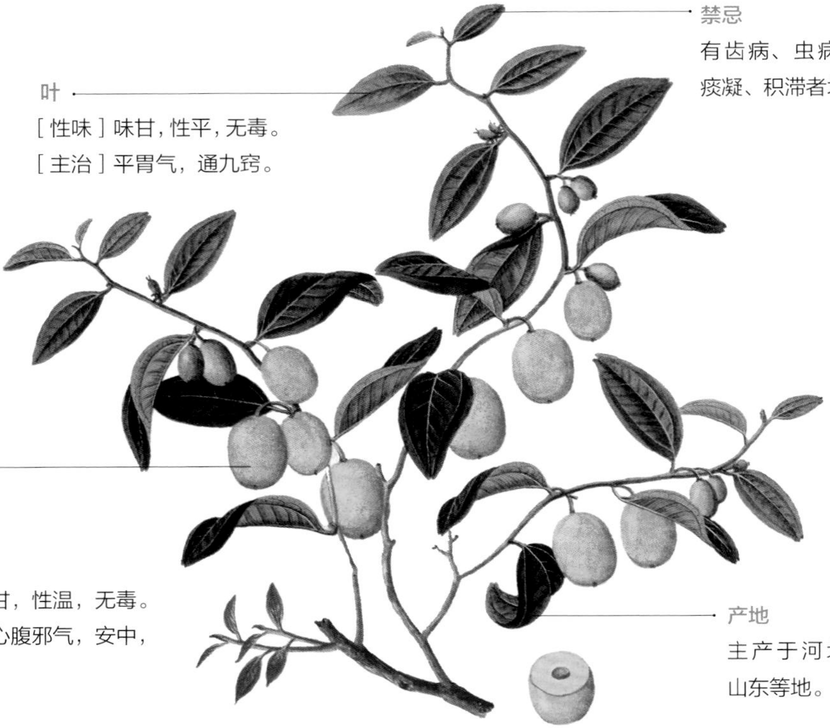

叶

[性味] 味甘，性平，无毒。

[主治] 平胃气，通九窍。

禁忌

有齿病、虫病者，湿痰、痰凝、积滞者均不宜服。

实

[性味] 味甘，性温，无毒。

[主治] 主心腹邪气，安中，养脾气。

产地

主产于河北、河南、山东等地。

采集加工： 秋季果实成熟时采收，晒干，生用。

功能主治： 补中益气，养血安神；用于心脾两虚、脏躁及失眠等。

用法用量： 擘破煎服，6~15g。

实用妙方

复脉汤

药方 甘草 12g 生姜 9g 桂枝 9g 人参 6g 阿胶 6g 生地黄 50g 麦冬 10g 火麻仁 10g 大枣 10 枚

制用法 水煎服，入阿胶烊化，冲服。

功用 益气滋阴，通阳复脉。

别名：铁菱角、三枝九叶草、铜丝草、千两金	科目：小檗科	性味归经：辛、甘，温；归肾、肝经

淫羊藿

成品选鉴

本品为丝状片，表面呈黄绿色，光滑，可见网纹筋脉。炙淫羊藿表面呈微黄色，光亮，有羊脂香气。

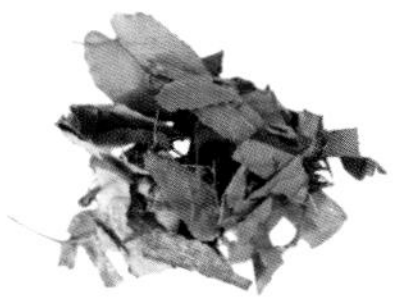

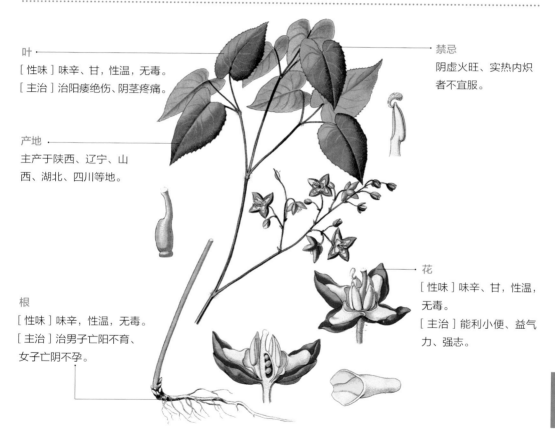

李时珍说，淫羊藿味甘、气香，性温不寒，能益精气，为手阳明经、足阳明经、三焦经、命门的药物，肾阳不足的人尤适宜。

[主治] 治阳痿绝伤、阴茎疼痛。

主产于陕西、辽宁、山西、湖北、四川等地。

[主治] 能利小便、益气力、强志。

[主治] 治男子亡阳不育、女子亡阴不孕。

采集加工： 夏秋茎叶茂盛时采收，割取地上部分，晒干，切碎。生用或以羊脂油炙用。

功能主治： 补肾壮阳，祛风除湿；用于肾阳虚衰、阳痿尿频、腰膝无力、风寒湿痹、肢体麻木等。

用法用量： 煎服，3～9g，大剂量可用至15g；或入丸、散。

实用妙方

淫羊藿酒

药方 淫羊藿 30g 白酒 500ml

制用法 制药酒服用。

功用 补肾壮阳。

别名：巴戟、兔子肠	科目：茜草科	性味归经：辛、甘，微温；归肾、肝经

补阳药

巴戟天

成品选鉴

本品呈扁圆柱形或圆柱形，表面为灰黄色或灰黄棕色，有的微带紫色，具纵皱及深陷的横纹，质坚韧，折断面不平，淡紫色。

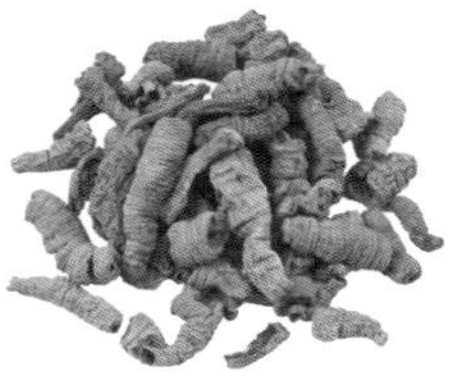

徐之才说，与覆盆子相使，恶雷丸、丹参、朝生。

雷敩说，凡使用巴戟天，必须先用枸杞子汤浸泡一夜，泡软后滤出，再用酒浸泡一伏时，滤出，同菊花熬至焦黄，去掉菊花，用布拭干用。

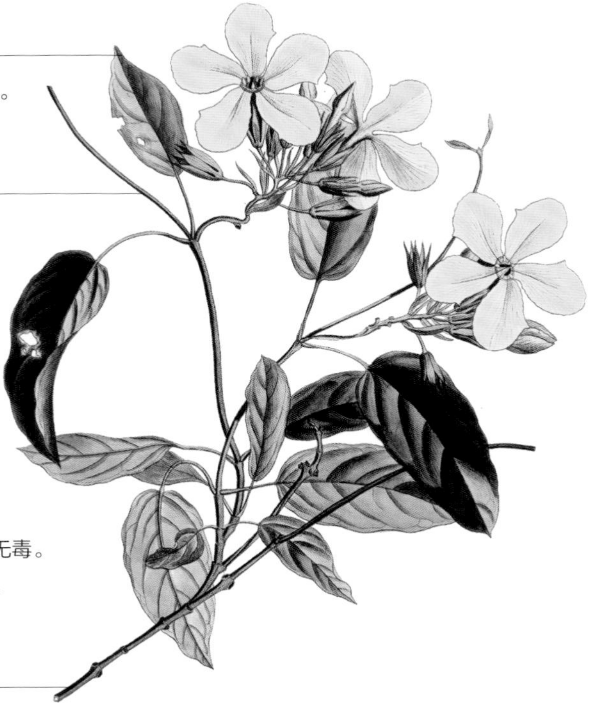

禁忌

阴虚火旺、实热内炽者不宜服。

产地

主产于广东、广西、福建、江西、四川等地。

根

[性味] 味辛、甘，性微温，无毒。

[主治] 治麻风病、阳痿不举。

采集加工：全年均可采挖。去须根略晒，压扁、晒干。用时润透或蒸过，除去木质心，切片或盐水炒用。

功能主治：补肾助阳，祛风除湿；用于肾阳虚所致阳痿、宫冷不孕、小便频数、风湿所致腰膝疼痛及肾虚所致腰膝酸软无力等。

用法用量：水煎服，6~15g；或入丸、散。

实用妙方

地黄饮

药方 远志 15g 巴戟天 15g 山茱萸 15g 石斛 15g 肉苁蓉 15g 附子 15g 五味子 15g 官桂 15g 茯苓 15g 麦冬 15g 石菖蒲 15g 熟地黄 12g

制用法 加生姜、大枣，水煎服。

功用 滋肾阴，补肾阳，开窍化痰。

别名：扯丝皮、丝绵皮、石思仙、丝楝树皮 | 科目：杜仲科 | 性味归经：甘，温；归肝、肾经

杜仲

成品选鉴

本品呈小方块或丝状，外表面为淡棕色或灰褐色，粗糙，易折断，断面有细密银白色富弹性的橡胶丝相连。气微，味甘。

苏颂说，杜仲出于商州、成州、峡州附近的大山中。树高数丈，叶似辛夷，它的皮折断后，有白丝相连。刚长出的嫩芽可食。

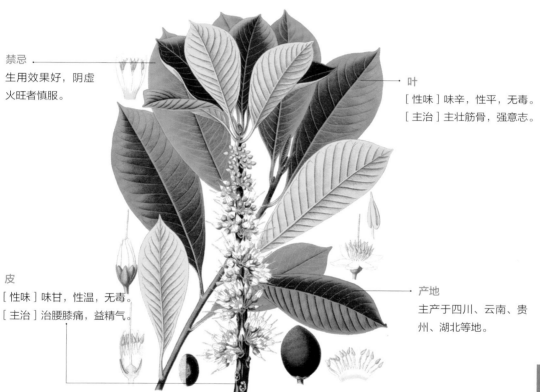

禁忌

生用效果好，阴虚火旺者慎服。

叶

[性味] 味辛，性平，无毒。

[主治] 主壮筋骨，强意志。

皮

[性味] 味甘，性温，无毒。

[主治] 治腰膝痛，益精气。

产地

主产于四川、云南、贵州、湖北等地。

采集加工：4 ~ 6 月采收，去粗皮堆置“发汗”至内皮呈紫褐色，晒干。生用或盐水炒用。

功能主治：补肝肾，强筋骨，安胎；用于肾虚腰痛及其他各种腰痛、胎动不安或习惯性流产等。

用法用量：煎服，6~15g；或入丸、散。

实用妙方

左归丸

药方 熟地黄 240g 山药 120g 山茱萸 90g 枸杞子 30g 菟丝子 120g 鹿角胶 120g 杜仲 120g 肉桂 60g 当归 90g 附子（制）60 ~ 180g

制用法 炼蜜为丸，如梧桐子大，每服 6 ~ 9g。

功用 温补肾阳，填精益髓。

补阳药

续断

成品选鉴

本品为类圆形或椭圆形薄片，皮部为墨绿色或棕色，木部为灰黄色或黄褐色，气微，味苦、辛。

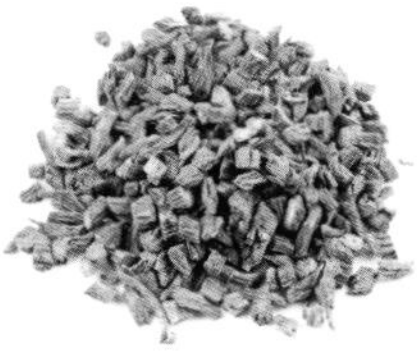

李时珍说，宋张叔潜秘书，知剑州时，其阁下病血痢。一医用平胃散一两，入川续断末二钱半，每服二钱，水煎服即愈。绍兴壬子，会稽时行痢疾，叔潜之子以方传人，往往有验。小儿痢服之皆效。

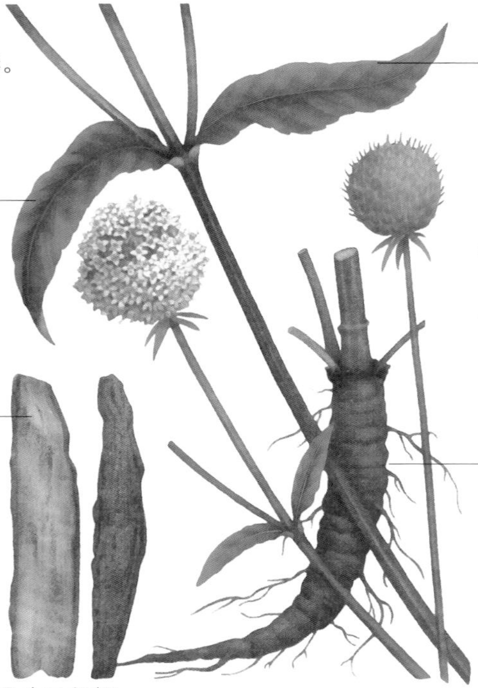

叶

[性味] 味苦、辛，性微温，无毒。

[主治] 主金创痈疡、跌打损伤。

禁忌

风湿热痹者忌服。

根

[性味] 味苦、辛，性微温，无毒。

[主治] 主伤寒，补不足。

产地

主产于四川、湖北、湖南、贵州等地，云南、陕西等地亦产，以四川、湖北产的质量较佳。野生、种植均有。

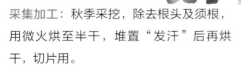

采集加工：秋季采挖，除去根头及须根，用微火烘至半干，堆置“发汗”后再烘干，切片用。

功能主治：补益肝肾，强筋健骨，止血安胎，疗伤续折；用于阳痿不举、遗精遗尿、腰膝酸痛、寒湿痹痛、崩漏下血、胎动不安、跌打损伤、筋伤骨折等。

用法用量：煎服，9～15g；或入丸、散。外用适量，研末敷。崩漏下血者宜炒用。

实用妙方

泰山磐石散

药方 人参 3g 黄芪 6g 白术 6g 甘草（炙）2g 当归 3g 川芎 2g 白芍 3g 熟地黄 3g 续断 3g 糯米 6g 黄芩 3g 缩砂仁 1.5g

制用法 水煎服，食远服。

功用 健脾益气，养血安胎。

别名：大芸、寸芸、苁蓉、地精	科目：列当科	性味归经：甘、咸，温；归肾、大肠经

补阳药

肉苁蓉

成品选鉴

本品呈长圆柱形，表面为灰棕色或棕褐色，有纵沟，质坚实，不易折断。断面呈棕色，表面和断面在光亮处有时可见结晶样小亮点。气微，味甘、略咸。以条粗壮、密生鳞叶、质柔润者为佳。

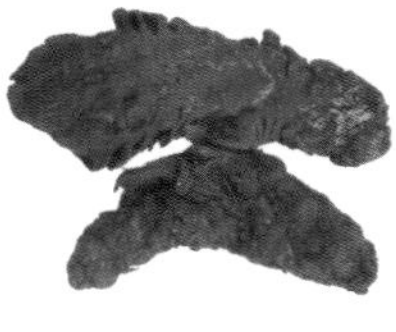

王好古说，命门相火不足的人，用肉苁蓉补之，因其为肾经血分药。凡是服用肉苁蓉来治肾，必妨心。

禁忌

阴虚火旺、大便泄泻、肠胃实热、大便秘结者不宜服。

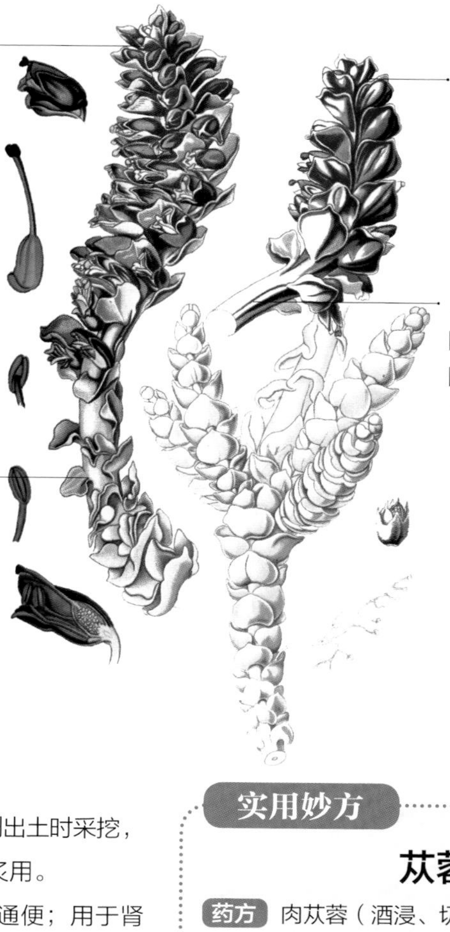

花

[性味] 味甘，性微温，无毒。

[主治] 治妇女腹内积块，久服则轻身益髓。

茎

[性味] 味甘、咸，性温，无毒。

[主治] 主五劳七伤，补中，除阴茎寒热痛。

产地

主产于内蒙古、甘肃、新疆、青海等地。

采集加工：春季苗未出土或刚出土时采挖，除去花序。切片生用，或酒炙用。

功能主治：补肾助阳，润肠通便；用于肾阳亏虚，精血不足所致阳痿早泄、宫冷不孕、腰膝酸痛、痿软无力，肠燥津枯所致便秘等。

用法用量：煎服，10～15g；或入丸、散。

实用妙方

苁蓉汤

药方 肉苁蓉（酒浸、切、焙）8g 菟丝子（酒浸一夜、焙干捣末）8g 人参 8g 黄芪 8g 木香 8g 附子 8g 补骨脂 8g

制用法 水煎服。

功用 温肾壮阳，填精益气。

别名：胡故子、胡韭子、破故纸、吉固子 | 科目：豆科 | 性味归经：辛、苦，温；归肾、脾经

补阳药

补骨脂

成品选鉴

本品为肾形，略扁，表面呈黑褐色或灰褐色，质坚硬，种仁显油性，气特异，味辛、苦。

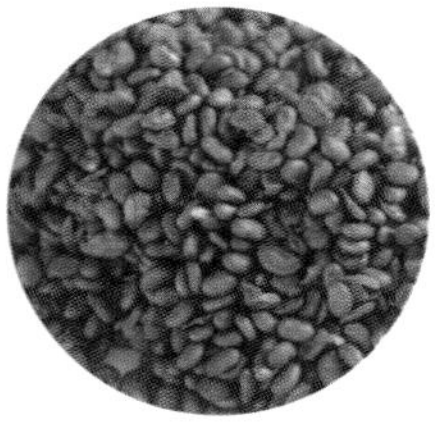

苏颂说，现在的人多将补骨脂与胡桃一起服用。这种方法出自唐代郑相图。方法：补骨脂十两，择净去皮，洗净后晒干，捣筛令细；胡桃瓤二十两，汤浸去皮，细研如泥；将胡桃泥与补骨脂末混合，用好蜂蜜调和如饴糖，收好。每日早晨用暖酒二合，调药一匙服下，然后吃饭。如果不饮酒的人，则用热开水调服。

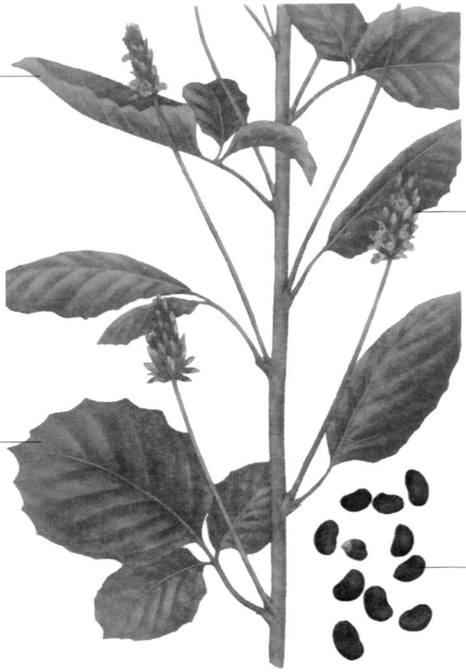

禁忌

本品性质温燥，能伤阴助火，故阴虚火旺、大便秘结者忌服。

产地

主产于陕西、河南、山西、江西、安徽、广东、四川、云南等地。种植或野生。

花

［性味］性温，味辛，无毒。

［主治］治肾虚，通命门，暖丹田，敛精神。

子

［性味］味辛、苦，性温，无毒。

［主治］主五劳七伤、风虚冷、骨髓伤败。

采集加工： 秋季果实成熟时采收，晒干。生用或盐水炙用。

功能主治： 补肾壮阳，固精缩尿，温脾止泻，纳气平喘；用于肾虚阳痿，腰膝冷痛，肾虚遗精、遗尿、尿频，脾肾阳虚，五更泄泻，肾不纳气，虚寒喘咳等。

用法用量： 煎服，5～15g。

实用妙方

七宝美髯丹

药方 赤、白何首乌各500g 赤、白茯苓各500g 当归250g 枸杞子250g 牛膝250g 菟丝子250g 补骨脂120g

制用法 上药共研为末，炼蜜为丸，每丸10g，淡盐水送服，早、晚各1丸。

功用 补肝益肾，乌发壮骨。

别名：吐丝子、菟丝实、龙须子	科目：旋花科	性味归经：甘，温；归肾、肝、脾经

补阳药

菟丝子

成品选鉴

本品呈类圆形或卵圆形，表面为灰棕色或黄棕色，微粗糙，种皮坚硬，不易破碎。用沸水浸泡，表面有黏性，煮沸至种皮破裂，露出黄白色细长卷旋状的胚，称吐丝。气微，味甘。

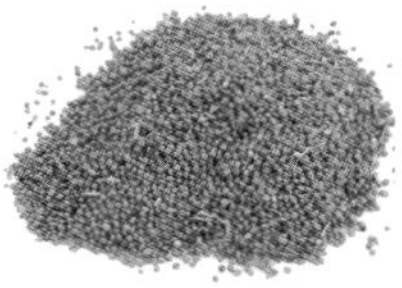

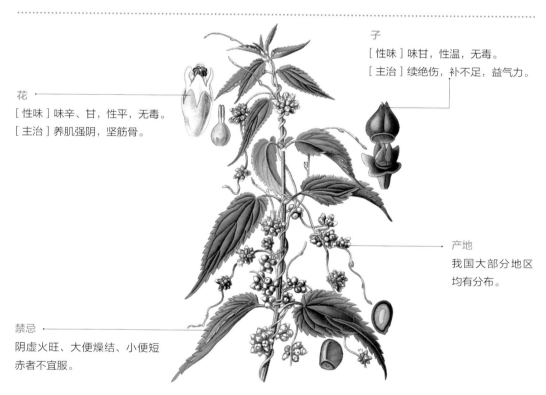

李时珍说，菟丝子为阳草，多生长在荒园古道。其子入地，初生有根，攀附到其他草木上时，其根自断。它没有叶但有花，色白微红，香气袭人。结的果实像秕豆而细，色黄，生于梗上的尤佳，惟怀孟林中多有，入药更良。

[主治] 续绝伤，补不足，益气力。

[主治] 养肌强阴，坚筋骨。

采集加工：秋季果实成熟时割取地上部分，晒干，打下种子。生用，或煮熟捣烂做饼吃。

功能主治：补肾益精，养肝明目，止泻安胎；用于肾虚腰痛、阳痿遗精、尿频及宫冷不孕、脾肾阳虚所致便溏泄泻、肾虚所致胎动不安等。

用法用量：煎服，6～15g；或入丸、散。外用适量，研末调敷。

实用妙方

当归菟丝子汤

药方 当归 20g　菟丝子 20g　白芍 15g　蒲公英 15g　甲珠 15g　土鳖虫 15g　红藤 15g　红花 12g

制用法 水煎服。每日 1 剂，分 2 次服。

功用 补肾益精，补血活血。

别名：胡桃仁、胡桃肉	科目：胡桃科	性味归经：甘，温；归肾、肺、大肠经

补阳药

核桃仁

成品选鉴

本品呈扁长卵圆形，表面呈黄棕色至红棕色，一端尖，中部膨大，另一端钝圆稍偏斜，边缘较薄，种皮薄，富有油性。气微，味甘。

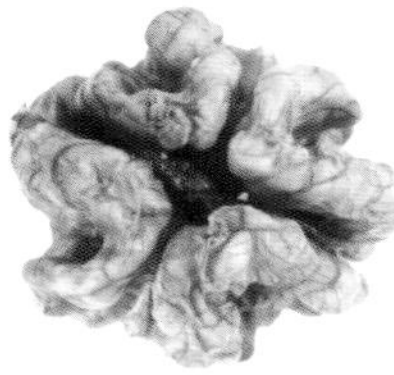

核桃营养价值丰富，有“万岁子”“长寿果”“养生之宝”的美誉。核桃能滋养脑细胞，增强脑功能。连续几个月吃核桃，可以黑发。秋冬季是吃核桃的最佳季节。

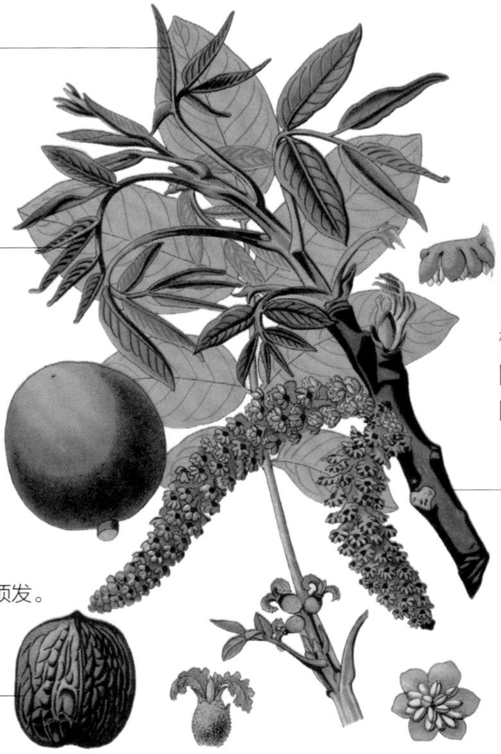

禁忌

阴虚火旺、痰热咳嗽、便溏者不宜服。

产地

我国各地广泛种植，华北、西北、东北地区尤多。

树皮

[性味] 味甘，性温，无毒。

[主治] 主水痢。

实

[性味] 味甘，性温，无毒。

[主治] 使人健壮，润肌，黑须发。

采集加工： 9～10月果熟时采收，除去肉质果皮，晒干，敲破，取出种仁。生用或炒用。

功能主治： 补肾温肺，润肠通便；用于肾阳虚衰所致腰痛脚弱、小便频数，肺肾不足所致虚寒喘咳、肺虚久咳、气喘，肠燥便秘等。

用法用量： 煎服，9～12g；单味嚼服，10～30g；或入丸、散。外用适量，研末调敷。

实用妙方

萆薢分清散

药方 乌药 9g 川萆薢 9g 石菖蒲 9g 核桃仁 9g

制用法 加食盐少许，水煎服。

功用 温肾利湿，分清化浊。

别名：韭子、韭菜仁	科目：百合科	性味归经：辛、甘，温；归肾、肝经

补阳药

韭菜子

成品选鉴

本品呈半圆形或半卵圆形，略扁，表面为黑色，质硬，气特异，味辛、甘。盐韭菜子色泽加深，有香气，味咸、微辛。

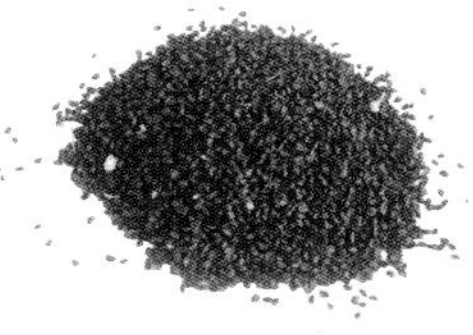

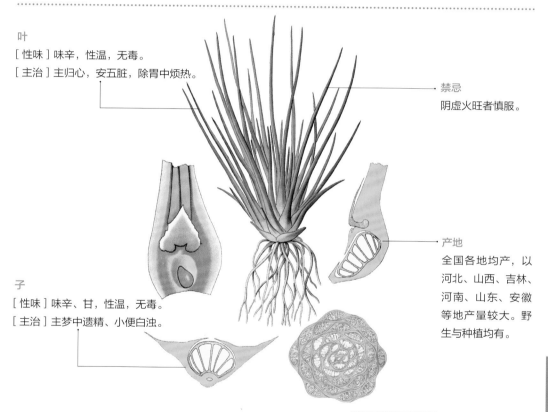

李时珍说，韭，叶热根温，功用相同。生则辛而散血，熟则甘而补中。韭入足厥阴经，为肝之菜。《黄帝内经 · 素问》说心病宜吃韭菜，《食鉴本草》说韭菜归肾，说法虽不同，但道理是一样的。因心为肝之子，肾为肝之母，母能令子实，所以虚则补其母。

叶

[性味] 味辛，性温，无毒。

[主治] 主归心，安五脏，除胃中烦热。

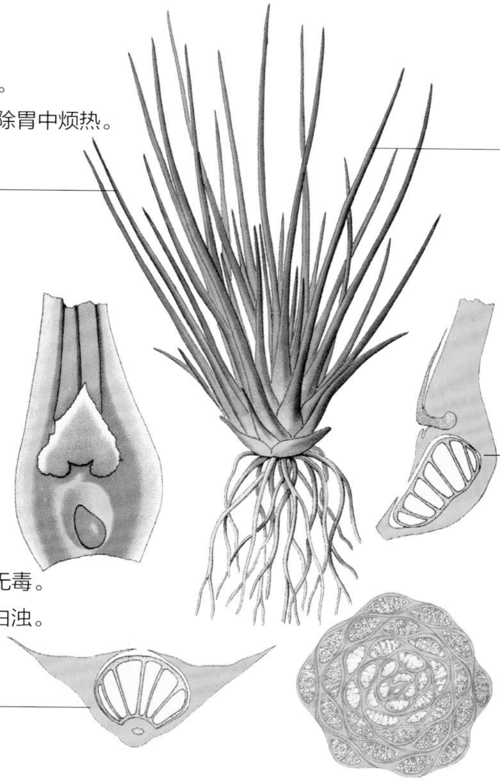

禁忌

阴虚火旺者慎服。

产地

全国各地均产，以河北、山西、吉林、河南、山东、安徽等地产量较大。野生与种植均有。

子

[性味] 味辛、甘，性温，无毒。

[主治] 主梦中遗精、小便白浊。

采集加工： 秋季采集成熟果序，晒干，搓出种子。生用或盐水炙用。

功能主治： 温补肝肾，壮阳固精；用于阳痿遗精、白带白淫、肝肾不足、腰膝痿软等。

用法用量： 煎服，3～9g；或入丸、散。

实用妙方

韭菜子丸

药方 韭菜子适量

制用法 韭菜子用醋煮，焙干研末，炼蜜为丸，空腹温酒送服。

功用 壮阳固精。

补血药

当归

成品选鉴

根头及主根粗短，略呈圆柱形，多弯曲，长短不等，表面为黄棕色或棕褐色，质坚硬。香气浓郁，味甘、辛。以主根粗长、油润、外皮色棕、肉质饱满、断面色黄白、气浓香者为佳。

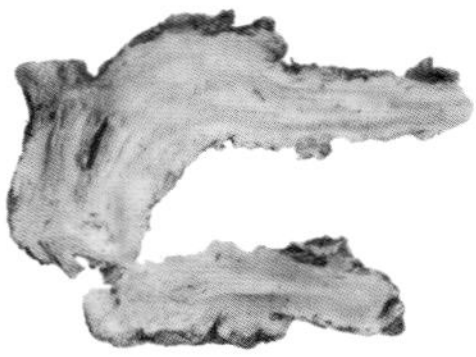

陈承说，当归善治妊妇产后恶血上冲，很有效。气血逆乱的人，服用当归即定。

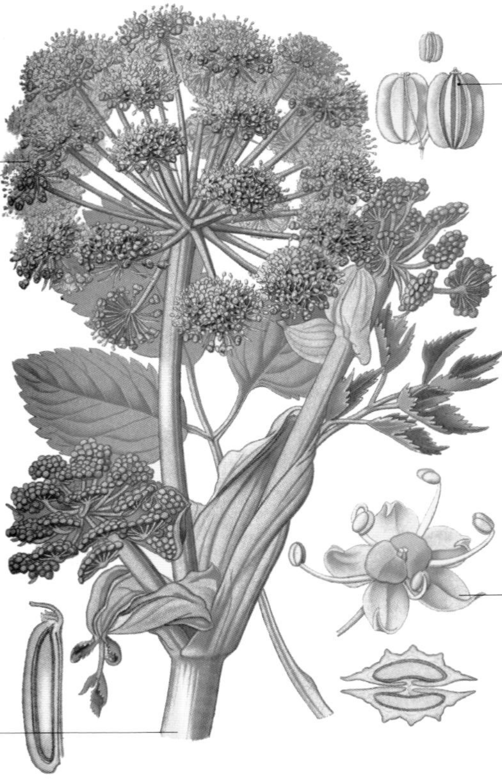

产地

主产于甘肃省东南部的岷县（秦州），产量多、质量好。陕西、四川、云南、湖北等地也有种植。

禁忌

湿阻中满、大便溏泄者慎服，热盛出血患者忌服。

花

[性味] 味甘，性温，无毒。

[主治] 主妇人漏下、不孕不育。

茎

[性味] 味甘，性温，无毒。

[主治] 主咳逆上气。

采集加工：秋末采挖，除尽芦头、须根，待水分稍蒸发后按大小、粗细分别捆成小把，用微火缓缓熏干或用硫黄烟熏，防蛀、防霉。切片生用，或经酒拌、酒炒用。

功能主治：补血调经，活血止痛，润肠通便；用于血虚诸证，血虚血瘀所致月经不调、经闭、痛经，虚寒性腹痛，跌打损伤，痈疽疮疡，风寒痹痛，血虚肠燥所致便秘等。

用法用量：煎服，6～12g；或入丸、散。

实用妙方

当归补血汤

药方 黄芪 30g 当归 6g

制用法 水煎服。

功用 补气生血。

别名：熟地	科目：玄参科	性味归经：甘，微温；归肝、肾经

补血药

熟地黄

成品选鉴

本品呈不规则的块状，内外均呈漆黑色，有光泽，外表皱缩不平，质柔软。味甜。以块根肥大、软润、内外乌黑有光泽者为佳。

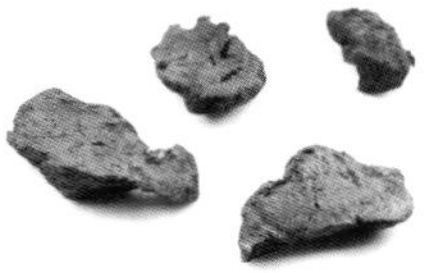

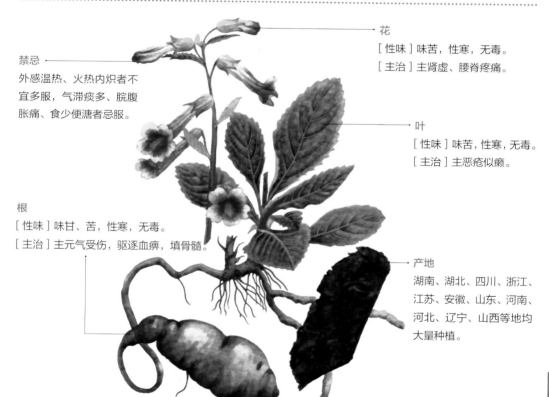

张元素说，熟地黄性微温而补肾，用于血衰的人。另外，脐下疼痛属肾经，非熟地黄不能除，是通肾的良药。

花
［性味］味苦，性寒，无毒。
［主治］主肾虚、腰脊疼痛。
禁忌
外感温热、火热内炽者不宜多服，气滞痰多、脘腹胀痛、食少便溏者忌服。
叶
［性味］味苦，性寒，无毒。
［主治］主恶疮似癞。
根
［性味］味甘、苦，性寒，无毒。
［主治］主元气受伤，驱逐血痹，填骨髓。
产地
湖南、湖北、四川、浙江、江苏、安徽、山东、河南、河北、辽宁、山西等地均大量种植。

采集加工： 通常以酒、缩砂仁、陈皮为辅料，反复蒸晒至内外色黑油润，质地柔软、黏腻。切片用或炒炭用。

功能主治： 补血养阴，填精益髓；用于血虚诸证、肝肾阴虚诸证。

用法用量： 煎服，10～15g；鲜品用量加倍。

实用妙方

四物汤

药方 当归 9g 川芎 6g 白芍 6g 熟地黄 12g

制用法 水煎服。

功用 补血调血。

别名：桂圆、益智、羊眼、牛眼 | 科目：无患子科 | 性味归经：甘，温；归心、脾经

补血药

龙眼肉

成品选鉴

假种皮为不规则块片，黄棕色至棕色，半透明。里面光亮，有细纵皱纹。质柔润，有黏性。气微香，味甚甜。以片大而厚、色黄棕、半透明、甜味浓者为佳。

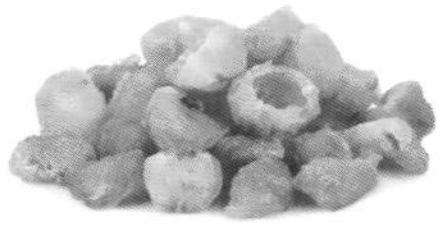

李时珍说，食品以荔枝为贵，而补益则以龙眼为良。因为荔枝性热，而龙眼性温。

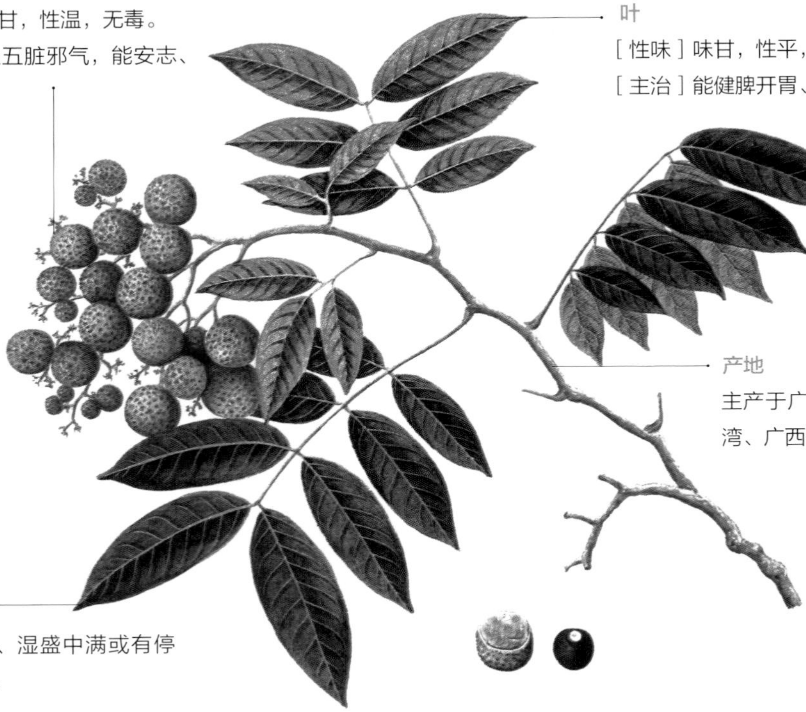

果实
[性味] 味甘，性温，无毒。
[主治] 主五脏邪气，能安志、治厌食。
叶
[性味] 味甘，性平，无毒。
[主治] 能健脾开胃、补虚长智。
产地
主产于广东、福建、台湾、广西等地。
禁忌
内有痰火、湿盛中满或有停饮者忌服。

采集加工： 夏秋果实成熟时采摘，烘干或晒干，除去壳、核，晒至干爽不黏，贮存备用。

功能主治： 补益心脾，养血安神；用于思虑过度，劳伤心脾所致惊悸怔忡、失眠健忘、食少体倦、脾虚气弱、便血崩漏等。

用法用量： 煎服，10～25g，大剂量30～60g。

实用妙方

归脾汤

药方 白术 3g 当归 3g 茯苓 3g 黄芪 3g 远志 3g 龙眼肉 3g 甘草 1g 人参 6g 木香 1.5g 酸枣仁 3g 生姜 3g 大枣 3g

制用法 水煎服。

功用 益气补血，健脾养心。

别名：泡参、泡沙参	科目：桔梗科	性味归经：甘、微苦，微寒；归肺、胃经

沙参

成品选鉴

本品细长，表面为淡黄白色，略粗糙，质坚脆，易折断，断面皮部为浅黄白色，形成层环深褐色，木部为黄色，呈放射状。气微香，味甘、微苦。以粗细均匀、长短一致、去净栓皮、色黄白者为佳。

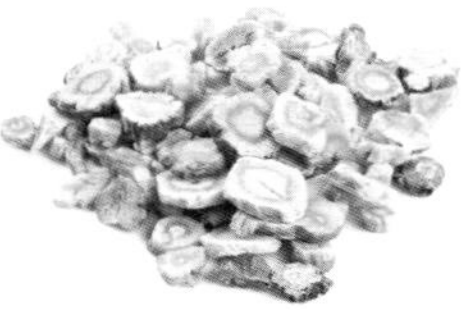

李时珍说，人参甘苦、性温，其体重实，专补脾胃元气，因而益肺与肾，所以内伤元气的病人适宜使用。沙参甘淡而性寒，其体轻空虚，专补肺气，因而益脾与肾，所以金能受火克的人适宜使用。人参、沙参二者，一补阳而生阴，一补阴而制阳，不可不辨。

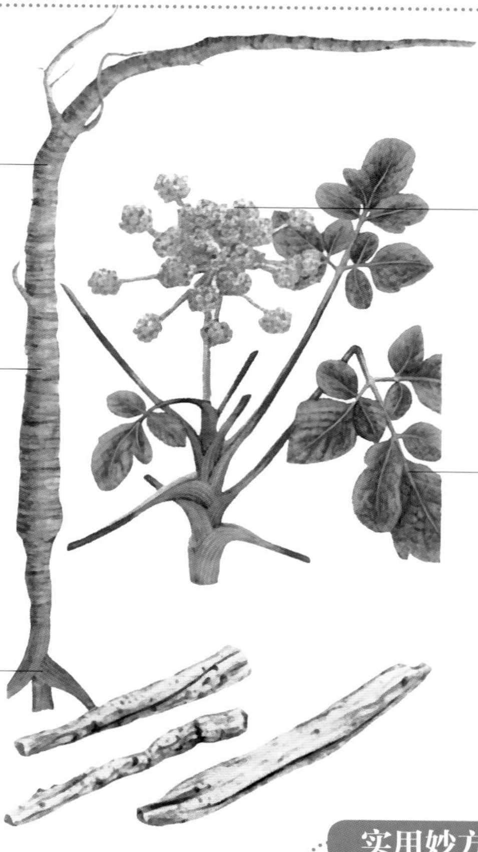

产地

主产于安徽、江苏、浙江等地。

根

［性味］味甘、微苦，性微寒，无毒。

［主治］治惊风及血瘀，除寒热。

禁忌

风寒咳嗽者忌服。

花

［性味］味苦，性微寒，无毒。

［主治］补中，益肺气。

叶

［性味］味苦，性微寒，无毒。

［主治］补虚，止惊烦，益心肺。

采集加工：春秋两季采挖，除去须根，趁鲜刮去粗皮，洗后干燥，切厚片或短段生用。

功能主治：养阴清肺，清胃生津，补气，化痰；用于肺阴虚、胃阴虚等。

用法用量：煎服，10～15g；鲜品用15～30g；或入丸、散。

实用妙方

一贯煎

药方 北沙参 9g 麦冬 9g 当归 9g 生地黄 18 ～ 30g 枸杞子 9 ～ 18g 川楝子 4.5g

制用法 水煎服。

功用 滋阴疏肝。

别名：白百合、蒜脑、中庭、中逢花	科目：百合科	性味归经：甘，微寒；归肺、心、胃经

补阴药

百合

成品选鉴

鳞叶呈长椭圆形，顶端尖，基部较宽，微波状，向内卷曲。表面为白色或淡黄色，光滑、半透明，质硬而脆，易折断，断面平坦，角质样。无臭，味甘。

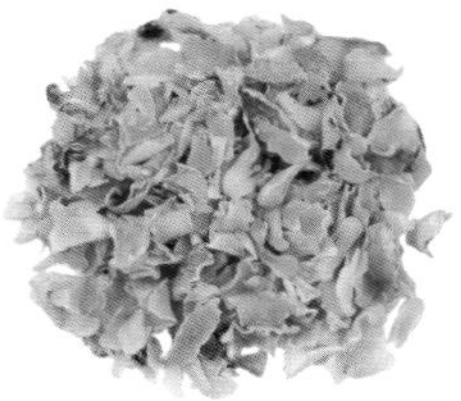

李时珍，按王维诗云：“冥搜到百合，真使当重肉。果堪止泪无，欲纵望江目。”盖取本草百合止涕泪之说。

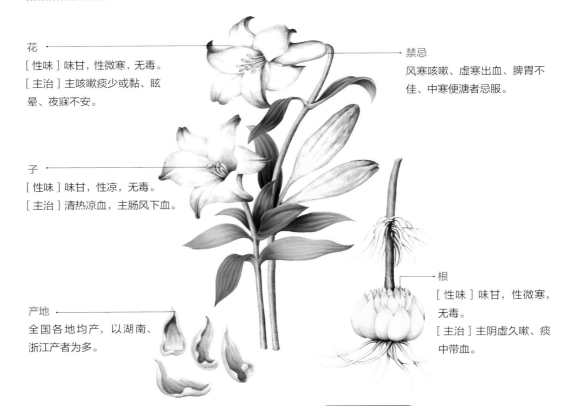

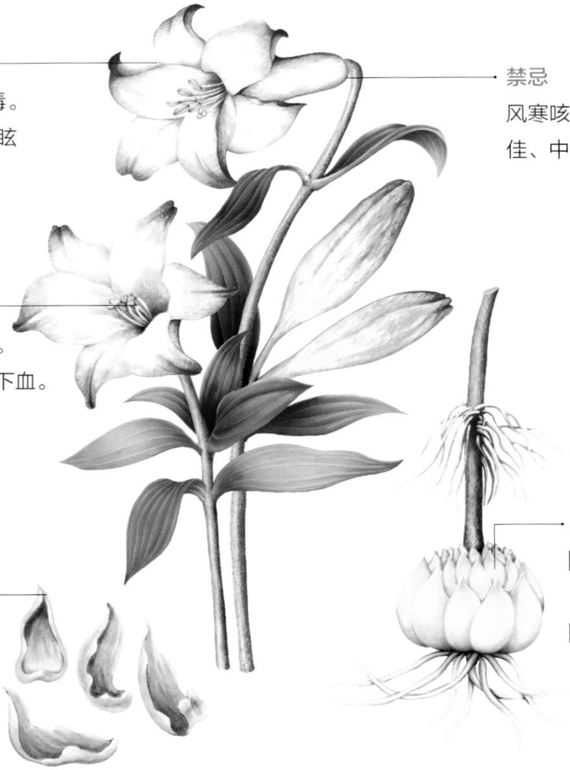

花

[性味] 味甘，性微寒，无毒。

[主治] 主咳嗽痰少或黏、眩晕、夜寐不安。

禁忌

风寒咳嗽、虚寒出血、脾胃不佳、中寒便溏者忌服。

子

[性味] 味甘，性凉，无毒。

[主治] 清热凉血，主肠风下血。

根

[性味] 味甘，性微寒，无毒。

[主治] 主阴虚久嗽、痰中带血。

产地

全国各地均产，以湖南、浙江产者为多。

采集加工： 秋季采挖，洗净，剥取鳞叶，置沸水中略烫，干燥。生用或蜜炙用。

功能主治： 养阴润肺，清心安神；用于肺阴虚、阴虚有热所致失眠心悸、百合病、心肺阴虚内热等。

用法用量： 煎服，6～12g。蜜炙可增强润肺功效。

实用妙方

百合固金汤

药方 熟地黄9g 生地黄9g 当归9g 白芍6g 甘草3g 桔梗6g 玄参3g 贝母6g 麦冬9g 百合12g

制用法 水煎服。

功用 滋养肺肾，止咳化痰。

别名：麦门冬、沿阶草、书带草	科目：百合科	性味归经：甘、微苦，微寒；归胃、肺、心经

补阴药

麦冬

成品选鉴

本品呈纺锤形，两头钝尖，中部肥满，微弯曲，表面黄白色，半透明，有不规则的纵皱纹。未干透时，质较柔韧，干后质坚硬。折断面黄白色，角质状。气微香，味甘、微苦。

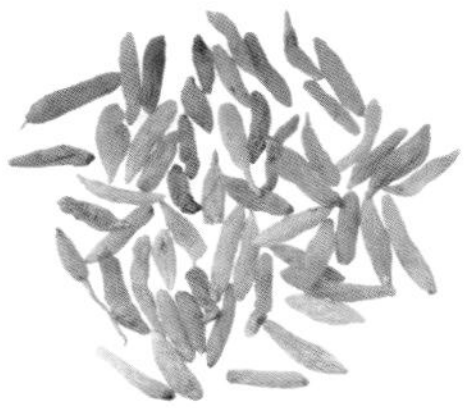

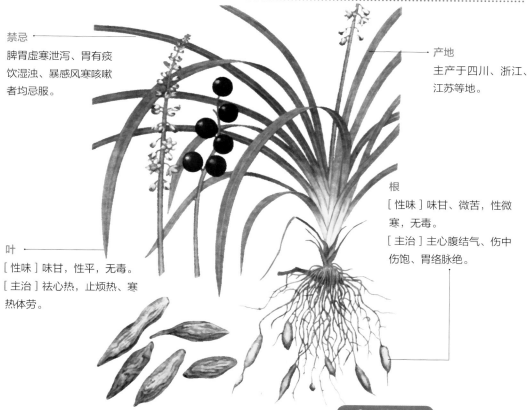

寇宗奭说，麦冬治肺热之功很多，其味苦，但专泄而不专收，有寒邪的人禁服。治心肺虚热及虚劳，与地黄、阿胶、麻仁，同为润经益血、复脉通心之剂；与五味子、枸杞子，同为生脉之剂。

禁忌

脾胃虚寒泄泻、胃有痰饮湿浊、暴感风寒咳嗽者均忌服。

产地

主产于四川、浙江、江苏等地。

根

[性味] 味甘、微苦，性微寒，无毒。

[主治] 主心腹结气、伤中伤饱、胃络脉绝。

叶

[性味] 味甘，性平，无毒。

[主治] 祛心热，止烦热、寒热体劳。

采集加工： 夏季采挖，反复暴晒、堆置，至七八成干时除去须根，干燥，打破生用。

功能主治： 养阴生津，润肺清心；用于胃阴虚、肺阴虚、心阴虚等。

用法用量： 煎服，6～15g；或入丸、散、膏。外用适量，研末调敷或煎汤涂。

实用妙方

生脉饮

药方 人参 9g 麦冬 9g 五味子 6g

制用法 水煎服。

功用 益气生津，敛阴止汗。

别名：林兰、金钗花、吊兰花	科目：兰科	性味归经：甘，微寒；归胃、肾经

补阴药

石斛

成品选鉴

本品呈圆柱形，略弯曲，表面呈金黄色而略带绿色，有光泽，具深纵沟纹，节明显。体轻而质密，易折断。气无，味甘，嚼之略带黏性。以条匀、金黄色、致密者为佳。

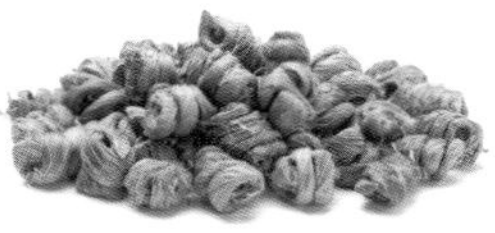

李时珍说，石斛属阴中之阳，主降，是足太阴脾、足少阴右肾的药。

深师说，男子阴囊潮湿精少，小便余沥的，宜加用石斛。一法：用石斛二钱，加生姜一片，水煎代茶饮，能清肺补脾。

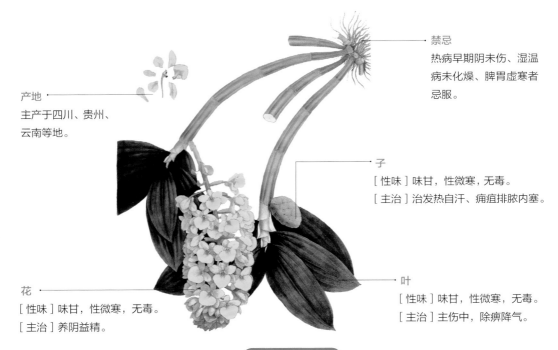

[主治] 治发热自汗、痈疽排脓内塞。

[主治] 养阴益精。

[主治] 主伤中，除痹降气。

采集加工： 全年均可采，以秋季采收为佳。烘干或晒干，切段生用。鲜者可栽于砂石内，以备随时取用。

功能主治： 益胃生津，滋阴清热；用于胃阴虚及热病伤津证、肾阴虚证等。

用法用量： 煎服，6～12g；鲜品可用15～30g。

实用妙方

石斛夜光丸

药方 石斛 30g 人参 120g 山药 45g 茯苓 120g 甘草 30g 肉苁蓉 30g 枸杞子 45g 菟丝子 45g 熟地黄 60g 生地黄 60g 麦冬 60g 五味子 30g 天冬 120g 苦杏仁 45g 防风 30g 川芎 30g 枳壳（炒）30g 黄连 30g

制用法 上药为末，炼蜜为丸，如梧桐子大，每服 30 丸，温酒送服。

功用 滋阴补肾，清肝明目。

别名：山包米、尾参、葳蕤、萎蕤、连竹	科目：百合科	性味归经：甘，平；归肺、胃经

补阴药

玉竹

成品选鉴

本品圆柱形，少有分枝，表面为黄白色至土黄色，半透明，有细纵皱纹。质柔韧，有时干脆，易折断，断面呈角质样或颗粒状。气微，味甘，有黏性。

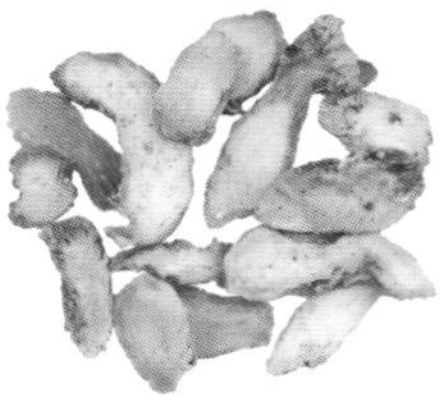

李杲说，萎蕤能升能降，为阳中阴药。其功用有四：一主风邪侵袭四肢；二疗目赤溃烂流泪；三治男子湿热腰痛；四祛女子面部黑斑。

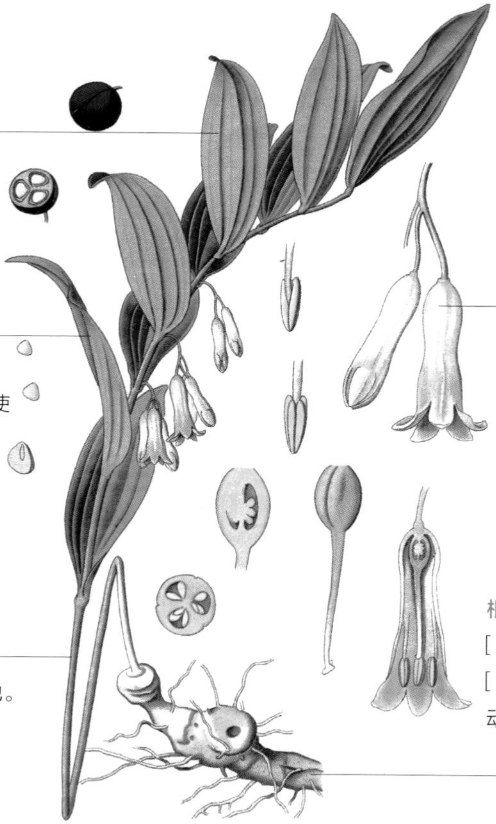

禁忌

痰湿气滞者忌服，脾虚便溏者慎服。

叶

[性味] 味甘，性平，无毒。

[主治] 可消除面部黑斑，使人容光焕发、面色润泽。

产地

主产于湖南、河南、江苏等地。

花

[性味] 味甘，性平，无毒。

[主治] 补中益气。

根

[性味] 味甘，性平，无毒。

[主治] 主中风发热、身体不能动弹。

采集加工： 秋季采挖，洗净，晒至柔软后，反复揉搓，晾晒至无硬心，晒干；或蒸透后，揉至半透明，晒干，切厚片或段用。

功能主治： 养阴润燥，生津止渴；用于肺阴虚、胃阴虚等。

用法用量： 煎服，6～12g；或入丸、散。外用适量，鲜品捣敷或熬膏涂。

实用妙方

益胃汤

药方 沙参 9g 麦冬 15g 冰糖 3g 玉竹 4.5g 生地黄 15g

制用法 水煎，分 2 次服。

功用 养阴益胃。

别名：老虎姜、鸡头参	科目：百合科	性味归经：甘，平；归脾、肺、肾经

补阴药

黄精

成品选鉴

本品呈结节状。一端粗，类圆盘状，一端渐细，圆柱状，常有短分枝，表面为黄棕色，有的半透明，具皱纹。质硬脆或稍柔韧，易折断，断面黄白色，颗粒状。气微，味甘。

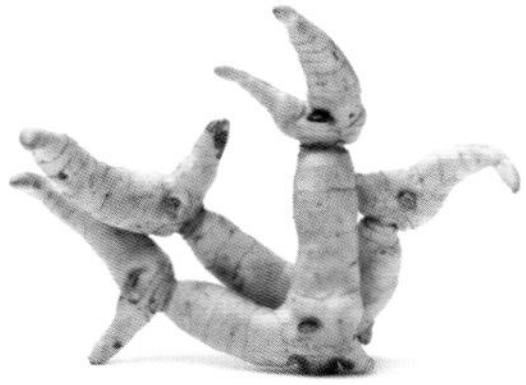

李时珍说，黄精吸取了戊己的淳气，是补黄宫的上品。土为万物之母， 母体得到补养，则水火相济，木金交合， 各种邪气自然祛除，百病不生。

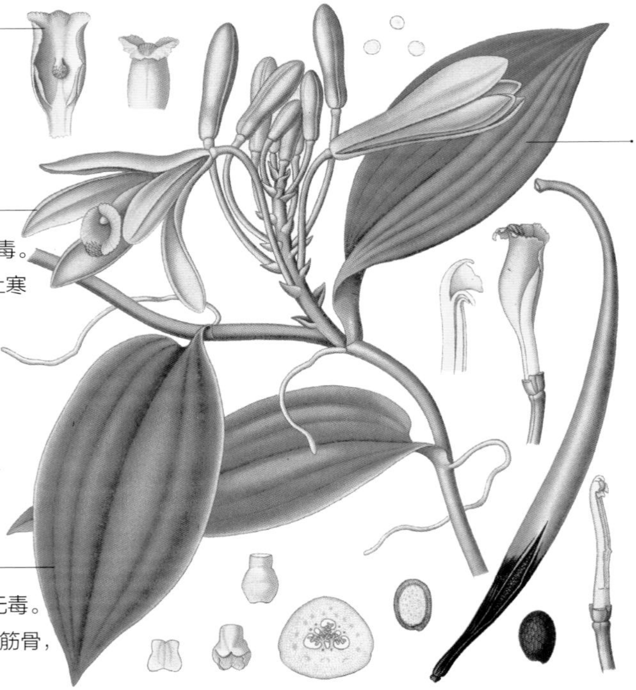

禁忌

中寒泄泻、痰湿痞满、气滞者忌服。

花

[性味] 味甘，性平，无毒。

[主治] 补各种虚损，止寒热，填精髓，杀虫。

叶

[性味] 味甘，性平，无毒。

[主治] 补五劳七伤，强筋骨，耐寒暑，润心肺。

产地

黄精主产于河北、内蒙古、陕西；滇黄精主产于云南、贵州、广西；多花黄精主产于贵州、湖南、云南等地。

采集加工：春秋两季采挖，洗净，置沸水中略烫或蒸至透心，干燥，切厚片用。

功能主治：补气养阴，健脾，润肺，益肾；用于阴虚肺燥、干咳少痰及肺肾阴虚所致劳咳久咳、脾虚阴伤、肾精亏虚等。

用法用量：煎服，10～15g，鲜品用30～60g；或入丸、散。

实用妙方

黄精膏

药方 黄精 1000g 干姜 100g 肉桂 30g 蜂蜜 1000g

制用法 黄精去须毛，洗净，打碎，置锅中，加清水浸泡 12 小时，再煮 3~5 小时，滤取药汁，反复 3 次后合并药汁;将干姜、肉桂研成细末，加到药汁中，用文火煎熬至黏稠，兑入蜂蜜，调匀，浓缩收膏即成。温水冲调后服用。

功用 补益肾精，延缓衰老。

别名：苟起子、甜菜子、狗奶子、枸杞果	科目：茄科	性味归经：甘，平；归肝、肾经

补阴药

枸杞子

成品选鉴

本品呈长卵形或椭圆形，略扁，表面为鲜红色或暗红色，微有光泽，果皮柔韧，皱缩，果肉厚，柔润而有黏性。气微，味甘。以粒大、色红、肉厚、质柔润、籽少、味甘者为佳。

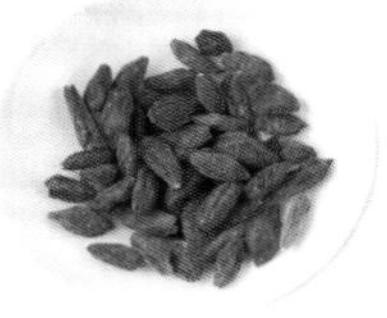

李时珍《本草纲目》中载，所谓热淫于内，泻以甘寒也。至于子则甘平而润，性滋而补不能退热，止能补肾润肺，生精益气。此乃平补之药，所谓精不足者，补之以味也。此药性平，常服能除邪热，明目轻身。

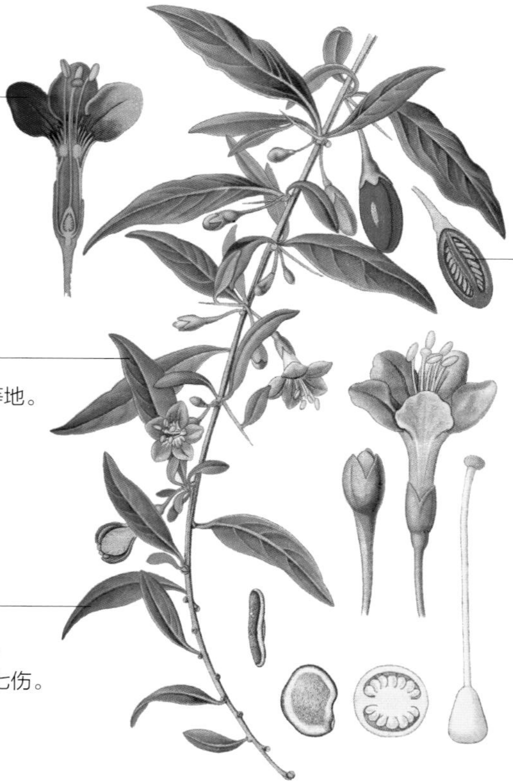

禁忌

外邪实热、脾虚有湿及泄泻者忌服。

子

[性味] 味甘，性平。

[主治] 可壮筋骨、耐老、除风、祛虚劳、补精气。

产地

主产于宁夏、甘肃、新疆等地。

叶

[性味] 味甘，性平，无毒。

[主治] 除烦益智，补五劳七伤。

采集加工：夏秋两季果实呈橙红色时采收，晾至皮皱后，再晒至外皮干硬、果肉柔软，生用。

功能主治：滋补肝肾，益精明目；用于肝肾阴虚所致早衰等。

用法用量：煎服，5～15g；或入丸、散、膏、酒剂。

实用妙方

暖肝煎

药方 当归 6g 枸杞子 9g 茴香 6g 肉桂 3g 乌药 6g 沉香 3g 茯苓 6g

制用法 水煎服。

功用 温补肝肾，行气止痛。

别名：胡麻、油麻、巨胜、脂麻 | 科目：脂麻科 | 性味归经：甘，平；归肝、肾、大肠经

补阴药

黑芝麻

成品选鉴

本品呈扁卵圆形，一端钝圆，另一端尖，表面为黑色，有网状皱纹或不明显，边缘平滑或有凸起的棱线，尖端有圆点状棕色的种脐，种皮膜质。胚乳白色，肉质。气微弱，味甘，压碎后有麻油香气。

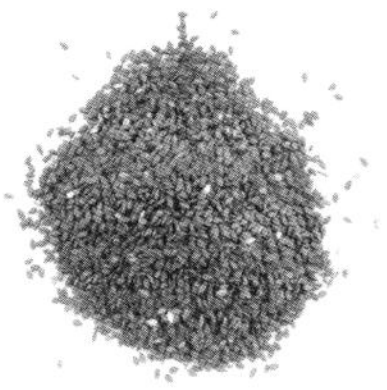

“脂麻”之名，首见于《神农本草经》，列为上品。此后，《本草纲目》《食疗本草》等均有记述。《中国药典》收载本种为国家法定药用品种。

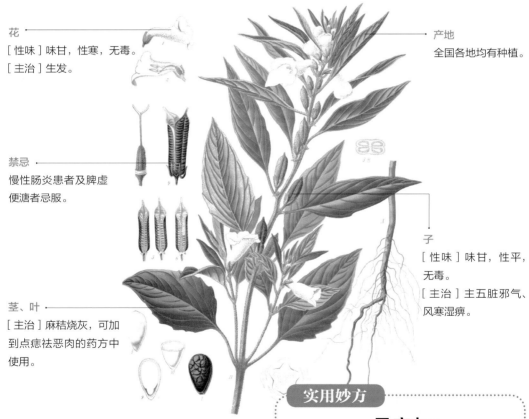

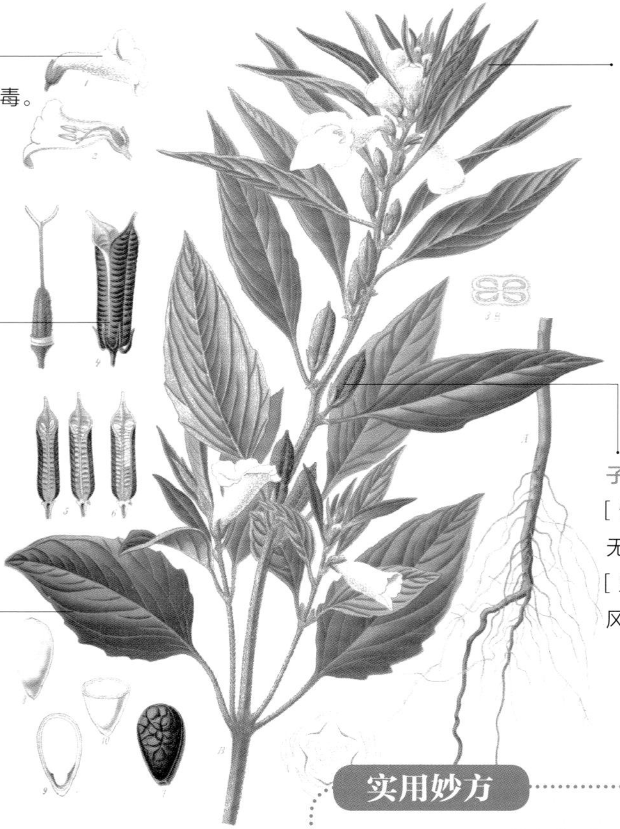

花

[性味] 味甘，性寒，无毒。

[主治] 生发。

产地

全国各地均有种植。

禁忌

慢性肠炎患者及脾虚便溏者忌服。

子

[性味] 味甘，性平，无毒。

[主治] 主五脏邪气、风寒湿痹。

茎、叶

[主治] 麻秸烧灰，可加到点痣祛恶肉的药方中使用。

采集加工： 秋季果实成熟时采收种子，晒干，生用或炒用。

功能主治： 补肝肾，润肠燥。用于肾精肝血亏虚所致的早衰诸证、肠燥便秘。

用法用量： 煎服，9～15g；或入丸、散剂。

实用妙方

桑麻丸

药方 桑叶 500g 黑芝麻 120g 白蜜 500g

制用法 将黑芝麻捣碎，熬成浓汁，和蜜炼，滴水成珠时入桑叶末为丸。每服 9g，每日 2 次，温开水送服。

功用 明目养血，清热补虚。

别名：女贞实、冬青子、白蜡树子、鼠梓子	科目：木犀科	性味归经：甘、苦，凉；归肝、肾经

女贞子

成品选鉴

本品呈卵形、椭圆形或肾形，表面为黑紫色或灰黑色，皱缩不平，体轻，气微，味甘、微苦。

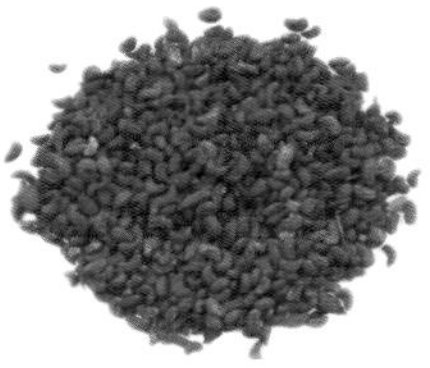

李时珍《本草纲目》中载，女贞实乃上品无毒妙药，而古方罕知用者，何哉？《典术》云，女贞木乃少阴之精，故冬不落叶。观此，则其益肾之功，尤可推矣。

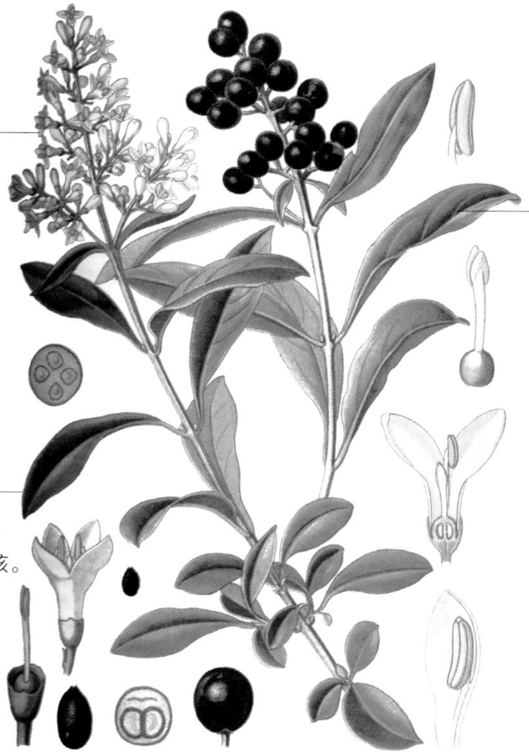

禁忌

脾胃虚寒及肾阳不足者忌服。

产地

主产于浙江、江苏、湖南等地。

叶

[性味]味苦，性凉，无毒。

[主治]明目解毒，消肿止咳。

采集加工：冬季果实成熟时采收，稍蒸或置沸水中略焯后，干燥。生用或酒炙用。

功能主治：滋补肝肾，乌须明目；用于肝肾阴虚证等。

用法用量：煎服，6～15g。因主要成分齐墩果酸不易溶于水，故以入丸剂为佳。本品以黄酒拌后蒸制，可增强滋补肝肾的功效，并使苦寒之性减弱，可避免滑肠。

实用妙方

二至丸

药方 女贞子(蒸)500g 墨旱莲500g

制用法 女贞子研末，与墨旱莲同煎收膏，炼蜜为丸，每丸重15g。早、晚各服1丸。

功用 补益肝肾，滋阴止血。

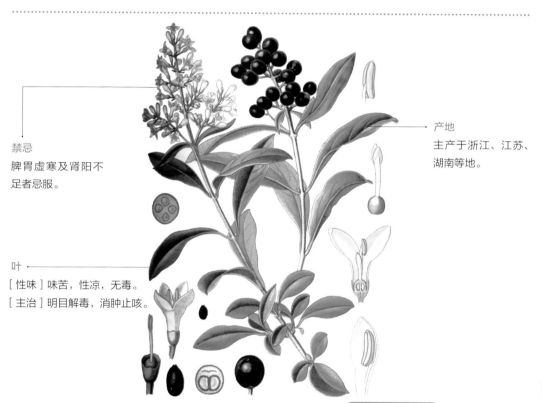

别名：山芋、薯蓣、土薯、怀山药	科目：薯蓣科	性味归经：甘，平；归脾、肺、肾经

补气药

山药

成品选鉴

本品呈类圆形厚片，表面为白色或淡黄色，周边显浅黄白色，质地坚硬，粉性。无臭，味甘。

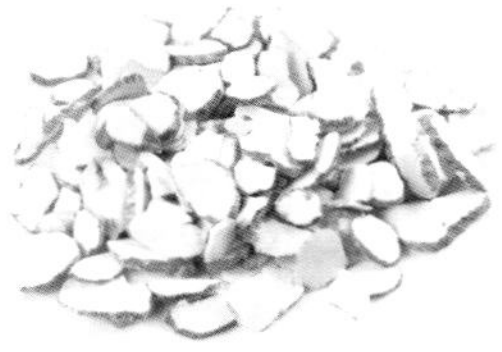

禁忌： 有实邪、积滞或湿盛中满者忌服。

产地： 主产于河南省，湖南、江南等地亦产。人们习惯认为河南怀庆府所产者品质最佳，故有“怀山药”的叫法。

采集加工： 霜降后采挖，刮去粗皮，晒干或烘干，为“毛山药”；或再加工为“光山药”。润透，切厚片。生用或麸炒用。

功能主治： 补脾养胃，生津益肺，补肾涩精；用于脾虚证、肺虚证、肾虚证、消渴气阴两虚证等。

用法用量： 煎服，15～30g。麸炒可增强补脾止泻之效。

实用妙方

山芋丸

药方 山药 30g 熟地黄 30g 黄芪 30g 石菖蒲 15g 远志 15g

制用法 上药共研为末，和匀，过筛，炼蜜为丸，如梧桐子大，每服 9g，温酒或米汤送服。

功用 益气阴，强心志。

别名：石蜜、石饴、白沙蜜	科目：蜜蜂科	性味归经：甘，平；归肺、脾、大肠经

补气药

蜂蜜

成品选鉴

本品为半透明、带光泽、浓稠的液体，呈白色至淡黄色或橘黄色至黄褐色，久置或遇冷渐有白色颗粒状结晶析出。气芳香，味极甜。

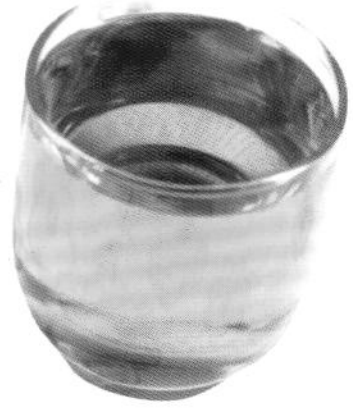

禁忌： 湿阻中满、胸闷不宽、便溏泄泻者慎服。

产地： 全国大部分地区均产。

采集加工： 春季至秋季采收，过滤后供用。

功能主治： 补中，润燥，止痛，解毒；用于脾气虚弱及中气虚所致脘腹挛急疼痛、肺虚久咳及燥咳、便秘，解乌头类药毒等。

用法用量： 煎服或冲服，15～30g，大剂量 30～60g。外用适量。本品作栓剂，肛内给药，通便效果较口服更捷。

实用妙方

凤髓汤

药方 松子仁 30g 核桃仁 60g 柏子仁 30g 蜂蜜适量

制用法 将松子仁、柏子仁、核桃仁捣烂研末，用蜂蜜拌之。温开水送服。

功用 润肺止咳，养血健肾。

别名：萤石、氟石	科目：卤化物类矿石	性味归经：甘，温；归心、肺、肾经

补阳药

紫石英

成品选鉴

本品为不规则块状，外表呈紫色或绿色，中间夹有白色脉，透明或半透明，有玻璃样光泽，手触有油滑感，质坚脆。无臭，味甘。

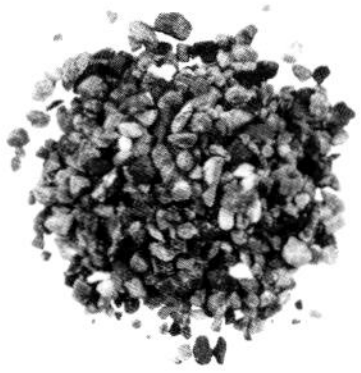

禁忌：阴虚火旺而不能摄精之不孕及肺热气喘者忌服。

产地：主产于浙江、辽宁、河北、甘肃等地。

采集加工：全年均可采挖，挑选紫色者入药。捣成小块，生用或煅用。

功能主治：温肾助阳，镇心安神，温肺平喘；用于肾阳亏虚、宫冷不孕、崩漏带下、心悸怔忡、虚烦不眠、肺寒气逆、痰多咳喘等。

用法用量：煎服，10～15g，打碎先煎；或入丸、散。

实用妙方

紫石英汤

药方 党参 12g 黄芪 15g 鹿角片 9g 紫石英 30g 赤石脂 15g 阿胶（烊冲）6g 当归 12g 白芍 12g 炮姜 3g

制用法 水煎服。

功用 益气养阴，软坚消结。

别名：中华虫草、冬虫草	科目：麦角菌科	性味归经：甘，温；归肾、肺经

补阳药

冬虫夏草

成品选鉴

虫体似蚕，外表呈黄棕色至土黄色，头部为红棕色，胸腹部呈深黄色至黄棕色。质柔韧，断面类白色，似纤维状。气微腥，味甘。

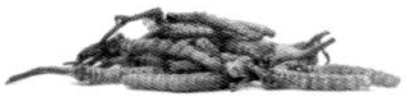

禁忌：有表邪者不宜服。

产地：主产于四川、青海、云南、贵州等地，西藏、甘肃亦产。

采集加工：夏至前后，在积雪尚未溶化时入山采集，挖出后，在虫体潮湿未干时除去外层泥土及膜皮，晒干；或用黄酒喷，使之软，整理平直，微火烘干。生用。

功能主治：补肾益肺，止血化痰；用于阳痿遗精、腰膝酸痛、久咳虚喘、劳嗽痰血等。

用法用量：煎服，5～15g；或入丸、散。

实用妙方

骨髓丸

药方 牛骨髓 250g 人参 15g 熟地黄 30g 龙骨 30g 鹿角胶 30g 冬虫夏草 30g 何首乌（制）30g 北沙参 30g

制用法 上药为末，用煮熟的牛骨髓和少许蜂蜜为丸。每服 3g，每日 3 次。

功用 养肝肾，益精血。

人参

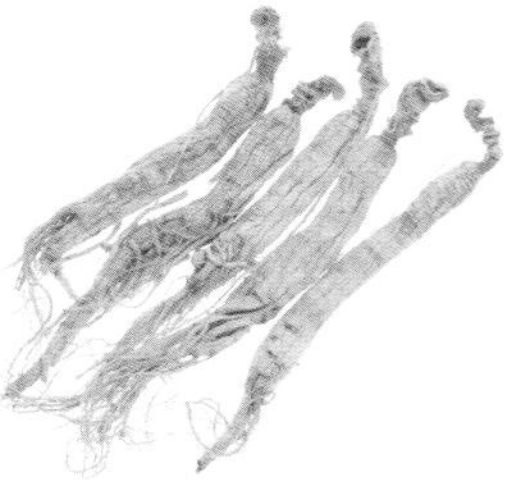

性味:甘、微苦，微温。
功效:补脾益肺，安神益智。
禁忌:实证、热证及湿热内盛、正气不虚者忌服。

黄芪

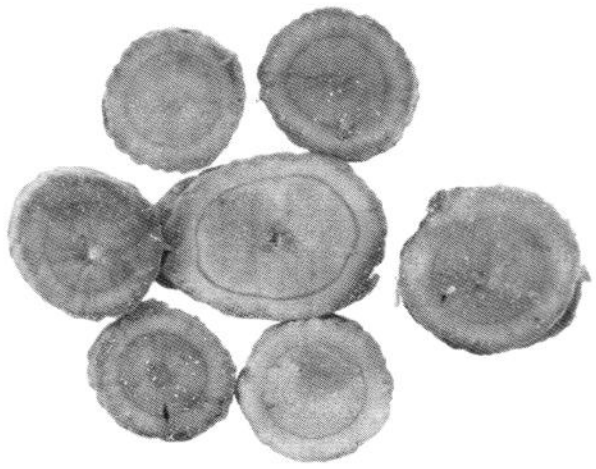

性味:甘，微温。
功效:健脾补中，升阳举陷。
禁忌:表实邪盛、气滞湿阻、食积停滞者忌服。

白术

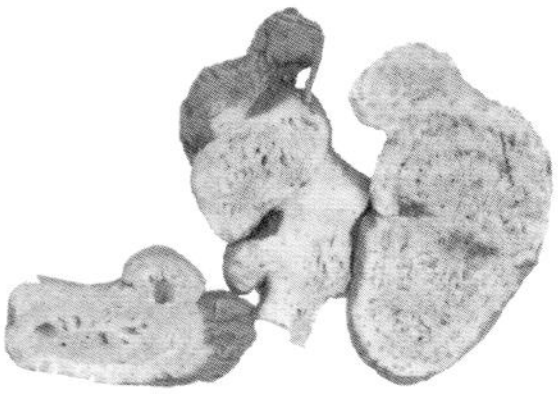

性味:甘、苦，温。
功效:健脾益气，燥湿利尿。
禁忌:热病伤津、阴虚燥渴者不宜服。

甘草

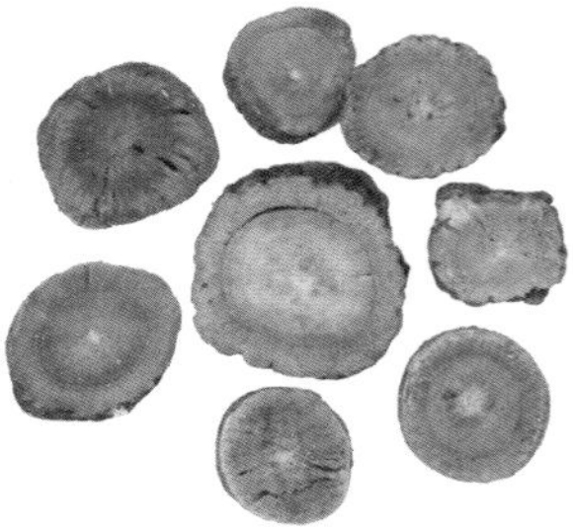

性味:甘，平。
功效:补脾益气，祛痰止咳。
禁忌:湿盛胀满、水肿者不宜服。

大枣

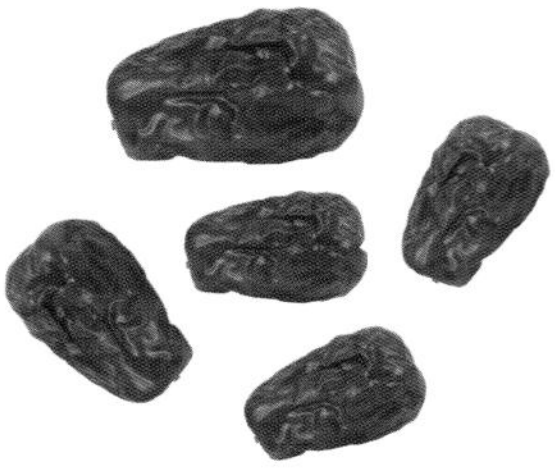

性味:甘，温。
功效:补中益气，养血安神。
禁忌:有齿病、虫病者，湿痰、痰凝、积滞者均不宜服。

淫羊藿

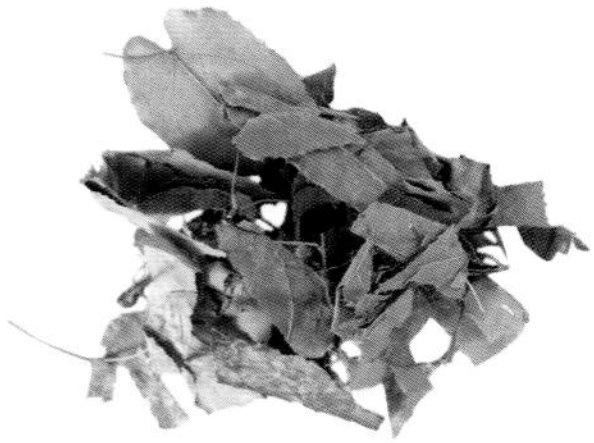

性味:辛、甘，温。
功效:补肾壮阳，祛风除湿。
禁忌:阴虚火旺、实热内炽者不宜服。

巴戟天

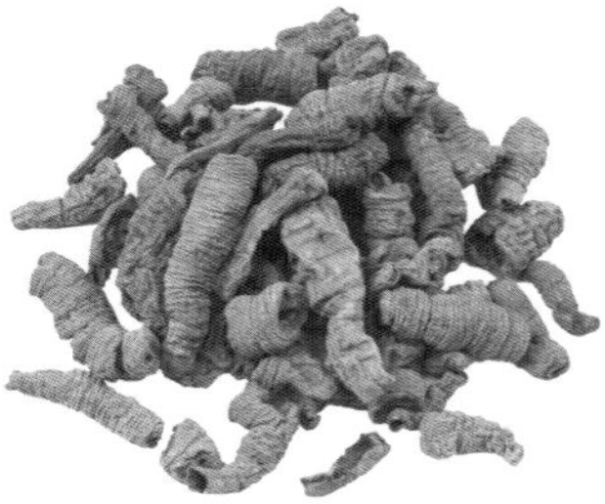

性味:辛、甘，微温。
功效:补肾助阳，祛风除湿。
禁忌:阴虚火旺、实热内炽者不宜服。

杜仲

性味:甘，温。
功效:补肝肾，强筋骨。
禁忌:生用效果好，阴虚火旺者慎服。

续断

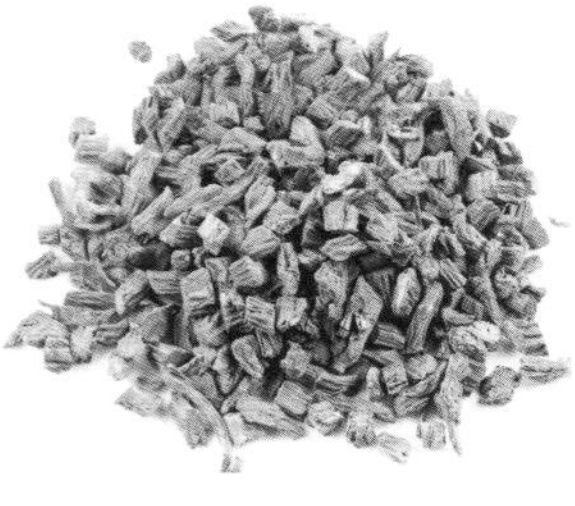

性味:苦、辛，微温。
功效:补益肝肾，强筋健骨。
禁忌:风湿热痹者忌服。

肉苁蓉

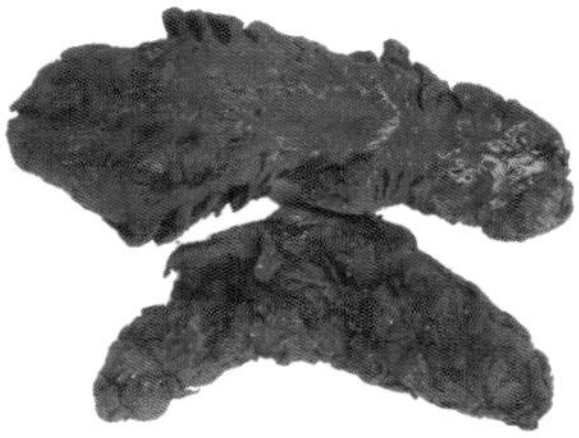

性味：甘、咸，温。
功效：补肾助阳，润肠通便。
禁忌：阴虚火旺、大便泄泻、肠胃实热、大便秘结者不宜服。

补骨脂

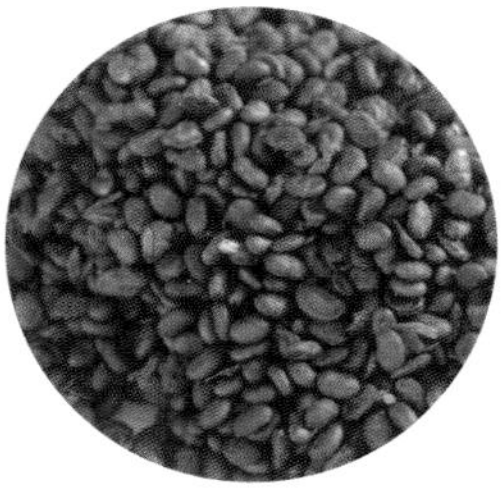

性味：辛、苦，温。
功效：补肾壮阳，固精缩尿。
禁忌：阴虚火旺、大便秘结者忌服。

菟丝子

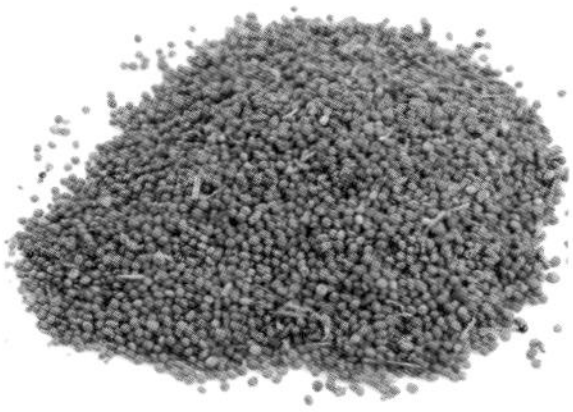

性味：甘，温。
功效：补肾益精，养肝明目。
禁忌：阴虚火旺、大便燥结、小便短赤者不宜服。

核桃仁

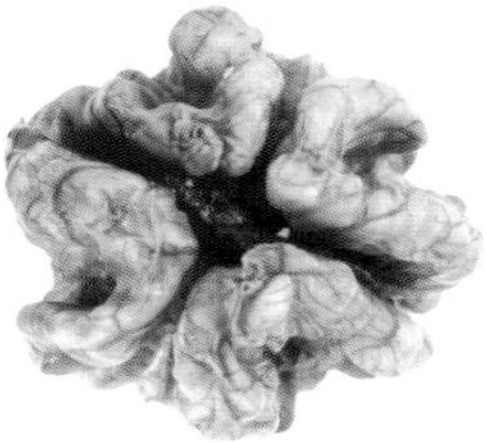

性味：甘，温。
功效：补肾温肺，润肠通便。
禁忌：阴虚火旺、痰热咳嗽、便溏者不宜服。

韭菜子

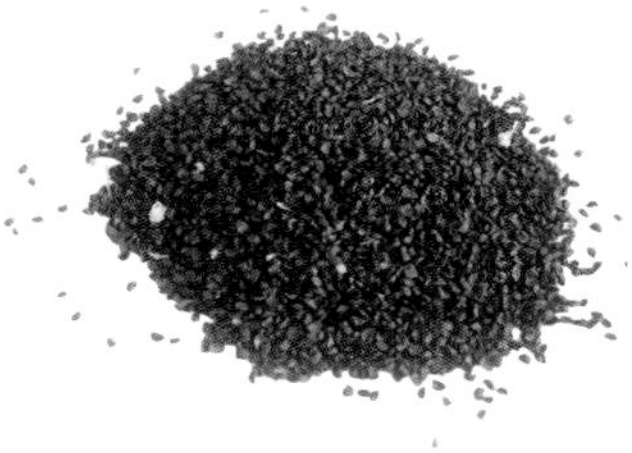

性味：辛、甘，温。
功效：温补肝肾，壮阳固精。
禁忌：阴虚火旺者慎服。

当归

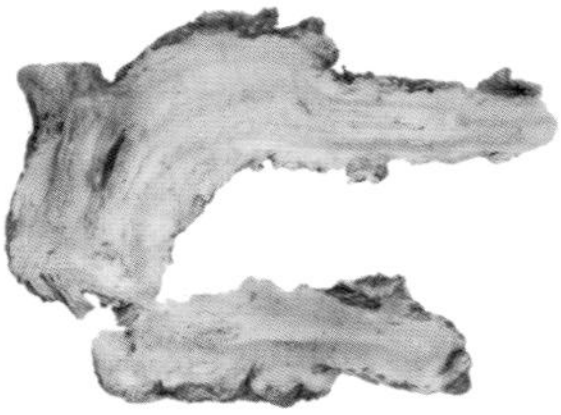

性味：甘、辛，温。
功效：补血调经，活血止痛。
禁忌：湿阻中满、大便溏泄者慎服，热盛出血患者忌服。

熟地黄

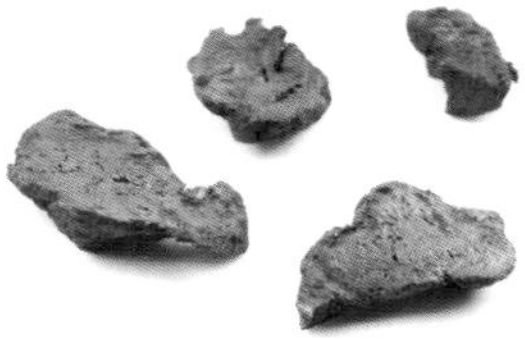

性味：甘，微温。
功效：补血养阴，填精益髓。
禁忌：外感温热、火热内炽者不宜多服，气滞痰多、脘腹胀痛、食少便溏者忌服。

龙眼肉

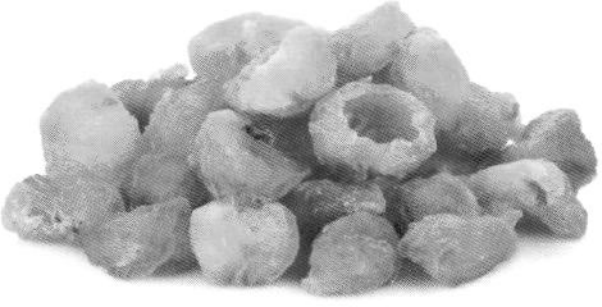

性味：甘，温。
功效：补益心脾，养血安神。
禁忌：内有痰火、湿盛中满或有停饮者忌服。

沙参

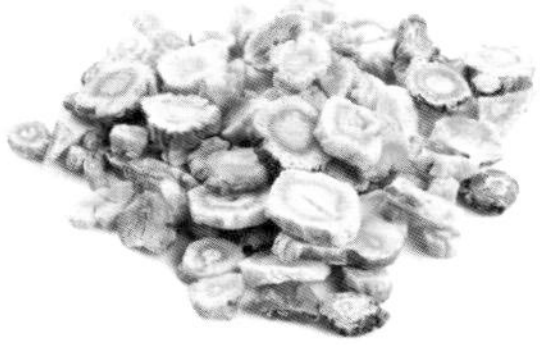

性味：甘、微苦，微寒
功效：养阴清肺，清胃生津。
禁忌：风寒咳嗽者忌服。

百合

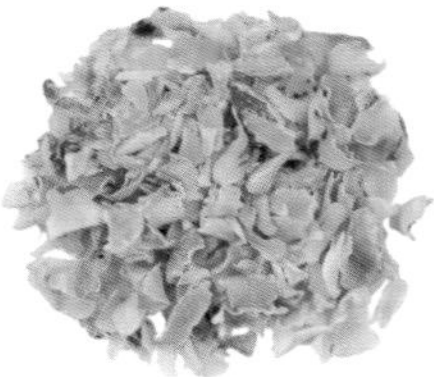

性味：甘，微寒。
功效：养阴润肺，清心安神。
禁忌：风寒咳嗽、虚寒出血、脾胃不佳、中寒便溏者忌服。

麦冬

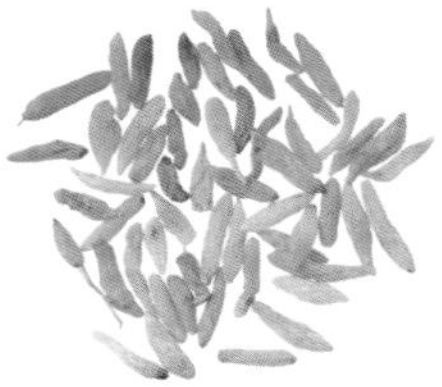

性味：甘、微苦，微寒。
功效：养阴生津，润肺清心。
禁忌：脾胃虚寒泄泻、胃有痰饮湿浊、暴感风寒咳嗽者均忌服。

石斛

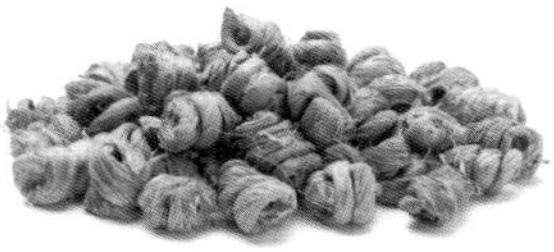

性味：甘，微寒。
功效：益胃生津，滋阴清热。
禁忌：热病早期阴未伤、湿温病未化燥、脾胃虚寒者忌服。

玉竹

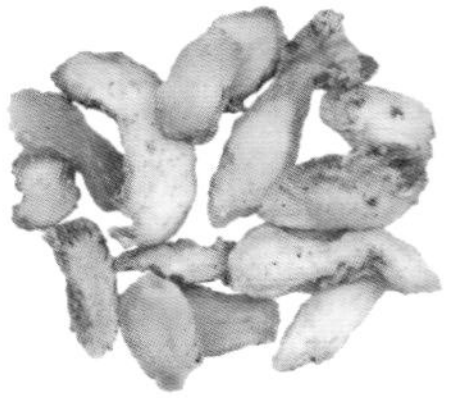

性味：甘，平。
功效：养阴润燥，生津止渴。
禁忌：痰湿气滞者忌服，脾虚便溏者慎服。

黄精

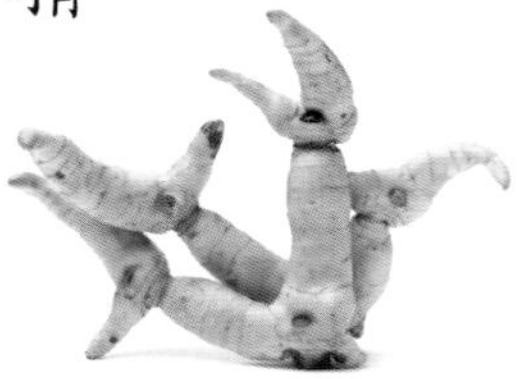

性味：甘，平。
功效：补气养阴，健脾，润肺。
禁忌：中寒泄泻、痰湿痞满、气滞者忌服。

枸杞子

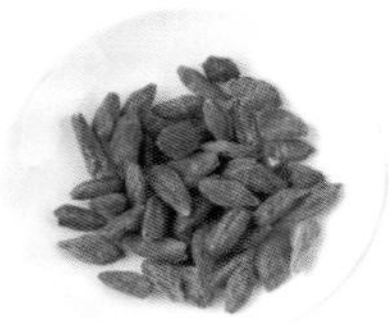

性味：甘，平
功效：滋补肝肾，益精明目。
禁忌：外邪实热、脾虚有湿及泄泻者忌服。

黑芝麻

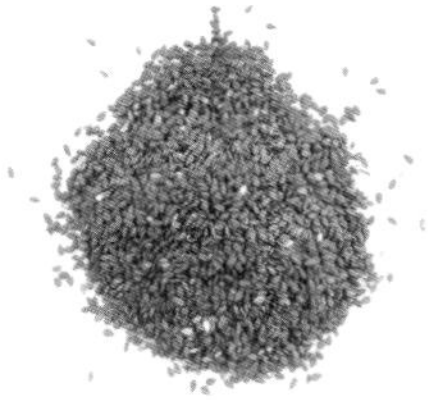

性味：甘，平。
功效：补肝肾，润肠燥。
禁忌：慢性肠炎患者及脾虚便溏者忌服。

女贞子

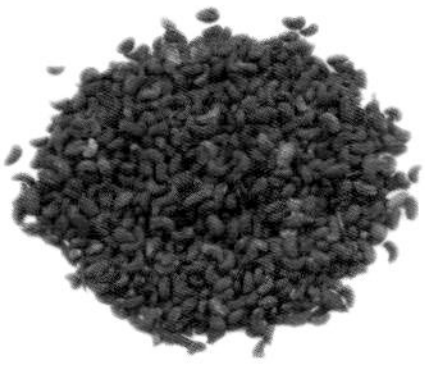

性味：甘、苦，凉。
功效：滋补肝肾，乌须明目。
禁忌：脾胃虚寒及肾阳不足者忌服。

山药

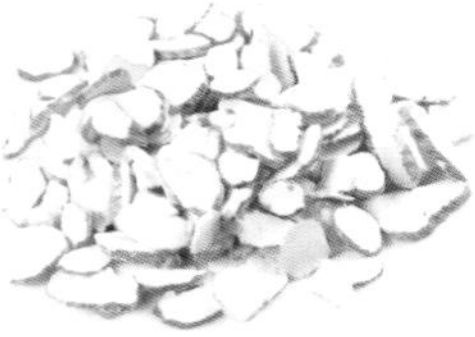

性味：甘，平。
功效：补脾养胃，生津益肺。
禁忌：有实邪、积滞或湿盛中满者忌服。

蜂蜜

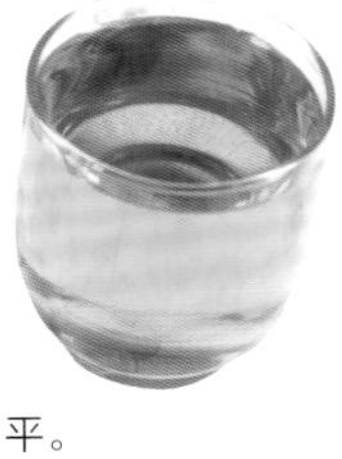

性味：甘，平。
功效：补中，润燥。
禁忌：湿阻中满、胸闷不宽、便溏泄泻者慎服。

紫石英

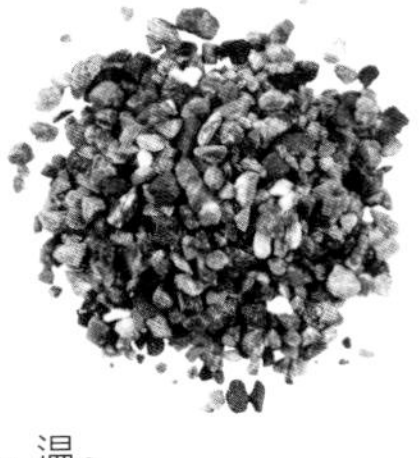

性味：甘，温。
功效：温肾助阳，镇心安神。
禁忌：阴虚火旺而不能摄精之不孕及肺热气喘者忌服。

冬虫夏草

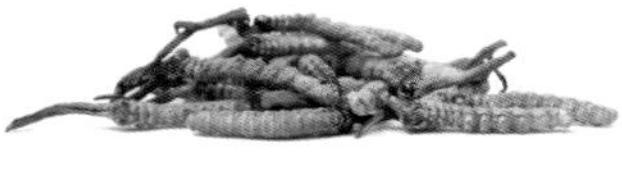

性味：甘，温。
功效：补肾益肺，止血化痰。
禁忌：有表邪者不宜服。

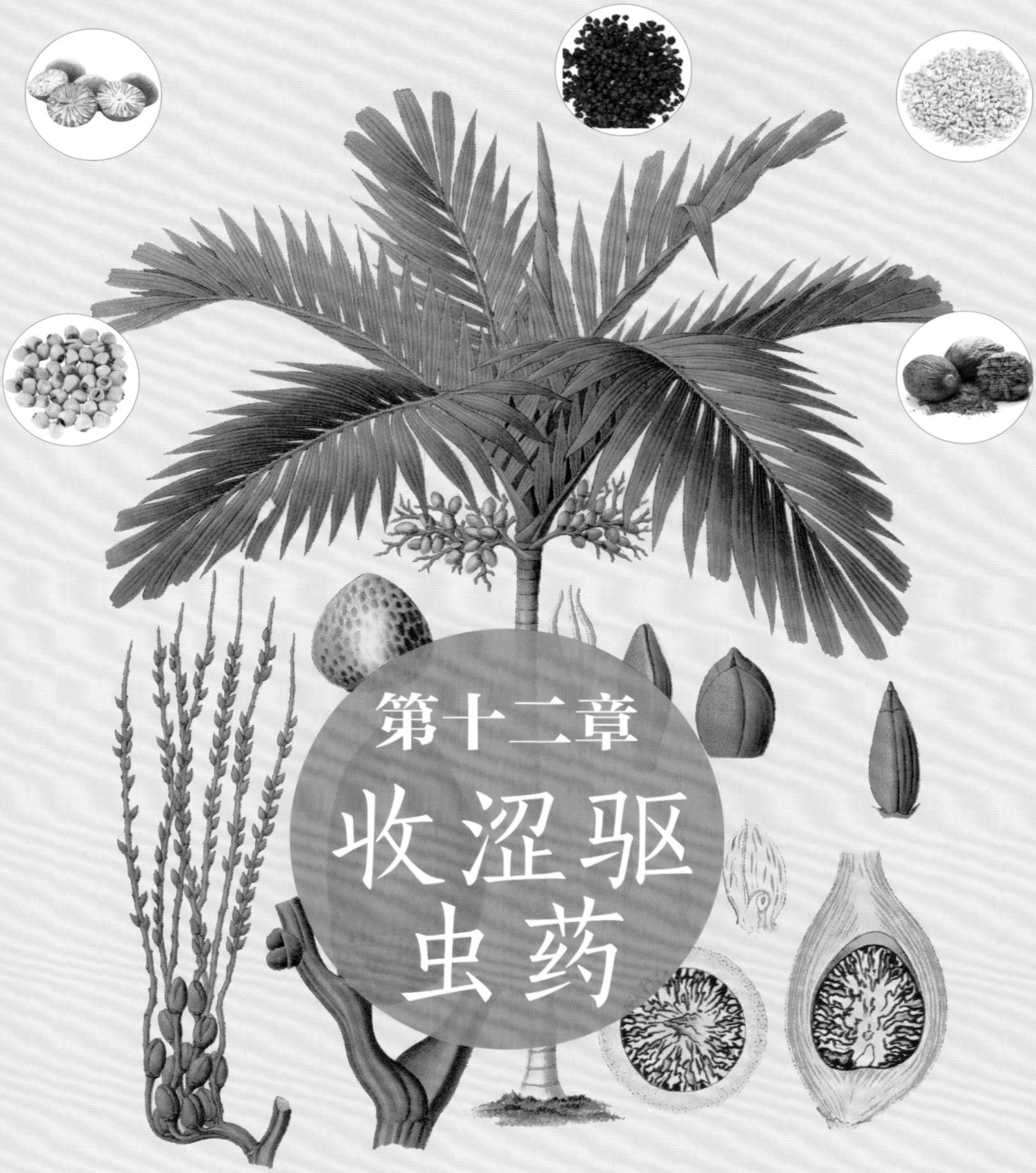

第十二章 收涩驱虫药

收涩药指具有收敛固涩作用，可以治疗各种滑脱症候的药物，主要用于久病体虚、正气不固、脏腑功能衰退所致的自汗、盗汗、久泻、久痢、遗精、遗尿、崩带不止等滑脱不禁之证。根据药性和临床应用不同，可分为固表止汗药、敛肺涩肠药、固精缩尿止带药三类，常用药材有五味子、石榴皮、莲子等。

驱虫药指能将肠道寄生虫杀死或驱出体外的药物，常用药材有槟榔、南瓜子等。

别名：麸麦、浮麦、浮小麦、空空麦 | 科目：禾本科 | 性味归经：甘，凉；归心、脾、肾经

固表止汗药

小麦

成品选鉴

本品呈长圆形，两端略尖，表面为浅黄棕色或黄色，稍皱缩，腹面中央有一纵行深沟，顶端具黄白色柔毛。质硬，断面白色，呈粉性。气弱，味甘。

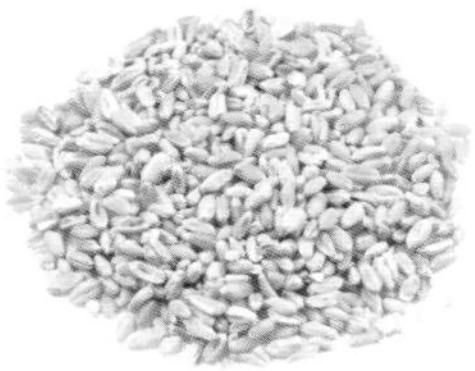

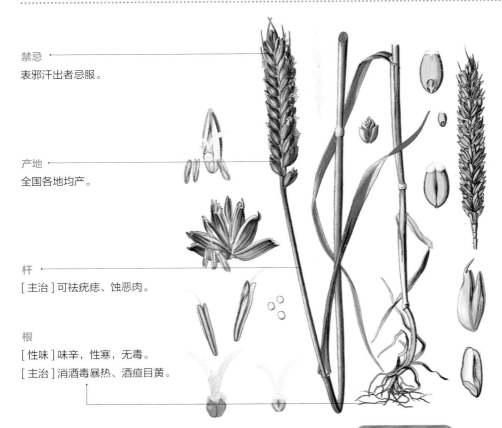

陈藏器说，小麦秋种夏熟，受四时气足，兼有寒热温凉，故麦凉、曲温、麸冷、面热。李时珍说，新麦性热，陈麦性平和。

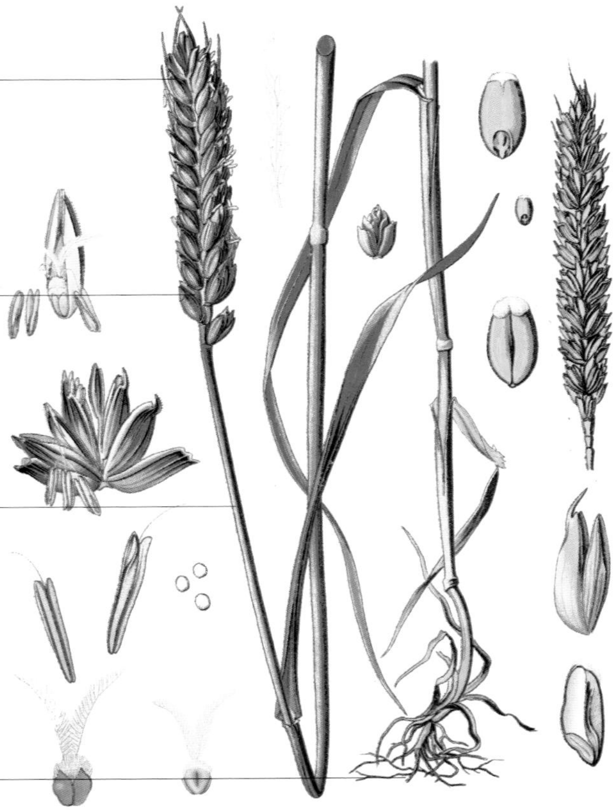

禁忌
表邪汗出者忌服。

产地
全国各地均产。

杆
[主治]可祛疣痣、蚀恶肉。

根
[性味]味辛，性寒，无毒。
[主治]消酒毒暴热、酒疸目黄。

实用妙方

甘麦大枣汤

药方 甘草9g 小麦15g 大枣10枚

制用法 水煎服。

功用 养心安神，和中缓急。

采集加工：收获时，扬起其轻浮干瘪者，或以水淘之，浮起者为佳，晒干。生用或炒用。

功能主治：固表止汗，益气，除热；用于自汗、盗汗、骨蒸劳热等。

用法用量：煎服，50～100g；或煮粥。

别名：玄及、五梅子	科目：木兰科	性味归经：酸、甘，温；归肺、心、肾经

五味子

成品选鉴

本品呈不规则的球形或扁球形，表面为红色、紫红色或暗红色，皱缩，显油润，果肉柔软，有的表面呈黑红色或出现白霜。种子呈肾形，表面呈棕黄色，有光泽，种皮薄而脆。果肉气微，味酸、甘；种子破碎后，有香气，味辛、微苦。

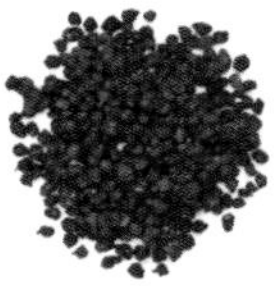

李时珍说，五味子有南北之分。南方产的五味子色红，北方产的色黑，入滋补药必用北方产的为好。也可以取根种植，当年即生长旺盛；如果是二月下种子，在第二年才能旺盛生长，须搭架引蔓。

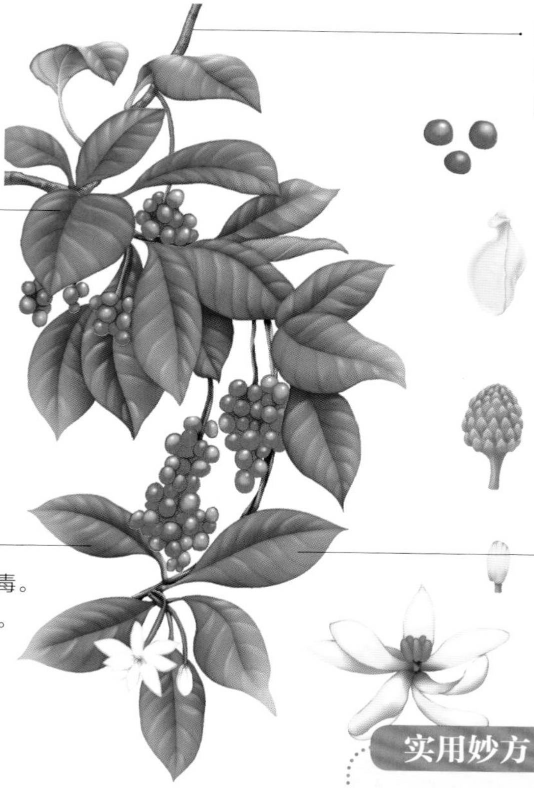

茎

[性味] 味酸，性温，无毒。

[主治] 治劳伤羸瘦，补不足。

禁忌

外有表邪、内有实热、咳嗽初起、麻疹初期者均不宜服。

叶

[性味] 味酸，性温，无毒。

[主治] 强阴，益男子精。

产地

五味子主产于东北，华中五味子主产于西南及长江流域以南各地。

采集加工： 秋季果实成熟时采取，晒干。生用或经醋、蜜拌蒸，晒干用。

功能主治： 收敛固涩，益气生津，补肾宁心；用于久咳虚喘、自汗、盗汗、遗精、滑精、久泻不止、津伤口渴、消渴、心悸、失眠、多梦等。

用法用量： 煎服，3～6g；研末服，1～3g。

实用妙方

四神丸

药方 肉豆蔻 60g 补骨脂 120g 五味子 60g 吴茱萸 30g 生姜 120g 大枣 50 枚

制用法 前 4 味药研为末，加生姜、大枣、水煎至水干，去生姜，取大枣肉为丸，每服 10g，每日 1 ~ 2 次。

功用 温肾暖脾，固肠止涩。

别名：梅实、熏梅、桔梅肉 | 科目：蔷薇科 | 性味归经：酸、涩，平；归肝、脾、肺、大肠经

敛肺涩肠药

乌梅

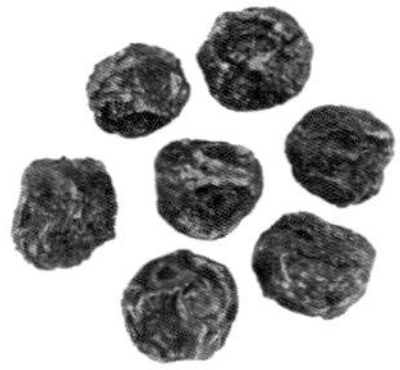

成品选鉴

核果呈类球形或扁球形，表面为棕黑色至乌黑色，果肉柔软或略硬，果核坚硬，呈椭圆形，棕黄色，味极酸而涩。以个大、肉厚、柔润、味极酸者为佳。

无论是咳还是喘，均是肺气上逆。乌梅“主下气”的功效与其酸味有关，酸性收涩，能够收敛肺气，可治疗肺气虚或肾气虚所致的久咳或虚喘，此类病症多为本虚标实，乌梅但治其标，不能治其本，治本须补其虚，可选用人参、黄芪等。

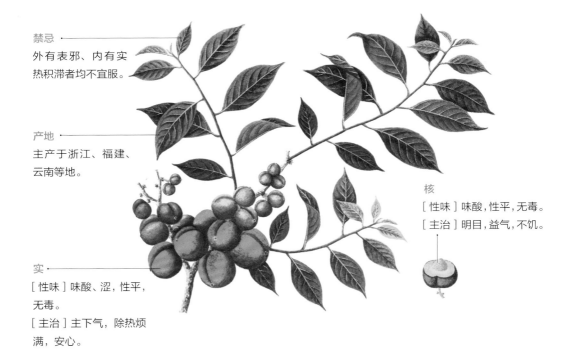

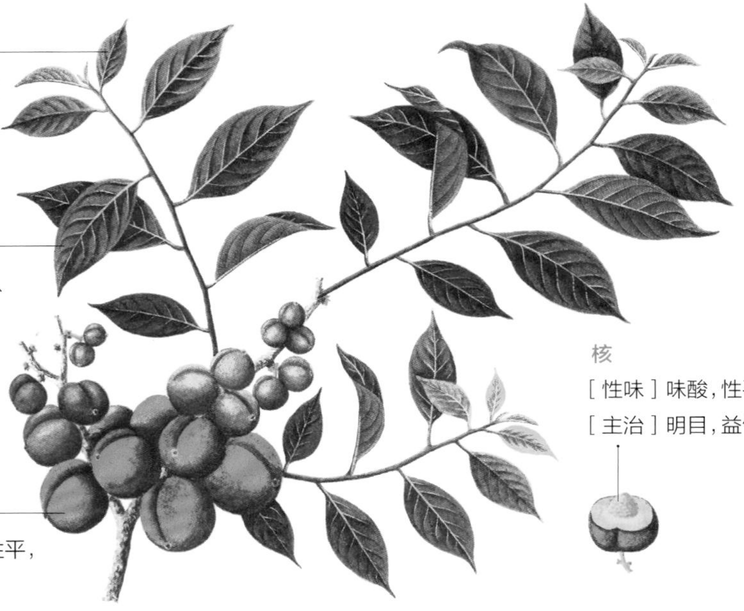

禁忌

外有表邪、内有实热积滞者均不宜服。

产地

主产于浙江、福建、云南等地。

实

[性味] 味酸、涩，性平，无毒。

[主治] 主下气，除热烦满，安心。

核

[性味] 味酸，性平，无毒。

[主治] 明目，益气，不饥。

采集加工：夏季果实近成熟时采收，低温烘干后闷至皱皮，色变黑时即成。去核生用或炒炭用。

功能主治：敛肺止咳，涩肠止泻，安蛔止痛，生津止渴；用于肺虚久咳、久泻、久痢、蛔厥腹痛、呕吐、虚热消渴等。

用法用量：煎服，3～10g，大剂量可用至30g。外用适量，捣烂或炒炭研末外敷。止泻、止血宜炒炭用。

实用妙方

乌梅丸

药方 乌梅 480g 细辛 180g 干姜 300g 黄连 480g 当归 120g 附子 180g 花椒 120g 桂枝 180g 人参 180g 黄檗 180g

制用法 水煎服，用量根据病情酌减。

功用 温脏安蛔。

别名：罂壳、御米壳、烟斗斗	科目：罂粟科	性味归经：酸、涩，平；归肺、大肠、肾经

敛肺涩肠药

罂粟壳

成品选鉴

本品呈椭圆形或瓶状卵形，多已破碎成片状，外表面呈黄白色、浅棕色至淡紫色，平滑，略有光泽，有纵向或横向的割痕。体轻，质脆。气微清香，味酸、涩。

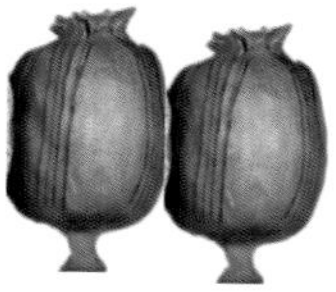

朱震亨说，现在的人患虚劳咳嗽，多用罂粟壳止咳；患湿热泻痢的人，用它来止泻。它治病的功效虽然快，但就像一把能杀人的剑，应该慎用。

禁忌

本品过量或持续服用易成瘾，肺经火盛、咳嗽或泻痢初起、邪实者忌服。

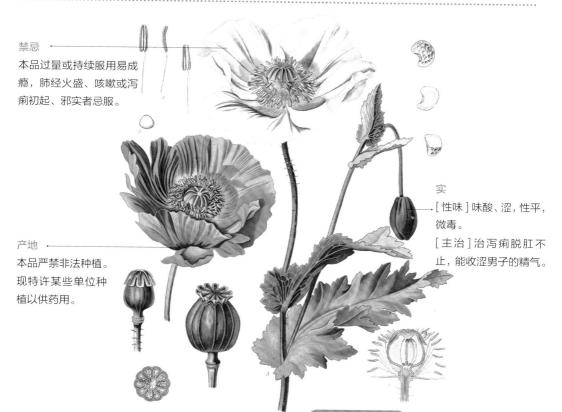

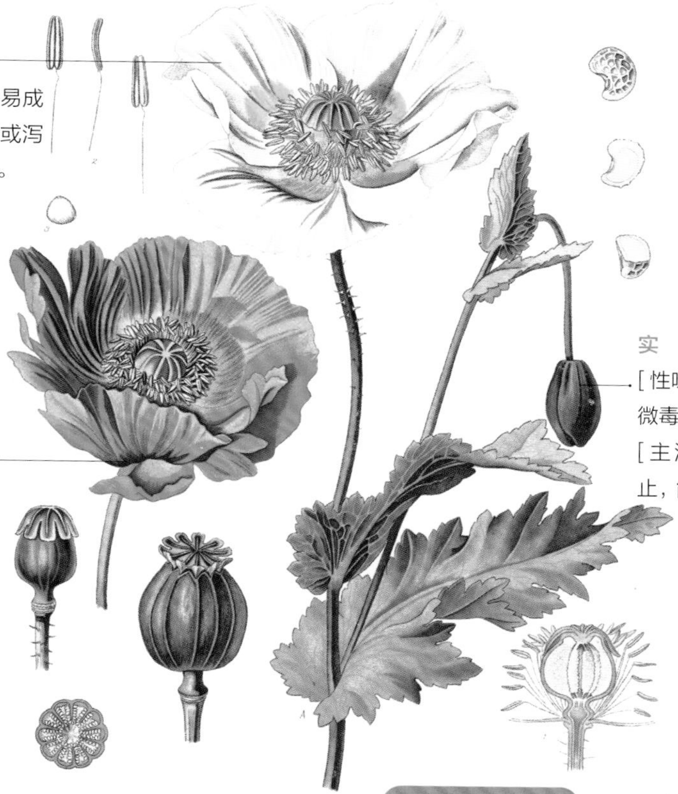

产地

本品严禁非法种植。现特许某些单位种植以供药用。

实

[性味] 味酸、涩，性平，微毒。

[主治] 治泻痢脱肛不止，能收涩男子的精气。

采集加工： 夏季采收，去蒂及种子，晒干。蜜炙或醋炒用。

功能主治： 涩肠止泻，敛肺止咳，止痛；用于久泻、久痢、肺虚久咳、胃痛、腹痛、筋骨疼痛等。

用法用量： 煎服，3～6g。止痛宜生用，止咳宜蜜炙用，止血止痛宜醋炒用。

实用妙方

九仙散

药方 人参 30g 款冬花 30g 桑白皮 30g 桔梗 30g 五味子 30g 阿胶 30g 乌梅 30g 贝母 15g 罂粟壳 240g

制用法 研为细末，每服 9g。

功用 敛肺止咳，益气养阴。

别名：石榴壳、酸榴皮、酸石榴皮 | 科目：石榴科 | 性味归经：酸、涩，温；归大肠经

敛肺涩肠药

石榴皮

成品选鉴

本品为不规则方块或碎块，外表面呈红棕色、棕黄色或暗棕色，略有光泽，粗糙，断面黄色。气微，味酸、涩。

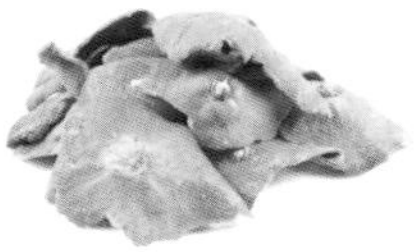

张锡纯认为，以酸者为石榴之正味，故入药必须酸者。连皮捣烂煮汤饮之，善治大便滑泻、小便不禁、久痢不止、女子崩带，以其皮中之液最涩，故有种种功效。

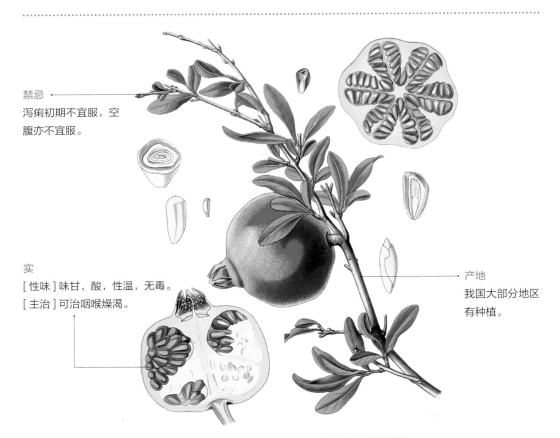

禁忌

泻痢初期不宜服，空腹亦不宜服。

实

[性味]味甘、酸，性温，无毒。

[主治]可治咽喉燥渴。

产地

我国大部分地区有种植。

采集加工：秋季果实成熟时采果、取皮，切小块晒干。生用或炒炭用。

功能主治：涩肠止泻，杀虫，收敛止血；用于久泻、久痢、虫积所致腹痛、崩漏、便血等。

用法用量：煎服，3～10g。入汤剂生用，入丸、散多炒用，止血多炒炭用。

实用妙方

石榴皮散

药方 酸石榴皮90g 阿胶30g 地骨皮30g 黄檗30g 当归30g 川芎22.5g

制用法 研末，每服3～6g，薤白粥服下。

功用 杀虫。

别名：肉果、玉果	科目：肉豆蔻科	性味归经：辛，温；归脾、胃、大肠经

敛肺涩肠药

肉豆蔻

成品选鉴

本品呈不规则的球形或扁球形，表面为红色、紫红色或暗红色，皱缩，显油润，果肉柔软，有的表面呈黑红色或出现白霜。种子肾形，表面棕黄色，有光泽，种皮薄而脆。果肉气微，味酸。种子破碎后，有香气，味辛。

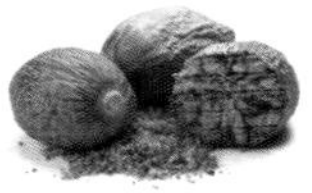

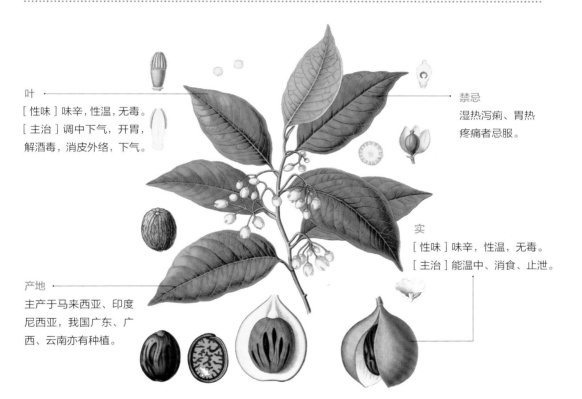

李时珍说，此物的花及果实都像豆蔻而无核，故名。其土爱暖而喜芳香，所以肉豆蔻之性味辛温，正可调理脾胃而止吐痢。

叶

［性味］味辛，性温，无毒。

［主治］调中下气，开胃，解酒毒，消皮外络，下气。

禁忌

湿热泻痢、胃热疼痛者忌服。

实

［性味］味辛，性温，无毒。

［主治］能温中、消食、止泄。

产地

主产于马来西亚、印度尼西亚，我国广东、广西、云南亦有种植。

采集加工： 冬春两季果实成熟时采收。除去皮壳后，干燥，煨制去油用。

功能主治： 涩肠止泻，温中行气；用于虚泻、冷痢、胃寒胀痛、食少呕吐等。

用法用量： 煎服，1.5～6g；入丸、散服，每次0.5～1g。内服须煨熟去油用。

实用妙方

真人养脏汤

药方 人参 18g 当归 18g 白术 18g 肉豆蔻 15g 肉桂 24g 甘草 24g 白芍 48g 木香 42g 诃子 36g 罂粟壳 108g

制用法 研为粗末，每服 6g，水煎去渣，饭前温服。

功用 涩肠固脱，温补脾肾。

别名：藕实、水芝丹、莲实、莲蓬子 | 科目：睡莲科 | 性味归经：甘、涩，平；归脾、肾、心经

固精缩尿止带药

莲子

成品选鉴

莲子呈椭圆形或类球形，表面为浅黄棕色至红棕色，有细纵纹和较宽的脉纹，常有裂口，质硬，具绿色莲子心。气无，味甘、涩。莲子心极苦。以个大饱满者为佳。

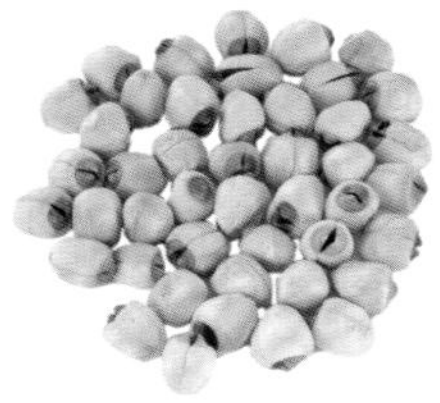

李时珍说，莲子益心肾，厚肠胃，固精气，强筋骨，补虚损，利耳目，除寒湿，止脾泄久痢，赤白浊，女子带下崩中各种血证。

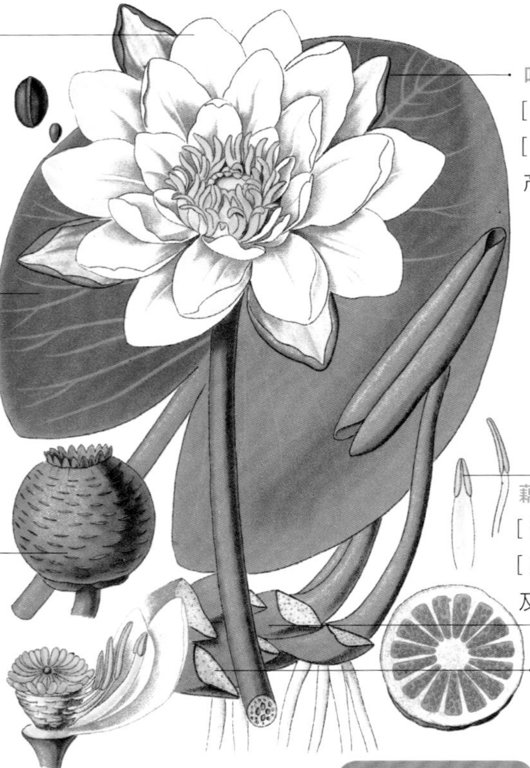

花

[性味] 味苦、甘，性温，无毒。

[主治] 主镇心益色、养颜轻身。

禁忌

中满痞胀、大便燥结者忌服。

产地

主产于湖南、福建、江苏、浙江及南方各地的池沼湖塘中。

叶

[性味] 味苦，性平，无毒。

[主治] 止渴，落胞破血，治产躁口干、心肺烦躁。

莲薏

[性味] 味苦，性寒，无毒。

[主治] 治疗血渴、产后渴。

藕节

[性味] 味涩，性平，无毒。

[主治] 捣汁服，主吐血不止及口鼻出血。

藕

[性味] 味甘，性平，无毒。

[主治] 主热渴，散瘀血，生肌。

采集加工： 9～10月果实成熟时，剪下莲蓬，剥出果实，趁鲜用快刀划开，剥去壳皮，晒干。生用。

功能主治： 固精止带，补脾止泻，益肾养心；用于遗精、滑精、带下、脾虚泄泻、心悸、失眠等。

用法用量： 煎服，6～15g；或入丸、散，去心打碎用。

实用妙方

金锁固精丸

药方 沙蒺藜 60g 芡实 60g 莲须 60g 莲子 60g 龙骨 30g 牡蛎（煅）30g

制用法 上药共研为末，炼蜜为丸，如梧桐子大，每服 50 丸，每日 3 次，空腹温开水送服。

功用 益肾固精。

别名：糖罐子、刺头、黄茶瓶 | 科目：蔷薇科 | 性味归经：酸、涩，平；归肾、膀胱、大肠经

金樱子

成品选鉴

本品表面呈红黄色或红棕色，有突起的棕色小点。内表面呈淡黄色，无核、毛，质硬。味酸、涩。

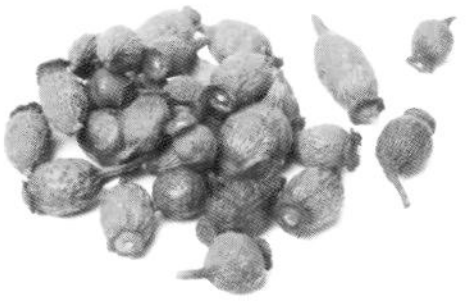

李时珍说，无故而服用它，或只是为了获取快意就不可服用。若精气不固的人服用它，则无可非议。

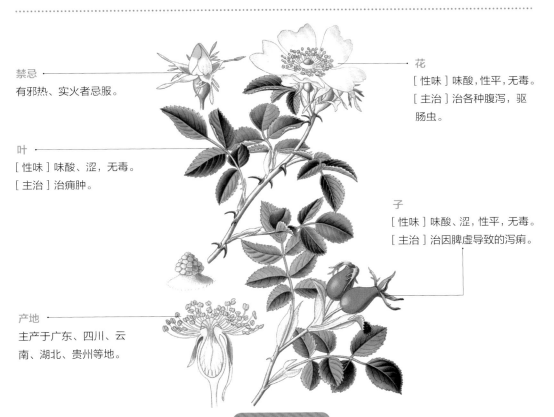

禁忌

有邪热、实火者忌服。

花

[性味] 味酸，性平，无毒。

[主治] 治各种腹泻，驱肠虫。

叶

[性味] 味酸、涩，无毒。

[主治] 治痈肿。

子

[性味] 味酸、涩，性平，无毒。

[主治] 治因脾虚导致的泻痢。

产地

主产于广东、四川、云南、湖北、贵州等地。

采集加工： 10～11月果实红熟时采摘，去刺及核，晒干用。

功能主治： 固精，缩尿，止带，涩肠止泻；用于遗精滑精、遗尿尿频、带下、久泻、久痢。

用法用量： 煎服，9～15g。

实用妙方

金樱子膏

药方 金樱子 100g 蜂蜜 200g

制用法 金樱子洗净，加水煮熬，2 小时后倒出药汁，再加水煮，如此 4 次，将所有药汁混合，然后继续熬煮蒸发，由稀转稠，加入蜂蜜搅拌均匀，冷却，去上沫即可。

功用 固精缩尿，涩肠止泻。

别名：山萸肉、药枣、枣皮	科目：山茱萸科	性味归经：酸、涩，微温；归肝、肾经

山茱萸

成品选鉴

本品为不规则片状或囊状，表面呈紫红色或紫黑色，皱缩，有光泽，质柔软，气微，味酸、涩。

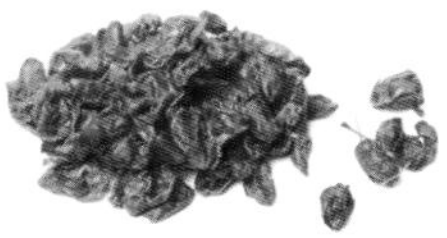

王好古《汤液本草》中载，滑则气脱，涩剂所以收之。山茱萸止小便利，秘精气，取其味酸涩以收滑也。仲景“八味丸”用之为君，其性味可知矣。

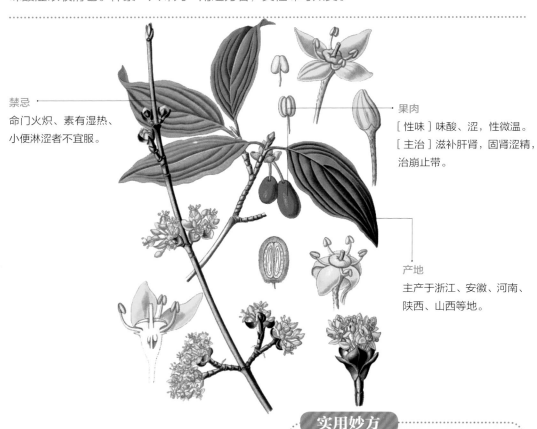

禁忌

命门火炽、素有湿热、小便淋涩者不宜服。

果肉

［性味］味酸、涩，性微温。

［主治］滋补肝肾，固肾涩精，治崩止带。

产地

主产于浙江、安徽、河南、陕西、山西等地。

采集加工： 秋末冬初采收，用文火烘焙或置沸水中略焯，及时挤出果核。晒干或烘干用。

功能主治： 补益肝肾，收敛固涩；用于腰膝酸软、头晕耳鸣、阳痿、遗精滑精、遗尿尿频、崩漏、月经过多、大汗不止、体虚欲脱等。

用法用量： 煎服，5 ~ 10g，急救固脱用20~30g。

实用妙方

肾气丸

药方 干地黄 240g 山药 120g 山茱萸 120g 泽泻 90g 茯苓 90g 桂枝 30g 附子 30g

制用法 上药研为细末，炼蜜为丸，如梧桐子大，每服 15 丸。

功用 补肾助阳。

别名：橄榄子、槟榔仁、白槟榔	科目：棕榈科	性味归经：苦、辛，温；归胃、大肠经

槟榔

成品选鉴

果皮半圆形或不规则块片，大小不一，外表面呈黄棕色、暗红色或棕红色，稍具光泽，粗糙，有棕色小点，内表面呈黄色或红棕色，质硬而脆，断面黄色。气微，味苦、辛。以皮厚、色棕红者为佳。

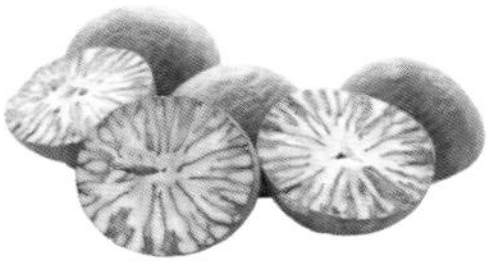

李时珍说，按罗大经《鹤林玉露》载，岭南人用槟榔代茶饮，用来抵御瘴疠，其功能有四：一能使人兴奋如醉，食后不久则两颊发红，似饮酒状，即苏东坡所谓“红潮登颊醉槟榔”；二能使醉酒的人清醒，大概因槟榔能宽痰下气，所以醉意顿解；三是能使饥饿的人产生饱腹感；四能使饱食的人觉得饥饿。因空腹食用，则感到气盛如饱；饱后食之，则能使食物很快消化。

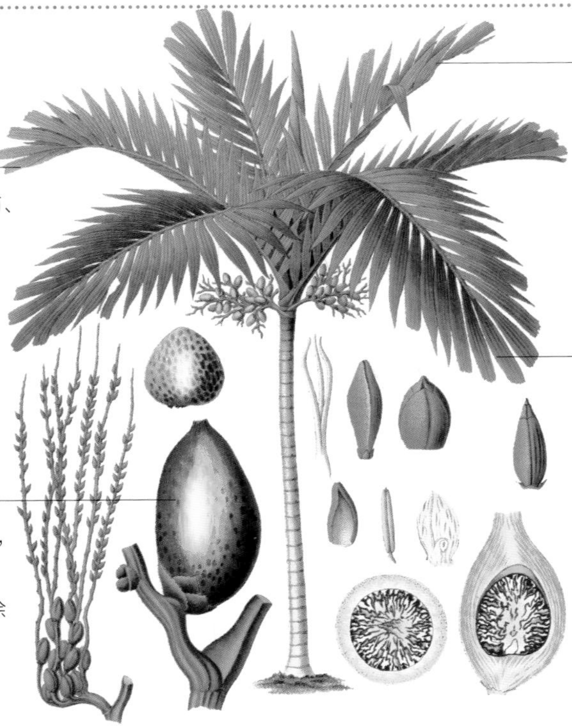

叶

［性味］味苦，性温，无毒。

［主治］治冲脉为病、气逆里急。

产地

主产于海南、福建、云南、广西、台湾等地。

禁忌

脾虚便溏、气虚下陷者忌服，孕妇慎服。

实

［性味］味苦、辛，性温，无毒。

［主治］主消谷逐水，除痰澼，杀肠道寄生虫。

采集加工：春末至秋初采收成熟果实，用水煮后干燥，除去果皮，取出种子，晒干。浸透切片或捣碎用。

功能主治：杀虫消积，行气利水，截疟；用于多种肠道寄生虫病、食积气滞、泻痢后重、水肿、脚气肿痛、疟疾等。

用法用量：煎服，3～10g。驱绦虫、姜片虫则用30～60g。生用力佳，炒用力缓；鲜者优于陈久者。

实用妙方

达原饮

药方 槟榔 6g 厚朴 3g 草豆蔻 1.5g 知母 3g 芍药 3g 黄芩 3g 甘草 1.5g

制用法 水煎服。

功用 开达膜原，辟秽化浊。

别名：南瓜仁、白瓜子、倭瓜子 | 科目：葫芦科 | 性味归经：甘，平；归胃、大肠经

驱虫药

南瓜子

成品选鉴

种子呈扁圆形，表面呈淡黄白色至淡黄色，两面平坦而微隆起，边缘稍有棱，一端略尖。除去种皮，有黄绿色薄膜状胚乳。有油性。气微香，味甘。

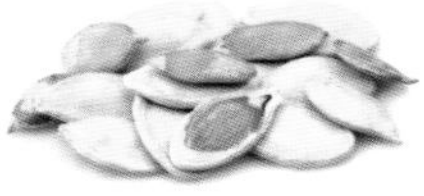

禁忌： 多食易使壅气滞膈。

产地： 主产于浙江、江西、湖南、湖北、四川等地。

采集加工： 秋季采收老熟南瓜，取子，晒干。研粉生用，以新鲜者良。

功能主治： 杀虫；用于绦虫病等。

用法用量： 研粉，60~120g，冷开水调服。

实用妙方

南瓜子汤

药方 生南瓜子 60g

制用法 将生南瓜子洗净、煮水，加入适量白糖，当茶饮。

功用 杀钩虫，祛虫卵。

别名：君子仁、留求子 | 科目：使君子科 | 性味归经：甘，温；归脾、胃经

驱虫药

使君子

成品选鉴

本品呈椭圆形或卵圆形，有5条纵棱，表面呈黑褐色或紫黑色，平滑，微有光泽。种皮薄，易剥离。气微香，味甘。

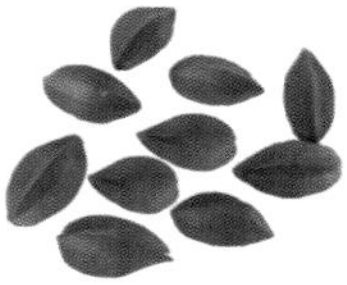

禁忌： 大量服用可致呃逆、眩晕、呕吐、腹泻等症状，服用时忌饮茶。

产地： 主产于广东、广西、云南、四川等地。

采集加工： 9~10月果皮变紫黑时采收，晒干，去壳，取种仁生用或炒香用。

功能主治： 杀虫消积；用于蛔虫病、蛲虫病、小儿疳积等。

用法用量： 煎服，9~12g，捣碎；取仁炒香嚼服，6~9g。小儿每岁1~1.5粒，1日总量不超过20粒。空腹服用，每日1次，连用3日。

实用妙方

使君子丸

药方 使君子（炒）500g 天南星（制）250g 槟榔 250g

制用法 上药为末，制成水蜜丸，每丸重约 3g，密封存贮。口服，每次 6~9g，早晨空腹服。

功用 消积驱虫。

别名：百虫仓、百药煎、棓子 | 科目：漆树科 | 性味归经：酸、涩，寒；归肺、大肠、肾经

敛肺涩肠药

五倍子

成品选鉴

角倍呈菱形或卵圆形，肚倍呈长圆形或纺锤形囊状，质硬而脆，破碎后中空，壁较薄，内有多数黑褐色蚜虫尸体及灰色粉状排泄物。内壁呈浅棕色，平滑。微有特异臭气，味酸、涩。

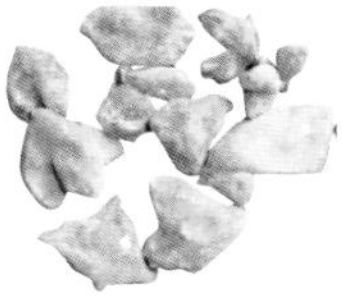

禁忌：外感风寒、肺有实热所致咳嗽、湿热未清所致泻痢者忌用。

产地：我国大部分地区均有，以四川为主。

采集加工：秋季摘下虫瘿。煮死内中寄生虫，干燥生用。

功能主治：敛肺降火，止咳止汗，涩肠止泻，固精止遗，收敛止血，收湿敛疮；用于咳嗽咯血、自汗盗汗、遗精滑精、崩漏、便血痔血、湿疮、肿毒等。

用法用量：煎服，3～9g；或入丸、散服，每次1～1.5g。外用适量，研末外敷或煎汤熏洗。

实用妙方

五倍子散

药方 五倍子适量

制用法 上药研为末，温酒送服。

功用 收敛止血。

别名：鸡头米、鸡头苞、鸡咀莲 | 科目：睡莲科 | 性味归经：甘、涩，平；归脾、肾经

固精缩尿止带药

芡实

成品选鉴

本品呈球形，多为半球形破粒，表面有红棕色内种皮，一端黄白色，有凹点状种脐痕。质较硬，断面为白色，呈粉性。无臭，味甘、涩。

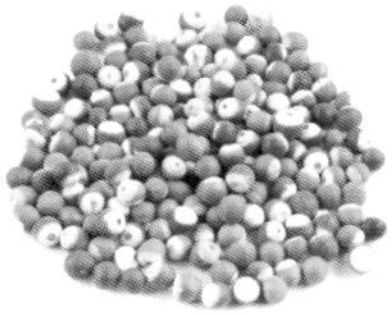

禁忌：外感前后、气郁痞胀、大小便不利者忌服，食滞不化者慎服。

产地：主产于湖南、江西、安徽、山东等地。

采集加工：秋末冬初采收成熟果实，除去果皮，取出种仁，再除去硬壳，晒干。捣碎生用或炒用。

功能主治：益肾固精，健脾止泻，除湿止带；用于肾气不固所致遗精、滑精，肾元不固所致小便不禁，脾虚久泻，带下异常等。

用法用量：煎服，15～30g；或入丸、散，亦可适量煮粥食。

实用妙方

五子芡实丸

药方 芡实 30g 金樱子 30g 沙苑子 20g 菟丝子 20g 五味子 10g 莲子 15g 肉苁蓉 20g 茯苓 15g 龟甲 30g 露蜂房 10g 白芷 10g 远志 10g

制用法 上药共研为末，和匀，水泛为丸，如绿豆大，晒干，密封保存。每服 6~9g，每日 3 次，温开水送服。

功用 益肾固精，祛风解毒。

小麦

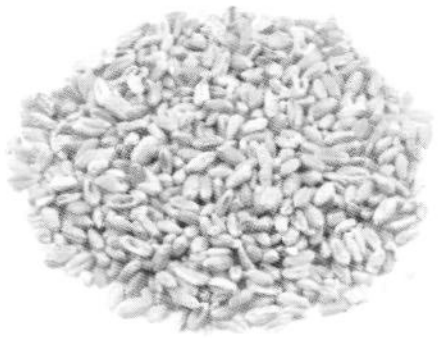

性味:甘，凉。
功效:固表止汗，益气。
禁忌:表邪汗出者忌服。

五味子

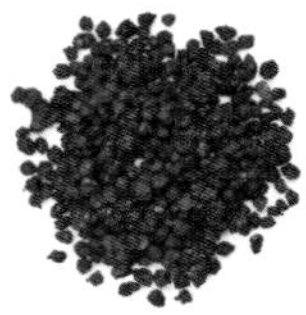

性味:酸、甘，温。
功效:收敛固涩，益气生津。
禁忌:外有表邪、内有实热、咳嗽初起、麻疹初期者均不宜服。

乌梅

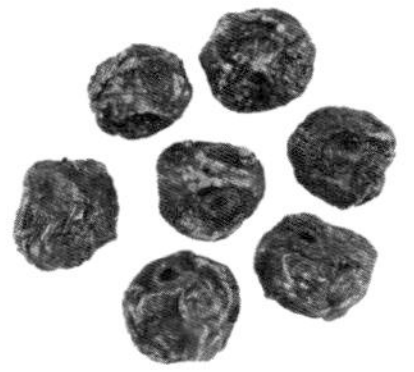

性味:酸、涩，平。
功效:敛肺止咳，涩肠止泻。
禁忌:外有表邪、内有实热积滞者均不宜服。

罂粟壳

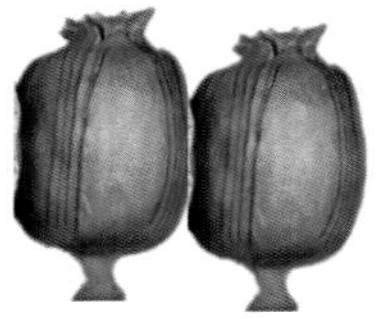

性味:酸、涩，平。
功效:涩肠止泻，敛肺止咳。
禁忌:肺经火盛、咳嗽或泻痢初起、邪实者忌服。

石榴皮

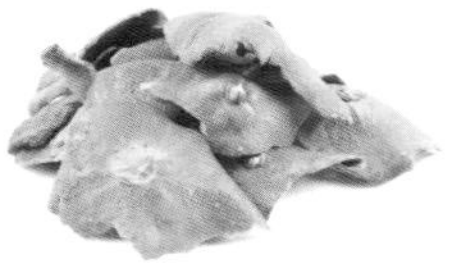

性味:酸、涩，温。
功效:涩肠止泻，杀虫。
禁忌:泻痢初期不宜服，空腹亦不宜服。

肉豆蔻

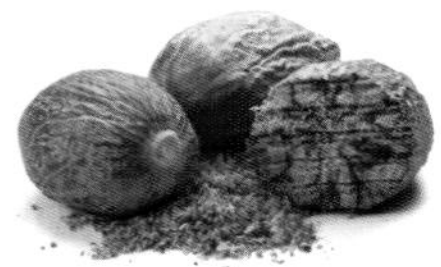

性味:辛，温。
功效:涩肠止泻，温中行气。
禁忌:湿热泻痢、胃热疼痛者忌服。

莲子

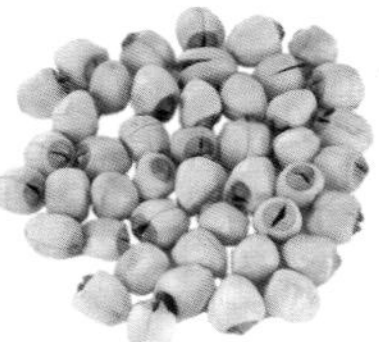

性味:甘、涩，平。
功效:固精止带，补脾止泻。
禁忌:中满痞胀、大便燥结者忌服。

金樱子

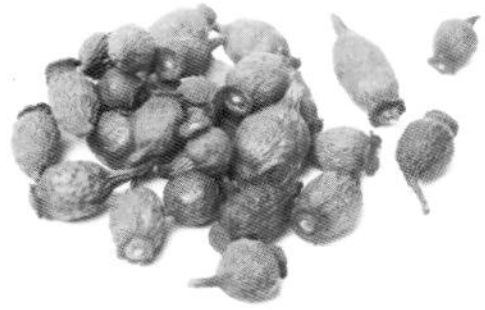

性味:酸、涩，平。
功效:固精，缩尿，止带。
禁忌:有邪热、实火者忌服。

山茱萸

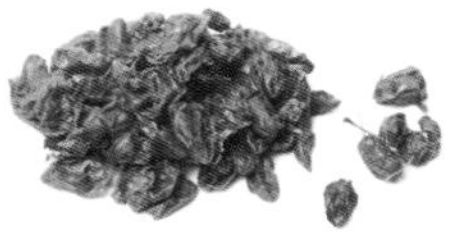

性味:酸、涩，微温。
功效:补益肝肾，收敛固涩。
禁忌:命门火炽、素有湿热、小便淋涩者不宜服。

槟榔

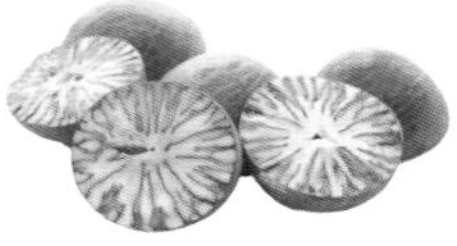

性味:苦、辛，温。
功效:杀虫消积，行气利水。
禁忌:脾虚便溏、气虚下陷者忌服，孕妇慎服。

南瓜子

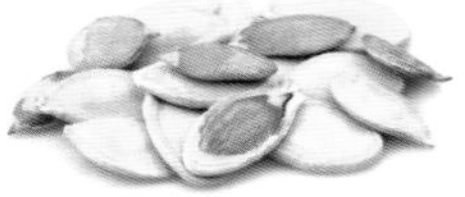

性味:甘，平。
功效:杀虫。
禁忌:多食易使壅气滞膈。

使君子

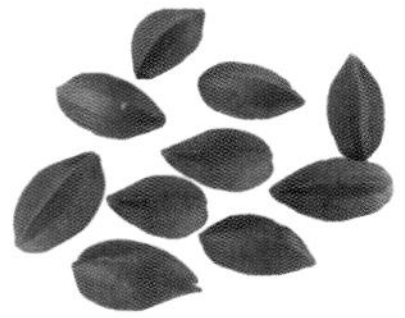

性味:甘，温。
功效:杀虫消积。
禁忌:大量服用可致呃逆、眩晕、呕吐、腹泻等症状，服用时忌饮茶。

五倍子

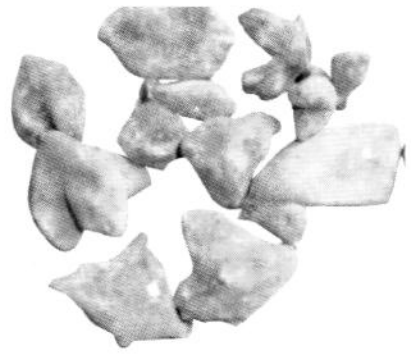

性味:酸、涩，寒。
功效:止咳止汗，涩肠止泻。
禁忌:外感风寒、肺有实热所致咳嗽、湿热未清所致泻痢者忌用。

芡实

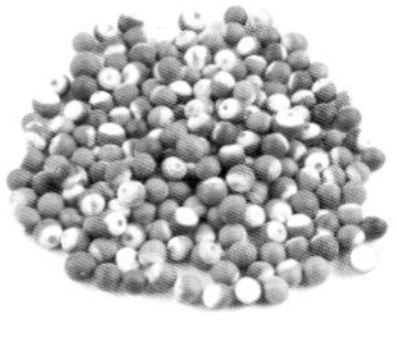

性味:甘、涩，平。
功效:益肾固精，健脾止泻。
禁忌:外感前后、气郁痞胀、大小便不利者忌服，食滞不化者慎服。

覆盆子

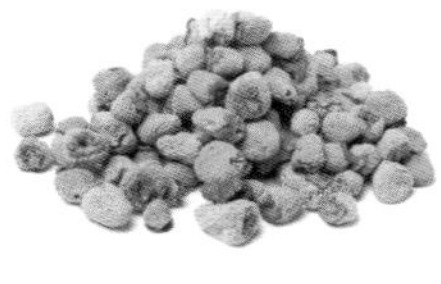

性味:甘、酸，微温。
功效:益肾，固精，缩尿。
禁忌:阴虚火旺、小便短涩者慎服。

海螵蛸

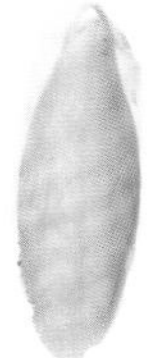

性味:咸、涩，微温。
功效:收敛止血，涩精止带。
禁忌:阴虚火旺、膀胱有热所致小便频数者忌服。